カラー図解 よくわかる

薬機法

医療機器／体外診断用医薬品編

編集／ドーモ

薬事日報社

はじめに

平成 26 年(2014 年)11 月 25 日、改正薬事法として、「医薬品、医療機器等の品質、有効性及び安全性の確保等に関する法律」(以下、薬機法)が施行されました。

薬事法(旧々薬事法)は、戦時中の昭和 18 年(1943 年)に制定されました。これは、それまでの薬品営業並薬品取扱規則(薬律)、売薬法、薬剤師法などが統合されたものです。終戦後の昭和 23 年(1948 年)、同法が廃止され、新たな薬事法(旧薬事法)が制定されました。さらに、その薬事法に代わって、昭和 35 年(1960 年)に現行の薬事法(薬機法)が制定されました。ですから、「薬事法」の名称は、最初の登場から 72 年の歴史を持っていたわけです。また、その歴史からもわかるように、薬事法は、医薬品を規制する法律として生まれました。

薬事法で、医療機器が規制対象となったのは昭和 23 年のことです。昭和 23 年の旧薬事法では、医療機器は、「用具」として次のように定義されていました。

一　人又は動物の疾病の診断、治癒、軽減、処置又は予防に使用することが目的とされている器具、器械又は装置

二　人又は動物の身体の構造又は機能に影響を与えることが目的とされている器具、器械又は装置

昭和 35 年の薬事法において、「用具」は、「医療用具」と改められた上で、ほぼ上記の定義が踏襲されましたが、但書で、「政令で定める物」と追記されました。

そして平成 14 年(2002 年)の薬事法改正により、「医療用具」は「医療機器」に改称され、医療機器のリスク分類等を中心とした規制への改正が行われました。これは、医療工学、電子工学等の進歩により CT、MRI 等の ME 機器など、高度な医療機器が登場し、従来の医薬品に準じた規制による対応では困難になってきたためです。そして、平成 26 年 11 月施行の薬機法においては、政府の「日本再興戦略」において、医療機器産業が今後の健康長寿産業の重要な柱と位置付けられたことと相まって、それまでの製造販売の承認、許可の制度が医薬品とは切り離されて独立した規制体系となり、法律の題名も「医療機器」が明記されたものに改称されました。

他方、体外診断用医薬品は、我が国では医薬品として規制されてきましたが、欧米では、メディカル・デバイス、つまり医療機器として規制されていることを考慮し、特に製造販売の承認、許可の取扱いについて欧米との整合性が図られました。現在の薬機法では、体外診断用医薬品の製造販売の承認、許可については、医療機器と同じ条文により規制がなされています。

そこで、この本では、医療機器と体外診断用医薬品の新たな製造販売の承認、許可の規制体系について、初学者の方にも容易に理解できるように解説しました。医療機器や体外診断用医薬品に関わるお仕事をされる方のための薬機法入門書としてご活用いただければ幸いです。

平成 27 年 9 月

編者

もくじ

第４章　製造販売の承認、認証をとる　41

第５章　ＧＬＰとＧＣＰ　81

第１２章　販売等の禁止と薬事監視　178

第１３章　医療機器と医療保険　186

第1章　医療機器・体外診断用医薬品と薬機法

～医療機器とは何か、体外診断用医薬品とは何か～

1　医療機器がなぜ薬機法で規制されているのか

医療機器。いうまでもなく、注射器や、胃カメラ、CT、MRI など、病院や診療所などで、病気の治療や診断に使われる機械器具だ。その医療機器の製造や販売は、薬機法によって様々な規制がなされている。

しかし、薬機法という法律は、もともと「薬事法」という名前で、「薬」についての法律ではないのか。機械器具が「何故、医薬品と一緒に薬機法で規制されているんだ？」と、医療機器に関連する仕事に初めて就かれた方はそう思うかもしれない。

薬機法の第 1 条、「目的」には下記のように書かれている。

薬機法

第一条（目的）

この法律は、医薬品、医薬部外品、化粧品、医療機器及び再生医療等製品（以下「医薬品等」という。）の品質、有効性及び安全性の確保並びにこれらの使用による保健衛生上の危害の発生及び拡大の防止のために必要な規制を行うとともに、指定薬物の規制に関する措置を講ずるほか、医療上特にその必要性が高い医薬品、医療機器及び再生医療等製品の研究開発の促進のために必要な措置を講ずることにより、保健衛生の向上を図ることを目的とする。

医療機器が薬事法によって規制されるようになったのは、昭和２３年のことだ。

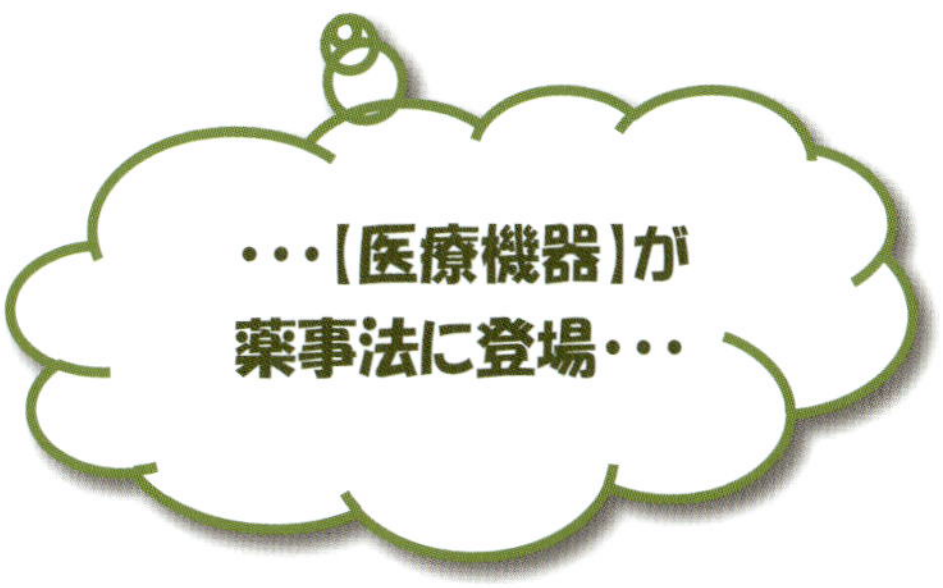

昭和 23 年というと、第二次世界大戦が終わってまだ 3 年しか経っていない。日本は、アメリカ、イギリスなど戦勝国の占領下にあり、戦後の混乱がまだまだ続いていた時期である。日本政府は GHQ(連合国総司令部)の管理下に置かれ、前年の昭和 22 年には新憲法が発布されるなど、社会や政治体制の創り直しが進められていた。

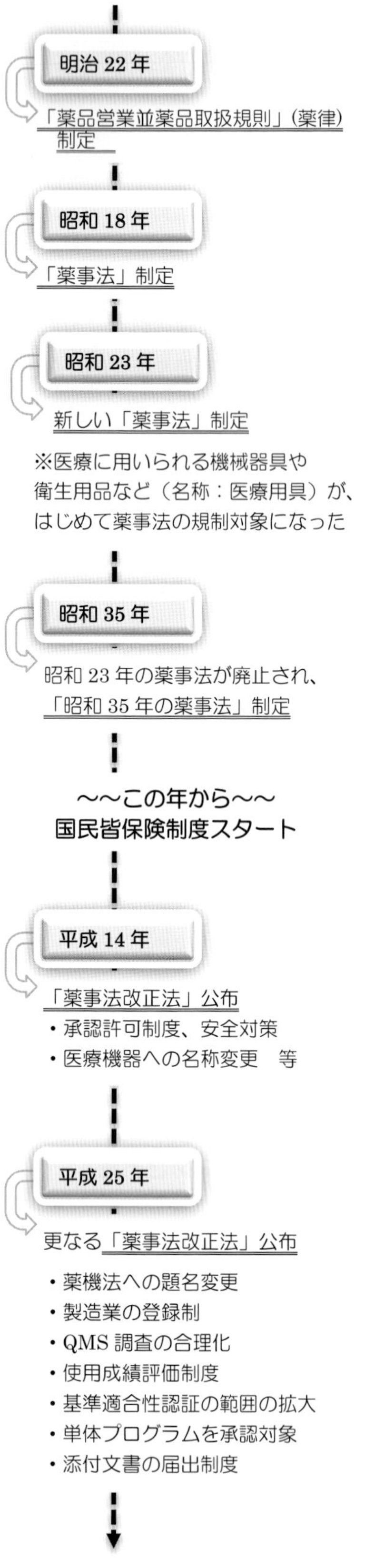

そんな時代、赤痢やチフスなどの伝染病が蔓延しており、戦争で壊滅状態となり、また近代化の遅れていた病院や診療所などの医療体制の再整備、医療制度の作り直しが最大の課題だった。その一環として、昭和 23 年に、新しい薬事法が作られた。この年、医療法、新たな医師法、歯科医師法等も制定されている。

我が国における最初の本格的な薬事に関する法令は、明治 22 年(1889 年)に制定された「薬品営業並薬品取扱規則」(薬律)である。文字通り、医薬品の品質、安全性確保を目的とした法律だった。その後、戦争中の昭和 18 年、薬律、薬剤師法(大正 14 年制定)、売薬法等の関係法令を整理統合して、戦時下の昭和 18 年、「薬事法」が制定された。この戦時下の薬事法は“国民体位の向上”、つまり兵士の体力強化や、戦時に必要な医薬品の確保が重要な目的であった。

そして、終戦後、社会の近代化、再構築、医療体制の整備が図られる中で、薬事法を含めて戦時下の法律は廃止され、新たな法律が作られたのだ。

この「昭和 23 年薬事法」で、それまで法律で規制されていなかった医療に用いられる機械器具や衛生用品などについて、それらの品質を守るために、医薬品と同様、薬事法の規制の対象とすることになった。それらは、機械というより聴診器や注射器、体温計などの道具、用具が主体であったため、この薬事法では、「医療用具」という呼称が用いられた。ちなみに、化粧品もこの昭和 23 年薬事法で、初めて薬事法の規制対象とされた。

昭和 34～36 年にかけて、国民の誰もが健康保険で医療が受けられるよう、国民皆保険体制が敷かれることとなり、健康保険法や国民健康保険法の大改正が行われた。また、昭和 31 年には医薬分業法（医師法、歯科医師法及び薬事法の一部を改正する法律）が実施されていたこともあって、薬事制度も改革するため、「昭和 23 年薬事法」が廃止され、新しく「昭和 35 年薬事法」が制定された。これが現行薬事法、すなわち薬機法である。この時、薬剤師法(現行)も薬事法から切り離され独立した法律となった。

その後、医薬品、医療機器も急速に進歩・発展し、それとともに、医薬品の副作用問題や医療機器の誤用事故なども増えてきたことから、医薬品、医療機器の規制は、品質の確保に加え安全性の確保を重点に、次第に整備、改革されてきた。

特に、平成 14 年改正は、それまでの「医療用具」という呼称が「医療機器」と変更されるとともに、医療機器のリスクによるクラス分けをはじめ、承認、許可、安全対策など、それまでの制度を一変させる大改革となった。

そして、平成 25 年 11 月、医療機器の特性を踏まえた薬事法の大改正が行われ、施行された。それまで薬事法では、医療機器は医薬品に準じる扱いだったが、この改正では、医療機器は医薬品とはその本質において全く異なるものであると認識が改められ、特に医療機器の承認、許可について独自の条文群をもって規制されることとなった。加えて、医療機器の製造業を許可制から登録制に改めること、個別製品ごとに行われていた QMS 調査（Quality Management System）を合理化して製品群単位で実施すること、それまで医薬品に準じていた再審査制度及び再評価制度に代えて、新たに使用成績評価制度を新設すること、登録認証機関による基準適合性認証の対象を高度管理医療機器等の一部にまで範囲を拡げること、単体プログラムを医療機器として承認対象とすること、医薬品とともに添付文書の届出制度とすること等の改正が行われた。

なお、体外診断用医薬品は、平成 14 年の薬事法改正の際に、製造管理や品質管理等の規制については医療機器に準じて扱うこととされた。我が国では体外診断用医薬品は医薬品の範疇に入れられていたが、欧米ではメディカルデバイス（医療機器）の扱いとなっていることから、承認・許可規制の国際的な整合性を図るために、この改正で医療機器に準じた扱いとされたものである。

本書では、平成 25 年改正法に基づいて、医療機器、体外診断用医薬品の規制について解説を進めて行くこととする。

2　薬機法の目的

もう一度、最初のページの薬機法第 1 条を、見ていただこう。

薬機法は、国民の保健衛生の向上を図るために、次の三つのことに関し、必要な規制、措置を定め、保健衛生の向上を図ることを目的としている。

その1　医薬品、医薬部外品、化粧品、医療機器及び再生医療等製品の品質、有効性及び安全性の確保並びにこれらの使用による保健衛生上の危害の発生・拡大の防止のために必要な規制を行うこと

その2　指定薬物の規制に関する措置を講ずること

その3　医療上特にその必要性が高い医薬品、医療機器及び再生医療等製品の研究開発の促進のために必要な措置を講ずること

まず、

薬機法の規制対象は、「医薬品」、「医薬部外品」、「化粧品」、「医療機器」及び「再生医療等製品」である。これらはいずれも、人の生命や健康に大きな関わりを持つものばかりである。これらはしばしば「生命関連商品」と称される。その「生命関連商品」の、品質、有効性及び安全性の確保が、薬機法最大の目的である。

次に、

「指定薬物の規制」である。乱用される恐れのある薬物の規制だ。今、「危険ドラッグ」の乱用が大きな社会問題となっている。この危険ドラッグの規制は、薬機法によって行われているのである。

第三に、

「医療上特にその必要性が高い医薬品、医療機器及び再生医療等製品の研究開発の促進」である。優れた新薬や新医療機器の研究開発の促進も、薬機法の目的の一つとなっているのだ。

薬機法は、以上の「その１」から「その３」の目的を達成するために、様々な規制を行い、また制度を設けている。医療機器は、MRI や CT のような最新の ME 機器から、注射器や注射針、手術用メス、鉗子までその種類は多様で、また広範囲にわたっている。したがって、その製造や販売、安全対策も一筋縄ではいかない。多様、かつ広範な医療機器を、薬機法ではどのように規制しているのか、本書ではその内容をみていく。

３　医療機器とはなにか

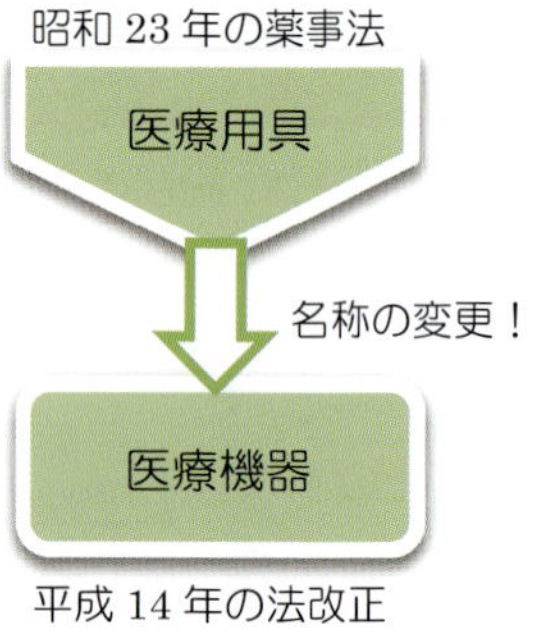

平成 14 年改正法の柱の一つは、医療機器についての改正だった。

まず第一に「医療機器」という言葉が、薬機法に初登場した。

「昭和 23 年薬事法」の制定以来、医療で使用される用具や機械は、「医療用具」と呼ばれてきた。

病院で使用される機械器具類は様々だ。手術用のピンセット、はさみ、メス、注射器、カテーテル、聴診器、こうした小物類は、確かに「医療用具」という呼び方がふさわしい。

しかし、MRI、CT、エックス線診断装置、超音波診断装置など、最近の医療機器の発展は目覚ましいが、これらは、やはり「用具」ではなく「機器」と呼ぶべきものだ。そこで、医療に用いられる機械器具類が高度に発展しているという現実を踏まえ、平成 14 年薬事法改正により、「医療用具」という言葉を改め、用具類も含めて、「医療機器」と総称されることになった。

■医療機器とはなにか

薬機法では、「医療機器」を右のように定義している。薬機法では医療機器も医薬品も、人や動物の「疾病の診断、治療、予防に使用すること」、「身体の構造・機能に影響を及ぼすこと」が目的とされているという点では同じであるが、医薬品は「機械器具等でないもの」とされ、医療機器は「機械器具等」であるものと明記されている。

薬機法

第二条

４　この法律で「医療機器」とは、人若しくは動物の疾病の診断、治療若しくは予防に使用されること、又は人若しくは動物の身体の構造若しくは機能に影響を及ぼすことが目的とされている機械器具等(再生医療等製品を除く。)であつて、政令で定めるものをいう。

以下に医療機器と医薬品の定義を併記してみる。

薬機法

第二条

この法律で「医薬品」とは、次に掲げる物をいう。

一　日本薬局方に収められている物

二　人又は動物の疾病の診断、治療又は予防に使用されることが目的とされている物であつて、機械器具等(機械器具、歯科材料、医療用品、衛生用品並びにプログラム(電子計算機に対する指令であつて、一の結果を得ることができるように組み合わされたものをいう。以下同じ。)及びこれを記録した記録媒体をいう。以下同じ。）でないもの(医薬部外品及び再生医療等製品を除く。）

三　人又は動物の身体の構造又は機能に影響を及ぼすことが目的とされている物であつて、機械器具等でないもの(医薬部外品、化粧品及び再生医療等製品を除く。）

定義では、医療機器とは右のものであるといっている。

医療機器とは、以下に該当するものであって、政令で指定するもの

①　人又は動物の疾病の診断、治療又は予防に使用されることを目的とする機械器具等

②　人又は動物の身体の構造又は機能に影響を及ぼすことが目的とされている機械器具等

「機械器具等」は、医薬品の定義の中で次のように定義されている。つまり、「機械器具」、「歯科材料」、「医療用品」、「衛生用品」、「プログラム」、「プログラムを記録した記録媒体」である。

機械器具等とは

> 機械器具、歯科材料、医療用品、衛生用品並びにプログラム（電子計算機に対する指令であって、一の結果を得ることができるように組み合わされたものをいう）及びこれを記録した記録媒体

■医療機器は政令で指定されている

また、重要なことは、「医療機器」とは、前ページの ① 若しくは ② に使用される「機械器具等」であって、かつ「政令で定めるもの」であるということである。

最近は、アスレチッククラブ、スポーツクラブなどが大流行だが、クラブへ行くとトレーニング用マシンやフィットネス用具などがずらりと並んでいる。ダンベルやベンチプレスなどの器具は、ウエイト調整をしたり、筋肉をつけるための器具だ。「人の身体の構造、機能に影響を与えるもの」と言えるだろう。しかしこれらの健康器具は、政令では「医療機器」とはされていない。

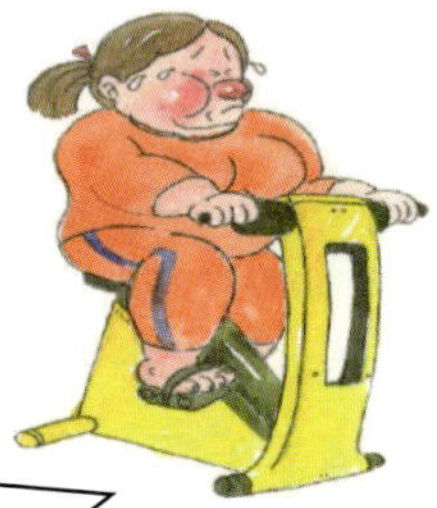

これは医療機器ではない！

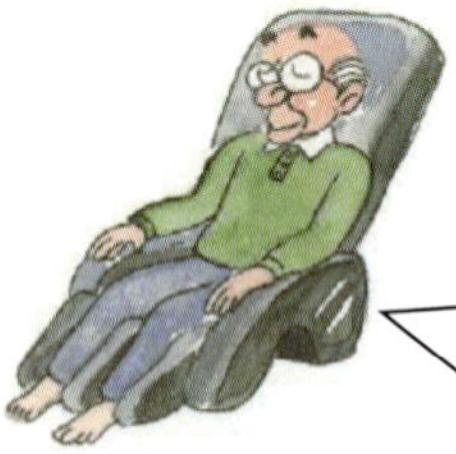

一方、デパートなどでは、椅子型のマッサージ器などがお年寄りに大人気だ。これはどうだろう。実は、このマッサージチェアは、政令で「医療機器」とされている。

これは医療機器なのだ！

このように、医療機器と健康器具などの仕分けは、一筋縄ではいかない。

そこで薬機法では、特に「診断、治療等に係る有効性や性能、人への安全性、品質の確保を図るために一定の規制をする必要のある機械・器具を医療機器として指定する」という基本的原則のもとに、医療機器とは『政令で定めるもの』としているのだ。

医療機器とは
政令で
指定するもの！

～・～・医療機器の例（写真）・～・～

植え込み型心臓ペースメーカー

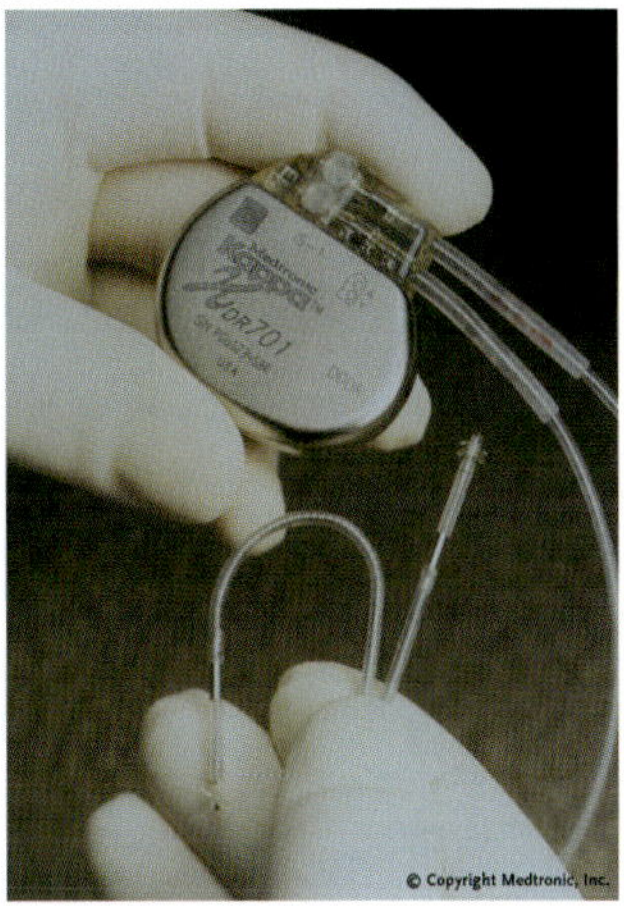

CT 装置

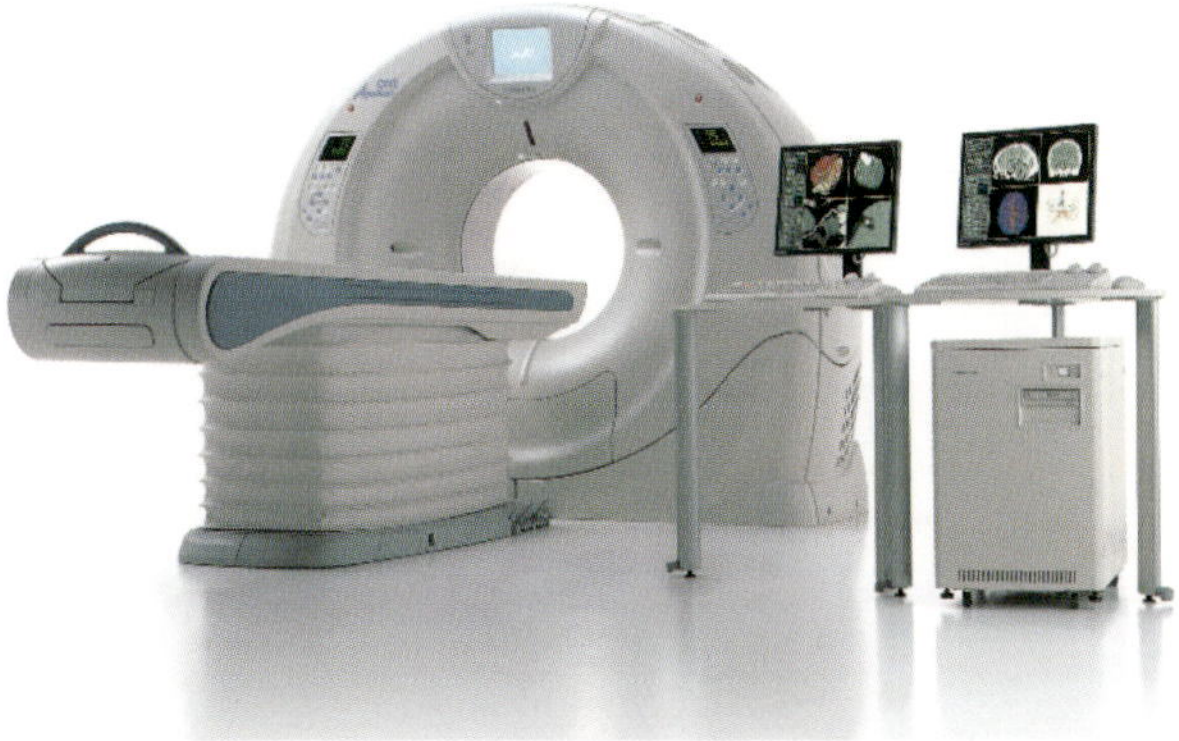

人工股関節

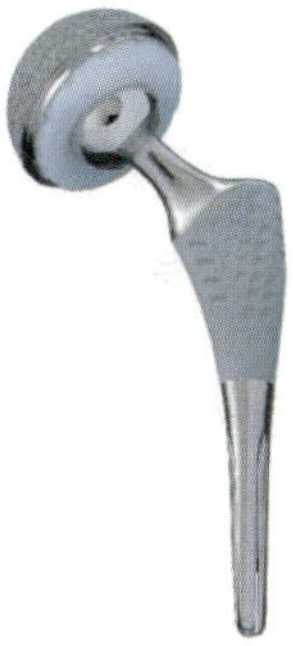

磁器共鳴画像診断装置

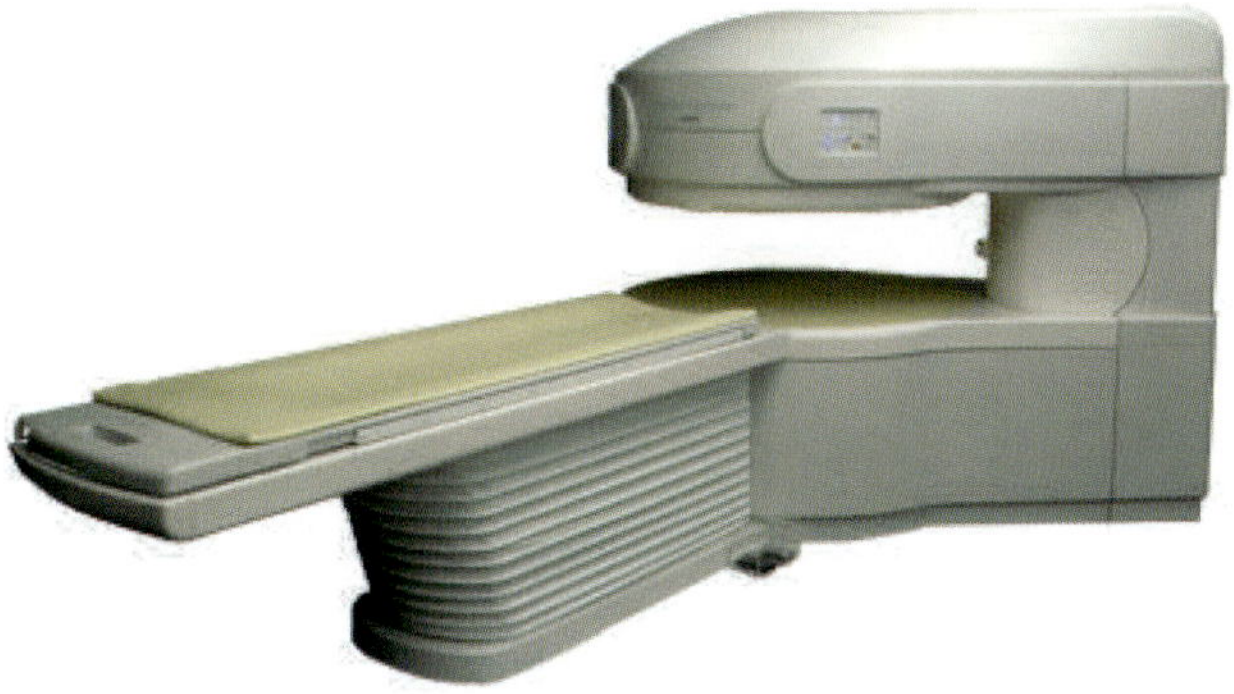

鑷子（ピンセット）

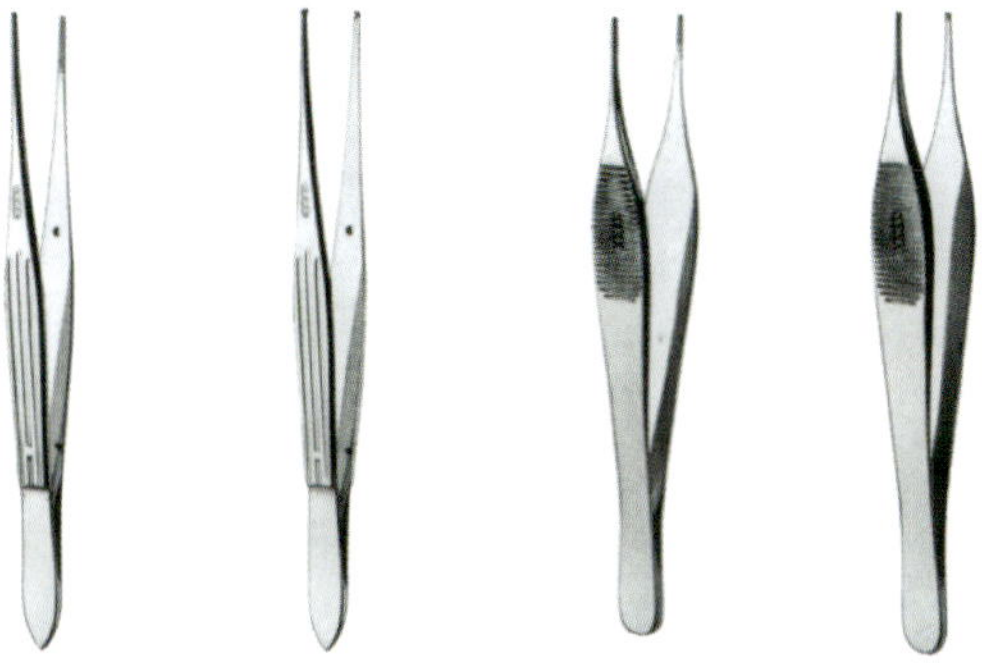

形成鑷子（マッカンドー型）　形成鑷子（アドソン型）

無鈎　有鈎　無鈎　有鈎

現在では、下記のとおり、政令、すなわち薬機法施行令（医薬品、医療機器等の品質、有効性及び安全性の確保等に関する法律施行令）の別表第１で、機械器具等指定されている。

＜薬機法施行令　別表第１＞

機械・器具							
1	手術台及び治療台	2	医療用照明器	3	医療用消毒器	4	医療用殺菌水装置
5	麻酔器並びに麻酔用呼吸嚢及びガス吸収かん	6	呼吸補助器	7	内臓機能代用器	8	保育器
9	医療用エックス線装置及び医療用エックス線装置用エックス線管	10	放射性物質診療用器具	11	放射線障害防護用器具	12	理学診療用器具
13	聴診器	14	打診器	15	舌圧子	16	体温計
17	血液検査用器具	18	血圧検査又は脈波検査用器具	19	尿検査又は糞便検査用器具	20	体液検査用器具
21	内臓機能検査用器具	22	検眼用器具	23	聴力検査用器具	24	知覚検査又は運動機能検査用器具
25	医療用鏡	26	医療用遠心ちんでん器	27	医療用ミクロトーム	28	医療用定温器
29	電気手術器	30	結紮器及び縫合器	31	医療用焼灼器	32	医療用吸引器
33	気胸器及び気腹器	34	医療用刀	35	医療用はさみ	36	医療用ピンセット
37	医療用匙	38	医療用鈎	39	医療用鉗子	40	医療用のこぎり
41	医療用のみ	42	医療用剥離子	43	医療用つち	44	医療用やすり
45	医療用てこ	46	医療用絞断器				
47	注射針及び穿刺針	48	注射筒	49	医療用穿刺器、穿削器及び穿孔器	50	開創又は開孔用器具
51	医療用嘴管及び体液誘導管	52	医療用拡張器	53	医療用消息子	54	医療用捲綿子
55	医療用洗浄器	56	採血又は輸血用器具	57	種痘用器具	58	整形用機械器具
59	歯科用ユニット	60	歯科用エンジン	61	歯科用ハンドピース	62	歯科用切削器
63	歯科用ブローチ	64	歯科用探針	65	歯科用充填器	66	歯科用練成器
67	歯科用防湿器	68	印象採得又は咬合採得用器具	69	歯科用蒸和器及び重合器	70	歯科用鋳造器
71	視力補正用眼鏡	72	視力補正用レンズ	72-2	コンタクトレンズ（視力補正用レンズを除く）	73	補聴器
74	医薬品注入器	75	脱疾治療用器具	76	医療用吸入器	77	バイブレーター
78	家庭用電気治療器	79	指圧代用器	80	はり又はきゅう用器具	81	磁気治療器
82	近視眼矯正器	83	医療用物質生成器				
84	前各号に掲げる物の附属品で、厚生労働省令で定めるもの						

医療用品		歯科材料		衛生用品	
1	エックス線フィルム	1	歯科用金属	1	月経処理用タンポン
2	縫合糸	2	歯冠材料	2	コンドーム
3	手術用手袋及び指サック	3	義歯床材料	3	避妊用具
4	整形用品	4	歯科用根管充填材料	4	性具
5	副木	5	歯科用接着充填材料		
6	視力表及び色盲検査表	6	歯科用印象材料		
		7	歯科用ワックス		
		8	歯科用石膏及び石膏製品		
		9	歯科用研削材料		

動物専用医療機器			
1	機械器具の項各号（第 84 号を除く。）及び医療用の項各号に掲げる医用機器に相当する物で、専ら動物のために使用されることが目的とされているもの		
2	悪癖矯正用器具	3	搾子
4	受精卵移植用器具	5	人工受精用器具
6	製品蹄鉄及び蹄釘	7	投薬器
8	乳房送風器	9	妊娠診断用器具
10	標識用器具	11	保定用器具
12	前各号に掲げる物の附属品で、農林水産省令で定めるもの		

これらを眺めてみると、いかに医療で使用される機械器具等（医療機器）が多様であるか、おわかりになるだろう。これほど多様な医療機器を薬機法で一律に規制することは大変だ。

例えば、手術用のピンセットやメスは医療機器だ。一方、脳腫瘍などの画像診断を行うエックス線 CT（Computed Tomography）装置も医療機器である。CT はエックス線を利用しているのだから、当然、被爆に対する安全対策が必要だ。このように全く異なる種類のものに、同じ安全対策を課すというのでは安全性は守れないだろう。

最近は、身体に植え込む心臓ペースメーカが心疾患を持つ患者さんに使用されている。ではこの植え込み式ペースメーカが、身体に植え込んだ後で不具合があることがわかったらどうするか。患者が植え込み手術を終え、退院した後についても特別な安全対策が必要だ。つまり、医療機器は、それぞれの器具や機械の種類、使用目的、使用方法やリスクなどに応じた安全対策が不可欠なのだ。

そこで薬機法では、様々な医療機器を種類、使用方法、リスクなどによって分類し、開発から製造、販売、市販後に至るまで、それぞれの分類に応じた規制をしている。

4　体外診断用医薬品とはなにか

診断用医薬品は、薬機法では本来「医薬品」である。

医薬品は、薬機法では、「人又は動物の疾病の診断、治療、予防に使用することを目的とするもの」とされ、一方、医療機器も「人又は動物の疾病の診断、治療、予防に使用することを目的とするもの」とされている。すなわち、「人の疾病の診断に使用されるもの」は、医薬品に入れることもできるし、医療機器に入れることもできる。しかし、診断用医薬品は、構成成分に化学薬品や生物学的物質を含み、その本質は機器というより医薬品に近く、基本的には「医薬品」として扱われている。

診断用医薬品は大きく下の二つに分けられる。

① 直接人体に使用する臨床診断医薬品（体内診断用医薬品）

② 直接人体に使用されない臨床診断用医薬品（体外診断用医薬品）

薬機法では、体外診断用医薬品について次のように定義している。

薬機法

第二条

14　この法律で「体外診断用医薬品」とは、専ら疾病の診断に使用されることが目的とされている医薬品のうち、人又は動物の身体に直接使用されることのないものをいう。

しかし、欧米では、直接人体に使用されるものは医薬品扱いであるが、体外診断用医薬品は「メディカルデバイス(Medical Device)」、つまり医療機器として扱われている。このため、我が国では、「体外診断用医薬品」は医薬品に該当するが、承認、許可等については、医薬品ではなく、医療機器に準じた規制が行われている。

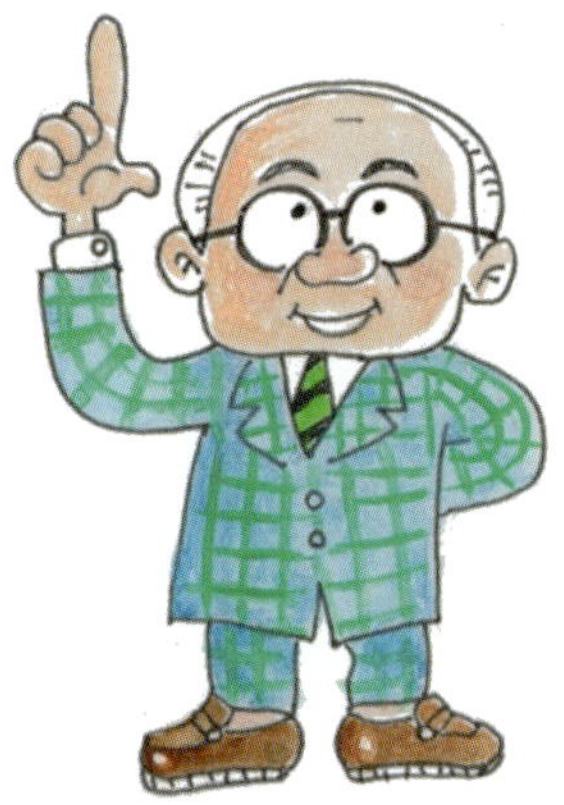

本書では、医療機器及び体外診断用医薬品の薬機法による規制について解説してゆくが、その場合、原則的に次のように標記して解説することにする。

医療機器、
体外診断用医薬品の
双方を含む解説の場合は

「医療機器等」

「医療機器」のみを
対象として
解説する場合は

「医療機器」

「体外診断用医薬品」
のみを対象として
解説する場合は

「体外診断用医薬品」

第2章　医療機器・体外診断薬のリスクによる分類

～医療機器等の規制は一律ではない～

1　医療機器のリスクによる三つの分類

1）医療機器のリスクの分類

前章では、医療機器とは何か、を見た。

多種多様な医療機器を薬機法で一律に規制することは難しい。そこで薬機法では、医療機器をその種類、使用方法等を勘案し、医療機器のリスクの程度などによって分類し、それぞれの分類に応じた規制を行っている。

医療機器はリスクによって、どのように分類されているのか、次の薬機法第２条の第５項、第６項、第７項を続けて見ていただこう。

薬機法

第二条（定義）

５　この法律で「高度管理医療機器」とは、医療機器であつて、副作用又は機能の障害が生じた場合（適正な使用目的に従い適正に使用された場合に限る。次項及び第七項において同じ。）において人の生命及び健康に重大な影響を与えるおそれがあることからその適切な管理が必要なものとして、厚生労働大臣が薬事・食品衛生審議会の意見を聴いて指定するものをいう。

６　この法律で「管理医療機器」とは、高度管理医療機器以外の医療機器であつて、副作用又は機能の障害が生じた場合において人の生命及び健康に影響を与えるおそれがあることからその適切な管理が必要なものとして、厚生労働大臣が薬事・食品衛生審議会の意見を聴いて指定するものをいう。

７　この法律で「一般医療機器」とは、高度管理医療機器及び管理医療機器以外の医療機器であつて、副作用又は機能の障害が生じた場合においても、人の生命及び健康に影響を与えるおそれがほとんどないものとして、厚生労働大臣が薬事・食品衛生審議会の意見を聴いて指定するものをいう。

医療機器は、そのリスクによって三つに区分される。

一般医療機器	管理医療機器	高度管理医療機器
☆副作用又は機能の障害が生じた場合においても、人の生命及び健康に影響を与えるおそれがほとんどないもの	☆副作用又は機能の障害が生じた場合において、人の生命及び健康に影響を与えるおそれがあることからその適切な管理が必要なもの	☆副作用又は機能の障害が生じた場合において、人の生命及び健康に重大な影響を与えるおそれがあることからその適切な管理が必要なもの

医療機器をこの三つの分類のどれに区分するか、薬事・食品衛生審議会の意見を聴いて、厚生労働大臣が指定することになっている。リスクが高い医療機器か、それとも低い医療機器か、の評価に当たっては以下のような要素が考慮されている。

三つのポイント

- **ポイント１**　人間（動物）の身体に使われるものかどうか、また、どの部位に接触するものなのか。
- **ポイント２**　接触して使われるとした場合、どのくらいの時間、接触しているのか。
- **ポイント３**　もし、その医療機器の性能不良、不具合が生じた場合、被害(危険)の大きさはどれくらいか。

例えば、外科手術で皮膚を切り開いたり、病巣を切り取ったりするスチール製の通常のメスは、人の臓器などに触れるが、それは手術をしている短い時間に限られ、また、適正に消毒処理され、普通適正に使用されている限り、それ自体危険性が高い、というものではない。リスクと言っても、それはそれを使用して手術や措置に当たる医師の技量によるものである。

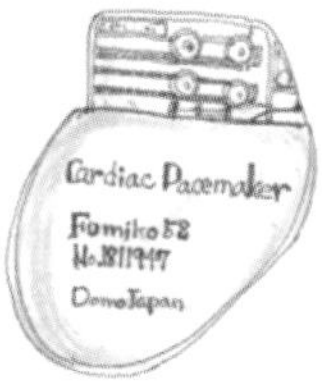

一方、例えば心臓ペースメーカ。心不全に用いられる命に直結した医療機器だ。過去には心臓ペースメーカが上手く作動せず、患者が危険に陥ったケースがあった。特に、手術で体内に植え込んだものが上手く作動しない、不良品だったなどということになったら、それこそ大変だ。もう一度手術して取り出し、新しいものと取り替えなくてはならない。

人の身体に直接触れない医療機器もある。わかりやすいものでは、血液検査などに用いる分析機器だ。人の身体から取り出した血液などの中の糖やタンパクなどの分析に使うものだから、人の身体に直接接触したり挿入されたりすることはない。しかし、感度不良で検査の結果が間違っていたら大変だ。重要な医療機器だが、人体に対する危険度という意味では、ランクは低い。

しかし同じ診断用機器でもエックス線診断装置は、エックス線という放射線を使用しており、被爆が問題となる。患者だけでなく、これを日常的に操作している放射線技師の安全も守らなければならない。装置を設置する部屋にも被爆を防止する設備が必要だ。

どのような医療機器が、どのランクの分類に該当するのかは、具体的にはクラス分類告示(平成 16 年 7 月 20 日厚生労働省告示第 298 号)で、医療機器の一般的名称名で指定されている。その数は 4,260 品目と膨大であるが、次ページにその主なものを挙げてみよう（平成 27 年 5 月現在)。

（医療機器の分類）

	① 高度管理医療機器	② 管理医療機器	③一般医療機器
品目数	1,109 品目	1,956 品目	1,195 品目
定義	副作用又は機能の障害が生じた場合において、人の生命及び健康に重大な影響を与えるおそれがあるもの	副作用又は機能の障害が生じた場合において、人の生命及び健康に影響を与えるおそれがあるもの	副作用又は機能の障害が生じた場合においても、人の生命及び健康に影響を与えるおそれがほとんどないもの
機器例	★心臓用カテーテル ★中心静脈カテーテル ★脳脊髄用ドレーンチューブ ★機械式人工心臓弁	★エックス線診断装置 ★CT診断装置 ★MR装置 ★造影剤注入装置 ★電子体温計	★電動式患者台 ★エックス線用テレビ装置 ★聴診器 ★血圧計　★音叉 ★握力計 ★コレステロール分析器 ★メス　★はさみ

2）三つの分類と国際分類による四つのクラス分け

ところで、国際分類では、医療機器を危険度の低い方から、「クラスⅠ」「クラスⅡ」「クラスⅢ」「クラスⅣ」の四段階に分けている。薬機法の「高度管理医療機器」「管理医療機器」「一般医療機器」の分類は、これに準じて作られたもので、クラスⅠ～Ⅳとの相関は、次ページの表の通りである。

この医療機器のリスクによるクラス分類は、医療機器の承認や製造販売業の許可、販売規制に関係してくる。医療機器の承認審査の観点からいえば、人体に対する危険度が高いものほど、当然、その審査は厳しいものとなる。また、製造販売の許可という観点から言えば、人体に対する危険度が高いものほど、製造、品質の管理や製造販売後の安全管理が十分できる会社であるかどうかが問われることになる。

つまり、承認や製造販売、販売に関する薬機法の規定は、基本的に、この分類をベースにして行われていると考えてよい。

■医療機器の三つの分類とクラス分類との関係

		一般医療機器	管理医療機器	高度管理医療機器	
リスク		極めて低い～低い	低い～中	中・高・極めて高い	
製造販売	許可	○	○	○	
	承認	×	承認又は第三者認証が必要		○
販売		× （特定保守管理医療機器を除く）	届出が必要 （特定保守管理医療機器を除く）	許可が必要 （特定保守管理医療器を含む）	
クラス		Ⅰ	Ⅱ	Ⅲ	Ⅳ
リスクによる分類		不具合が生じた場合でも、人体へのリスクが極めて低いと考えられるもの	不具合が生じた場合でも、人体へのリスクが比較的低いと考えられるもの	不具合が生じた場合、人体へのリスクが比較的高いと考えられるもの	患者への侵襲性が高く、不具合が生じた場合、生命の危険に直結するおそれがあるもの

2　体外診断用医薬品のリスク分類

今日の疾病の診断技術の進歩は目を見張るものがある。CT や MRI など ME 機器の進歩も目覚ましいが、分析、測定機器類もその性能を高めている。一方、医療機器に劣らず、体外診断用医薬品の分野でも、検査原理に生化学的な反応を利用したものではなく、抗原抗体反応を利用したものなど高度化したものが出現し、また、その検査目的も多様になっている。

検査の目的

- 各種生体機能（各種器官の機能、免疫能、血液凝固能等）の程度の診断
- 罹患の有無、疾患の部位又は疾患の進行の程度の診断
- 治療の方法又は治療の効果の程度の診断
- 妊娠の有無の診断

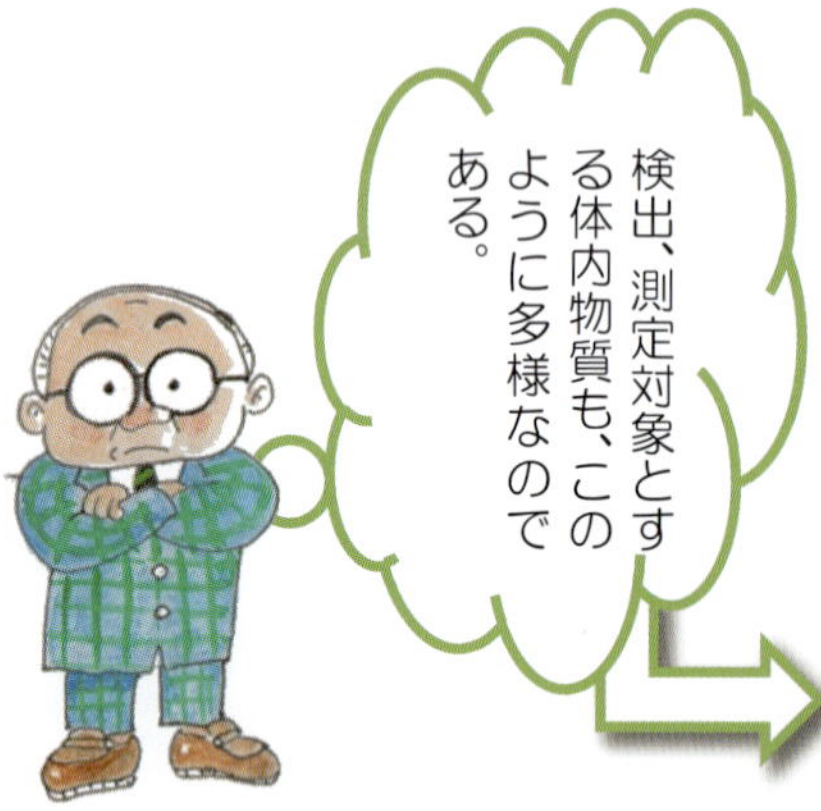
検出、測定対象とする体内物質も、このように多様なのである。

- アミノ酸、ペプチド、蛋白質、糖、脂質、核酸、電解質、無機質、水分等
- ホルモン、酵素、ビタミン、補酵素等
- 薬物又はその代謝物
- 抗原、抗体等
- ウィルス、微生物、原虫又はその卵等
- pH、酸度等
- 細胞、組織又はそれらの成分

これらの検査項目を対象とする体外診断用医薬品には、健康管理、疾患管理を目的とするものもあれば、がんや難病などの深刻な疾患の診断用医薬品もある。体外診断用医薬品は直接人体に使用するものではないので、その意味での人体に対する有害作用というリスクを心配する必要はない。しかし、診断の対象となる疾患が深刻なものであったり、重篤性が高いものであったりすると、診断性能等はより重要性を帯びてくる。抗原、抗体反応など生体反応を利用する体外診断用医薬品では、そういう意味でのリスク、性能管理の重要性が高い。一方、日常的な健康管理のために、薬局などで一般に市販される尿糖や尿タンパクなどの生化学的な検査薬もあるが、そのような一般向けのものは、体外診断用医薬品ではなく、「一般用検査薬」と呼ばれている。

体外診断用医薬品も、取扱いや性能上の管理の必要の度合いから医療機器のようにクラス分類がなされている（平成17年4月1日薬食発第0401031号厚生労働省医薬食品局長通知「体外診断用医薬品の一般的名称について」）。クラス分類は、概ね次のようになっている。

<table>
<tr><th>クラス分類</th><th>リスクの程度</th></tr>
<tr><td>【クラスⅠ】
・校正用標準物があり自己点検が容易で、かつ一般用検査薬でないもの
（ただし、基準不適合品目は承認品目）</td><td rowspan="2">低い</td></tr>
<tr><td>【クラスⅡ】
・一般用検査薬
・クラスⅠ又は何れにも該当しないもの
（ただし、基準不適合品目は承認品目）</td></tr>
<tr><td>【クラスⅢ】
・診断情報リスクが比較的大きく、情報の正確さが生命維持に与える影響が大きい品目
・新規測定項目</td><td>高い</td></tr>
</table>

～～それぞれのクラス分類の例示を挙げてみよう～～

【クラスⅠ】

血液検査用総蛋白キット	・血液（血清、血漿又は全血）媒体を用いて、総蛋白の測定又は検出を目的としたキット。主に臨床上の疾病等の診断補助その他に使用される。
血液検査用アルブミンキット	・血液（血清、血漿または全血）媒体を用いて、アルブミンの測定又は検出を目的としたキット。主に臨床上の疾病等の診断補助その他に使用される。
A／G 比キット	・血液（血清、血漿又は全血）媒体を用いて、A/G 比の測定を目的としたキット。主に臨床上の疾病等の診断補助その他に使用される。
グリコヘモグロビン A1c キット	・血液（血清、血漿又は全血）媒体を用いて、グルコヘモグロビン A1c の測定又は検出を目的としたキット。主に臨床上の疾病等の診断補助その他に使用される。
血液検査用グルコースキット	・血液（血清、血漿又は全血）媒体を用いて、グルコースの測定又は検出を目的としたキット。主に臨床上の疾病等の診断補助その他に使用される。

【クラスⅡ】

第ＸⅠ凝固因子キット	・生物由来の試料を用いて、第ＸⅠ凝固因子の測定又は検出を目的としたキット。主に臨床上の疾病等の診断補助その他に使用される。
第ＸⅡ凝固因子キット	・生物由来の試料を用いて、第ＸⅡ凝固因子の測定又は検出を目的としたキット。主に診療上の疾病等の診断補助その他に使用される。
第ＸⅢa 凝固因子キット	・生物由来の試料を用いて、第ＸⅢa 凝固因子の測定又は検出を目的としたキット。主に臨床上の疾病等の診断補助その他に使用される。
第ＸⅢ凝固因子キット	・生物由来の試料を用いて、第ＸⅢ凝固因子の測定又は検出を目的としたキット。主に臨床上の疾病等の診断補助その他に使用される。
第Ｘa 因子インヒビターキット	・生物由来の試料を用いて、第Ｘa 因子インヒビターの測定又は検出を目的としたキット。主に臨床上の疾病等の診断補助その他に使用される。

【クラスⅢ】

D-アラビニトールキット	・生物由来の試料を用いて、D-アラビニトールの測定又は検出を目的としたキット。主に深在性カンジダ感染の診断補助に使用される。
自己検査用 3-ヒドロキシ酢酸キット	・生物由来の試料を用いて、患者自らが 3-ヒドロキシ酢酸（β-ヒドロキシ酢酸）の測定又は検出を行うことを目的としたキット。主に糖代謝機能障害及び異常を伴う各種疾患（糖尿病他）の経過観察等に使用される。

第3章　医療機器等の承認と許可

～承認と許可はどう違う？～

1　承認と許可

医療機器・体外診断用医薬品（医療機器等）を「製造販売」しようとする場合、薬機法に基づく「承認」と「許可」が必要である。正確に言うと、次の二つが必要だということだ。

製造販売承認　と　製造販売業許可

「製造販売業の許可だけ取ればいいんじゃないの？」、あるいは「製造販売の承認だけでいいんじゃないの？」と思うかもしれない。しかし、薬機法はそのようにはできていない。「承認と許可が必要なんてダブル規制じゃないか！」と思うかもしれないが、「承認」と「許可」が揃わないといけないのだ。

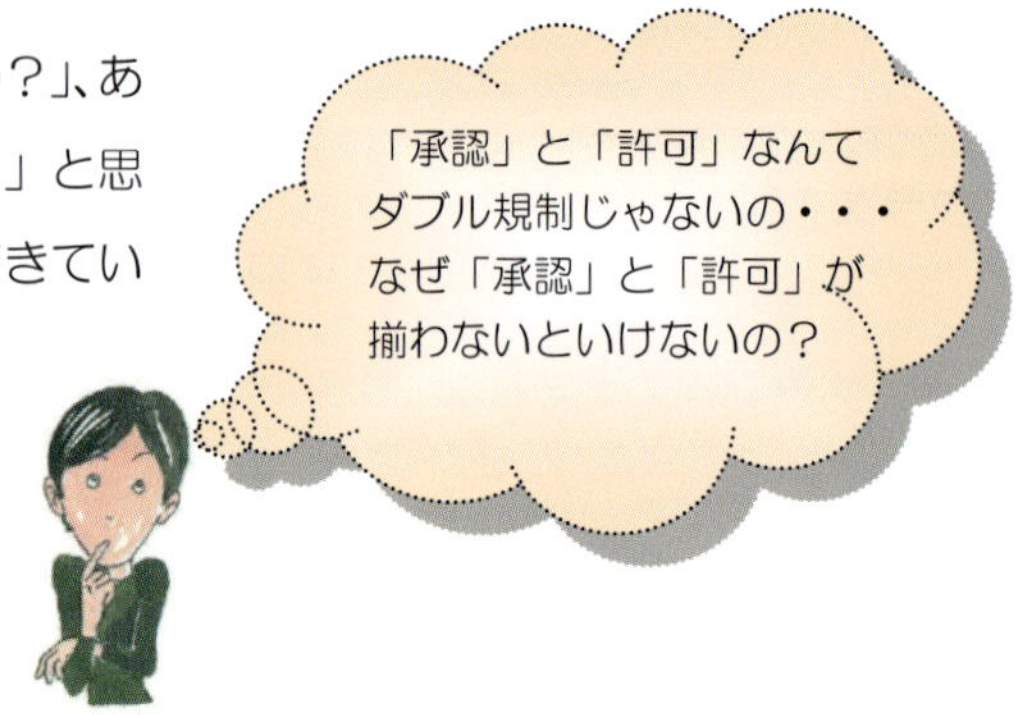
「承認」と「許可」なんて
ダブル規制じゃないの・・・
なぜ「承認」と「許可」が
揃わないといけないの？

簡単に言えば、次のように整理される。

◆製造販売承認は　その医療機器等の品質やその性能、安全性について評価を受けて、医療機器等としての価値が認められて与えられるもの。

◆製造販売業許可は　製造販売承認を得る者、つまり、その医療機器等を製造し販売しようとする者の資格、能力、要件を審査して与えられるもの。

つまり、医療機器等を製造販売するためには、まず、その医療機器等を製造販売しようとする者が、その医療機器等の製造や品質管理を適切に行い、また製造販売後の安全対策を適切に実施するのに必要な資格、能力を有しているか審査を受けて、製造販売業の許可を受け、次にその医療機器等の品質や性能、安全性などについて審査を受ける、ということである。「物」の承認と「者」の許可がセットとなっているのである。

2　製造販売の承認

まず、「承認」という制度を理解しよう。

製造販売の「承認」は、その物が医療機器等としての性能を持ち、品質、安全性に問題がないかどうかを品目ごとに審査した上で与えられるものである。右の法第 23 条の 2 の 5 第 1 項の規定を見てみよう。

このように、医療機器等を製造販売するためには、その品目ごとに厚生労働大臣の承認を受けなければならない、とされている。

薬機法

（医療機器及び体外診断用医薬品の製造販売の承認）
第二十三条の二の五
１　医療機器（一般医療機器並びに第二十三条の二の二十三第一項の規定により指定する高度管理医療機器及び管理医療機器を除く。）又は体外診断用医薬品（厚生労働大臣が基準を定めて指定する体外診断用医薬品及び同項の規定により指定する体外診断用医薬品を除く。）の製造販売をしようとする者は、品目ごとにその製造販売についての厚生労働大臣の承認を受けなければならない。

■第三者認証制度及び届出制度

ただし、右掲の条文に「一般医療機器並びに第 23 条の 2 の 23 第 1 項の規定により指定する高度管理医療機器及び管理医療機器を除く」及び「厚生労働大臣が基準を定めて指定する体外診断用医薬品及び同項の規定により指定する体外診断用医薬品を除く」とある。ということは、これらの医療機器等は「承認」は要らないということになる。

が、実は、これらの承認不要とされた医療機器等については、承認に代わる二つの仕組みが設けられている。

一つは

医療機器及び体外診断用医薬品について、「第三者認証制度」という制度がある。この制度は、厚生労働省に登録された「民間の審査機関」が、医療機器等の性能等について審査し、認証するという制度である。この制度については、第 4 章「製造販売の承認」の項で詳しく説明する。

もう一つは

医療機器等のうち、「一般医療機器」及び「**基準のある体外診断用医薬品**」については、人に対するリスクが極めて低いことから、機構への「届出」でよいこととされている。

このように、医療機器等の品質、性能、安全性の評価には、医療機器等の区分に応じて、「承認」、「第三者認証」及び「届出」の三つの制度があることを理解しておこう（次ページ）。

①　医療機器・体外診断用医薬品（下記の②及び③を除く）　→　◆製造販売承認

②　指定された高度管理医療機器、管理医療機器又は体外診断用医薬品（指定高度管理医療機器等）　→　◆製造販売の第三者認証

③　一般医療機器・基準を定めて指定された体外診断用医薬品　→　◆製造販売の届出

■製造販売承認の要件

医療機器等を製造販売しようとする者は、厚生労働大臣に承認申請し、医療機器等の品質や性能、安全性などについて審査を受けなければならない。その審査の内容については、第４章で詳しく説明することとする。ここでは次のような二つの承認の要件を挙げておこう。

（1）製造販売承認の要件としての製造販売業許可及び製造業登録

冒頭で述べたように、医療機器・体外診断用医薬品を製造販売するためには、承認、許可が必要である。その承認の要件として次の二つのものがある。

薬機法

第二十三条の二の五

2　次の各号のいずれかに該当するときは、前項の承認は、与えない。

一　申請者が、第二十三条の二第一項の許可（申請をした品目の種類に応じた許可に限る。）を受けていないとき。

二　申請に係る医療機器又は体外診断用医薬品を製造する製造所が、第二十三条の二の三第一項又は前条第一項の登録を受けていないとき。

第１号の「第 23 条の２第１項の許可」とは、医療機器等の「製造販売の業許可」である。その医療機器等についての製造販売許可を受けていなければ、医療機器等の製造販売承認は与えられない。

第２号の「第 23 条の２の３第１項又は前条第１項の登録」とは、「製造業の登録」である。その医療機器等を製造する製造所が登録を受けていない場合は、承認は与えられない。

本章冒頭で、「医療機器等を製造販売するためには、製造販売承認と製造販売業許可が必要である」と説明したが、さらに詳細に言うならば、「医療機器等を製造販売するためには、製造販売承認並びに製造販売業許可、及び実際にその医療機器等を製造する製造業者の製造所ごとの登録」が必要であるということになる。製造販売業と製造業の関係は後で説明する。

（2）医療機器等の「製造管理又は品質管理の方法」に関する基準への適合

第二の承認要件は、右の規定にあるように、「その物の製造管理又は品質管理の方法が、厚生労働省令で定める基準に適合していること」である。

薬機法

第二十三条の二の五
四　申請に係る医療機器又は体外診断用医薬品が政令で定めるものであるときは、その物の製造管理又は品質管理の方法が、厚生労働省令で定める基準に適合していると認められないとき。

「製造管理又は品質管理の方法に関する厚生労働省令で定める基準」とは何か。

基準は、次の省令で定められている。

医療機器及び体外診断用医薬品の製造管理及び品質管理の基準に関する省令
(平成 16 年 12 月 17 日厚生労働省令第 169 号)

この省令は「QMS 省令」（Quality Management System）と呼ばれている。
その第１条には次のように規定されている。

QMS 省令

(趣旨)

第一条　この省令は、医薬品、医療機器等の品質、有効性及び安全性の確保等に関する法律(昭和 35 年法律第 145 号。以下「法」という。)第 23 条の 2 の 5 第 2 項第 4 号(第 23 条の 2 の 17 第 5 項において準用する場合を含む。以下同じ。)及び第 80 条第 2 項に規定する厚生労働省令で定める基準を定めるものとする。

QMS は、製造販売業者における医療機器等の製造管理、品質管理の方法について定めた基準である。製造承認申請された医療機器等は、この QMS 基準に従って製造され、品質管理されていることが承認要件の一つになっている。次の項で製造販売業許可について説明するが、QMS への適合は、製造販売承認の要件であるだけでなく、製造販売業許可の要件でもある。

3　製造販売業許可

1）製造販売業の許可

医療機器は、病気の診断や治療に用いるものであるから、その性能や品質、使用したときの安全性は大切だ。だから、医療機器を「製造販売」する者は、医療機器を製造できる人や設備などの能力を有していることはもちろん、医療機器の製造管理や品質管理、そして製造販売後の安全対策をきちんと行えるような資格・能力を持っていることも求められる。そのため、薬機法では、医療機器を製造販売する者の資格や能力等の基準を定め、その基準を満たすかどうか審査を受けて許可を受けた者でなければ医療機器の製造販売をしてはならないと定めている。

ここがポイント！

製造販売承認は	個々の医療機器に
製造販売業許可は	それぞれの企業に

薬機法

（製造販売業の許可）
第二十三条の二
1　次の表の上欄に掲げる医療機器又は体外診断用医薬品の種類に応じ、それぞれ同表の下欄に定める厚生労働大臣の許可を受けた者でなければ、それぞれ、業として、医療機器又は体外診断用医薬品の製造販売をしてはならない。（表略）

薬機法

第二条（定義）
13　この法律で「製造販売」とは、その製造（他に委託して製造をする場合を含み、他から委託を受けて製造をする場合を除く。以下「製造等」という。）をし、又は輸入をした医薬品（原薬たる医薬品を除く。）、医薬部外品、化粧品、医療機器若しくは再生医療等製品を、それぞれ販売し、貸与し、若しくは授与し、又は医療機器プログラム（医療機器のうちプログラムであるものをいう。以下同じ。）を電気通信回線を通じて提供することをいう。

■「製造販売」という言葉

医療機器を「製造販売」するためには、厚生労働大臣の「製造販売業」の許可を受けなければならない、とされている。

ここで気になるのは、「製造販売」という言葉だろう。「承認」の項でも、「製造販売承認」と説明した。

この場合の「製造販売」とは、単に「製造」でもなく、また「販売」でもない。「製造販売」の四文字熟語で薬機法では左のように定義されている。

定義のポイントその１

「製造販売」とは

- ○自ら医療機器を製造し、もしくは他の製造業者に委託して製造（製造等）し、販売すること
- ○「製造等」に加え、「医療機器を輸入し、販売すること」

つまり、製造工場を持っていない医療機器の製造販売業者が、どこかに委託して製造して販売することも製造販売であるし、完成品を輸入して販売することも製造販売である。輸入も外国にある製造業者に製造を委託していると考えれば、製造販売に含まれるわけだ。この「製造販売」の考え方は、医薬品、再生医療等製品、化粧品、医薬部外品についても同じである。

「製造販売」という制度の意味

平成 14 年の法改正以前、医療機器や医薬品等の製造は、全面的に委託することは認められておらず、製造工程の部分的な委託しか認められていなかった。これは医療機器や医薬品を発売するメーカーが「自ら一貫製造」してこそ、品質を守れるし、責任の所在もはっきりするという考え方によるものだった。だから医療機器や医薬品の性能不良や品質不要などによって起こる安全問題についても、実際に「製造した者」が責任を持つこととされていた。

しかし現在では、以下の理由から、「製造販売した者」、つまり薬機法でいう「製造販売業者」が、「元売り」としてすべての責任を持つ、という考え方に変えられている。

＜理由その１＞

医療機器の製造や品質管理の技術は高度なものとなっている。だから下請会社に製造を全面委託したとしても、委託した元売り業者の品質管理責任を明確にし、品質管理システムさえしっかりしていれば、品質確保は可能である。

＜理由その２＞

全面的な委託製造が認められれば、自前の工場を持たなくても医療機器を発売できることになり、設備投資を大きく減らすことができるなど企業の合理化、効率化を図ることができるようになる。

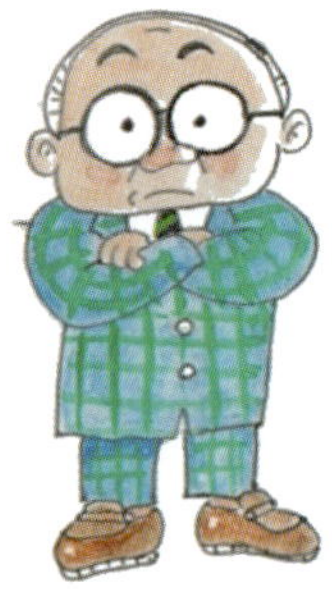

特に「機械器具」の場合、多くの部品で組み立てられるわけであり、一企業の製造所ですべて一貫製造するということはむしろ少ないであろう。

また、製造工場を持つようなお金がない小さなベンチャー企業が新しい優れた医療機器を開発した場合、他のメーカーで製造してもらうことにすれば製造販売業の承認、許可が取れるわけで、医療機器の開発に多様な企業が参加できるようになる。このような点を踏まえた上で、その製品を社会に送り出そうとする者、すなわち、「元売り」たる「製造販売業者」が「品質、性能、製造販売後の安全性に対しすべての責任を持つ」ことを条件として明確にし、製造の全工程、もしくは一部の行程を外部委託することを認めることとしたのだ。

定義のポイントその2

「製造販売」には、「製造等（自社製造／他社への委託製造）」して「販売」することだけでなく、「製造等」して「授与」、「貸与」することも含まる。

「授与」とは無償で、つまりタダで医療機器等を譲渡することである。ただし「業として」である。営業活動の一環として医療機器等を無償で授与することは薬機法のこの規定に抵触する、ということだ。例えば、何か医療機器のサンプルを試供用として医療機関に無料で配る、などが授与に当たる。

「貸与」とは一般的に単に貸すことを意味するが、有償の賃貸も無償の貸与も、いずれも薬機法では「貸与」である。医薬品は消耗品だから「貸与」はあり得ないが、医療機器の場合は高額なものも多く、そこで薬機法では、製造販売業者が製造販売承認を得、製造等したものを医療機器の販売業者や貸与業者に「貸与」する場合、そのような「貸与」も「製造販売」に含まれることとしている。

さらに！

“IT時代”の象徴と言える、“医療機器プログラム”をCDなどにして販売又は授与することも製造販売に当たる。その製造販売業者が、本体の医療機器とは別に医療機器プログラムを「電気通信回線を通じて提供すること」、つまりオンラインでの提供も「製造販売」に含まれるのだ。

なお、製造販売業者から医療機器を仕入れて、単に販売、貸与又は修理する業者については、別途、それぞれ医療機器販売業（第39条、第39条の3）、医療機器貸与業（第39条、第39条の3）、及び医療機器修理業（第42条の2）の許可若しくは届け出等が必要である。

２）医療機器の三つの製造販売業

さて、医療機器を製造販売するためには製造販売業許可を受けなければならない。

法第 23 条の 2 では、第 2 章で紹介した「医療機器のリスク分類」に従って、次のように医療機器の製造販売業を三種類に分けている。

① 高度管理医療機器 → ◆第一種医療機器製造販売業許可

② 管理医療機器 → ◆第二種医療機器製造販売業許可

③ 一般医療機器 → ◆第三種医療機器製造販売業許可

製造販売業の許可は、医療機器の種類に応じて定められているのだ。

高度管理医療機器と管理医療機器を製造販売しようとする場合、本来、第一種と第二種の両方の製造販売業許可が必要となるが、手続きを簡素化するため、第一種の許可を受ければ、第二種及び第三種の許可を受けたものとみなされる。同様に、第二種の許可を受ければ、第三種の許可を受けたものとみなすこととされている（施行令第 37 条の 6）。

■体外診断用医薬品の製造販売業

体外診断用医薬品の場合は、「体外診断用医薬品製造販売業許可」を取得することとなる。

３）製造販売業許可の基準

医療機器等の製造販売業の許可を受けるための基準は、次の通り定められている。

薬機法

（許可の基準）

第二十三条の二の二　次の各号のいずれかに該当するときは、前条第一項の許可を与えないことができる。

一　申請に係る医療機器又は体外診断用医薬品の製造管理又は品質管理に係る業務を行う体制が、厚生労働省令で定める基準に適合しないとき。

二　申請に係る医療機器又は体外診断用医薬品の製造販売後安全管理の方法が、厚生労働省令で定める基準に適合しないとき。

三　申請者が、第五条第三号イからへまでのいずれかに該当するとき。

～製造販売業の許可要件を整理してみよう～

製造販売業の許可の要件　**その①**

医療機器又は体外診断用医薬品の製造管理又は品質管理に係る業務を行う体制が、厚生労働省令で定める基準に適合していること。

この「厚生労働省令で定める基準」は、次の省令によって定められてい

平成26年8月6日厚生労働省令第94号「医療機器又は体外診断用医薬品の製造管理又は品質管理に係る業務を行う体制の基準に関する省令

この省令は「（QMS）体制省令」と略称され、製造販売業者が製造管理及び品質管理を行う体制を確立するための基準である。

厚生労働省令の通知（平成26年9月11日薬食監麻発0911第1号）では、「体制省令」を次のように位置付けている。

QMS 省令の改正により、従来、製造所ごとに医療機器等の製造管理及び品質管理の基準の遵守を求めていたことを改め、新たに製造販売業者が遵守すべき事項とすることとされた。これを受けて、医療機器又は体外診断用医薬品の製造販売業者の許可基準として、新たにQMS省令を遵守する体制の整備等の基準に適合することを求めることとされ、当該基準として新たに体制省令が制定されたこと。（原文のまま）

QMSとは？

医療機器等の製造管理及び品質管理の基準

体制省令とは？

QMS省令を遵守するための体制の整備について定めた省令

体制省令は、製造管理及び品質管理の基準である「QMS」に従って医療機器と体外診断用医薬品が製品化され市場に出されるよう、製造販売業者に対して、製造管理と品質管理に係る業務を行う体制の整備を求めた基準である。この「QMS 体制」については、第6章で詳しく見ることにする。

製造販売業の許可の要件　**その②**

医療機器又は体外診断用医薬品の製造販売後安全管理の方法が、厚生労働省令で定める基準に適合していること。

医療機器を出荷した後の安全対策は、医療機器製造販売業者にとって最大の責務である。

医療機器の不具合や使用ミスにより何らかの健康被害が起きたりすることが、時に報道される。医師や看護師等の医療機器の使用ミスによる事故もあるが、医療機器の設計ミス、性能上の欠陥に起因することもある。あるいは医療機器のメンテナンスが悪く、不具合が生じることもあるかもしれない。そして、それがたとえ外注した製造所の製造管理、品質管理上の問題に起因するものであっても、元売りたる製造販売業者の責任がまぬかれるものではない。

このように、製造販売後の性能や安全上の問題に、適切に対応し、必要な措置について基準を定めた省令が　→

「医薬品、医薬部外品、化粧品、医療機器及び再生医療等製品の製造販売後安全管理の基準に関する省令」である。

（平成 16 年 9 月 22 日厚生労働省令第 135 号）

この省令は、GVP 省令（Good Vigilance Practice）と呼ばれており、省令の標題からわかるように、医療機器だけでなく、医薬品や医薬部外品、化粧品、再生医療等製品も対象になっている。

GVP については、第 9 章製造販売後の安全対策の章で詳しく見ることとする。

製造販売業の許可の要件　**その③**

法第 5 条第 3 号の、『イからへ』まで該当しないこと。

「法第 5 条第 3 号 イからへ 」とは、製造販売業の許可申請者の資格要件に関する次ページのような要件である。

許可申請者が、要件のいずれかに該当する場合は、許可は与えられない。

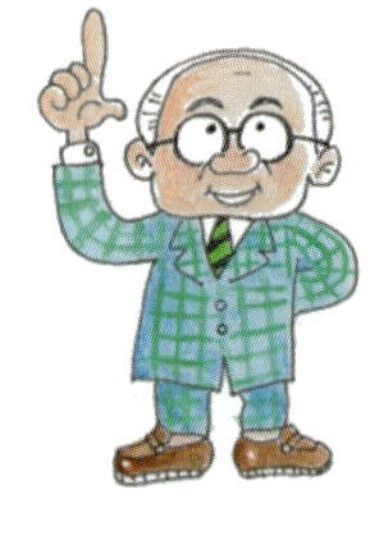

薬機法

第五条

三　申請者が（中略）、次のイからヘまでのいずれかに該当するとき。

イ　第七十五条第一項の規定により許可を取り消され、取り消しの日から三年を経過していない者

ロ　第七十五条の二第一項の規定により登録を取り消され、取り消しの日から三年を経過していない者

ハ　禁固以上の刑に処され、その執行を終わり、又は執行を受けることがなくなった後、三年を経過していない者

ニ　イからハまでに該当する者を除くほか、この法律、麻薬及び向精神薬取締法、毒物及び劇物取締法（昭和二十五年法律第三百三号）その他薬事に関する法令で政令で定めるもの又はこれに基づく処分に違反し、その違反行為があった日から二年を経過していない者

ホ　成年被後見人又は麻薬、大麻、あへん若しくは覚醒剤の中毒者

ヘ　心身の障害により医療機器・体外診断薬の製造業の業務を適正に行うことができない者として厚生労働省令で定めるもの

４）総括製造販売責任者の設置

以上のような製造管理、品質管理及び製造販売後安全管理の業務を統括し、組織的に全うするため、製造販売業者は、「医療機器等総括製造販売責任者」を置かなければならないこととされている。

薬機法

（医療機器等総括製造販売責任者等の設置）

第二十三条の二の十四

1　医療機器又は体外診断用医薬品の製造販売業者は、厚生労働省令で定めるところにより、医療機器又は体外診断用医薬品の製造管理及び品質管理並びに製造販売後安全管理を行わせるために、医療機器の製造販売業者にあつては厚生労働省令で定める基準に該当する者を、体外診断用医薬品の製造販売業者にあつては薬剤師を、それぞれ置かなければならない。ただし、その製造管理及び品質管理並びに製造販売後安全管理に関し薬剤師を必要としないものとして厚生労働省令で定める体外診断用医薬品についてのみその製造販売をする場合においては、厚生労働省令で定めるところにより、薬剤師以外の技術者をもつてこれに代えることができる。

2　前項の規定により製造管理及び品質管理並びに製造販売後安全管理を行う者（以下「医療機器等総括製造販売責任者」という。）が遵守すべき事項については、厚生労働省令で定める。

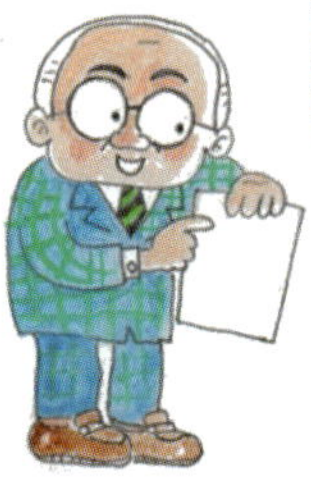

医療機器等総括製造販売責任者は・・・

○医療機器等の製造・品質管理

○製造販売後の安全管理

これらについての幅広い責任を負っている。

医療機器等総括製造販売責任者としては「厚生労働省令で定める基準に該当する者」を置くこととされている。

薬機法施行規則第 114 条の 49 では、医療機器の総括製造販売責任者として、次のような資格を定めている。

薬機法施行規則

一般医療機器の場合は・・・

一　旧制中学若しくは高校又はこれと同等以上の学校で、物理学、化学、生物学、工学、情報学、金属学、電気学、機械学、薬学、医学又は歯学に関する専門の課程を修了した者

二　旧制中学若しくは高校又はこれと同等以上の学校で、物理学、化学、生物学、工学、情報学、金属学、電気学、機械学、薬学、医学又は歯学に関する科目を修得した後、医薬品、医薬部外品、化粧品、医療機器又は再生医療等製品の品質管理又は製造販売後安全管理に関する業務に三年以上従事した者

三　厚生労働大臣が前二号に掲げる者と同等以上の知識経験を有すると認めた者

高度管理医療機器又は管理医療機器の場合は・・・

一　大学等で物理学、化学、生物学、工学、情報学、金属学、電気学、機械学、薬学、医学又は歯学に関する専門の課程を修了した者

二　旧制中学若しくは高校又はこれと同等以上の学校で、物理学、化学、生物学、工学、情報学、金属学、電気学、機械学、薬学、医学又は歯学に関する専門の課程を修了した後、医薬品、医療機器又は再生医療等製品の品質管理又は製造販売後安全管理に関する業務に三年以上従事した者

三　医薬品、医療機器又は再生医療等製品の品質管理又は製造販売後安全管理に関する業務に五年以上従事した後、別に厚生労働省令で定めるところにより厚生労働大臣の登録を受けた者が行う講習を修了した者

四　厚生労働大臣が前三号に掲げる者と同等以上の知識経験を有すると認めた者

（体外診断用医薬品の総括製造販売責任者）

なお、体外診断用医薬品については、総括製造販売責任者は、原則として薬剤師であることとされている。

4　製造業の登録

1）製造業者の製造所ごとの登録

医療機器を製造販売するためには、製造販売の承認と製造販売業の許可が必要であることを説明した。しかし、実はそれだけでは医療機器等を製造し、販売することはできない。医療機器等を業として製造しようとする製造業者は、製造所ごとに製造登録を受けなければならないこととされている。

医療機器等の製造販売承認の要件の項で説明したように、薬機法第 23 条の 2 の 5 に、承認の要件として次のような規定があった。

薬機法

第二十三条の二の五

2　次の各号のいずれかに該当するときは、前項の承認は、与えない。

一　申請者が、第二十三条の二第一項の許可(申請をした品目の種類に応じた許可に限る。)を受けていないとき。

二　申請に係る医療機器又は体外診断用医薬品を製造する製造所が、第二十三条の二の三第一項又は前条第一項の登録を受けていないとき。

一つは
「製造販売業の許可を受けていること」

もう一つは
「実際にその医療機器等を製造する製造業者の製造所ごとの登録が必要」

薬機法

(製造業の登録)

第二十三条の二の三

業として、医療機器又は体外診断用医薬品の製造(設計を含む。以下この章及び第八十条第二項において同じ。)をしようとする者は、製造所(医療機器又は体外診断用医薬品の製造工程のうち設計、組立て、滅菌その他の厚生労働省令で定めるものをするものに限る。以下この章及び同項において同じ。)ごとに、厚生労働省令で定めるところにより、厚生労働大臣の登録を受けなければならない。

製造販売業者は、医療機器等を自らの製造所で製造する場合もある。また、一部の工程を自社工場で行い、他の工程を別の製造業者に外注して製造する場合、あるいは全面委託する場合もあるだろう。

医療機器等を自らの製造所で製造しようとする製造販売業者は、製造販売業の許可とともに、その製造所について登録を受ける必要がある。

複数の製造所で製造する場合、その製造所ごとに登録を受けなければならない。

他社に全面委託あるいは工程の一部を委託して医療機器を製造しようとする場合にあっては、製造販売業者は自社の製造所ごとの登録を受け、かつ委託された企業が、その製造所ごとに製造業の登録を受けることになる。

つまり、医療機器を製造販売するためには、その医療機器の製造にかかわる製造所について厚生労働大臣の製造業の登録を受けなければならないのだ。

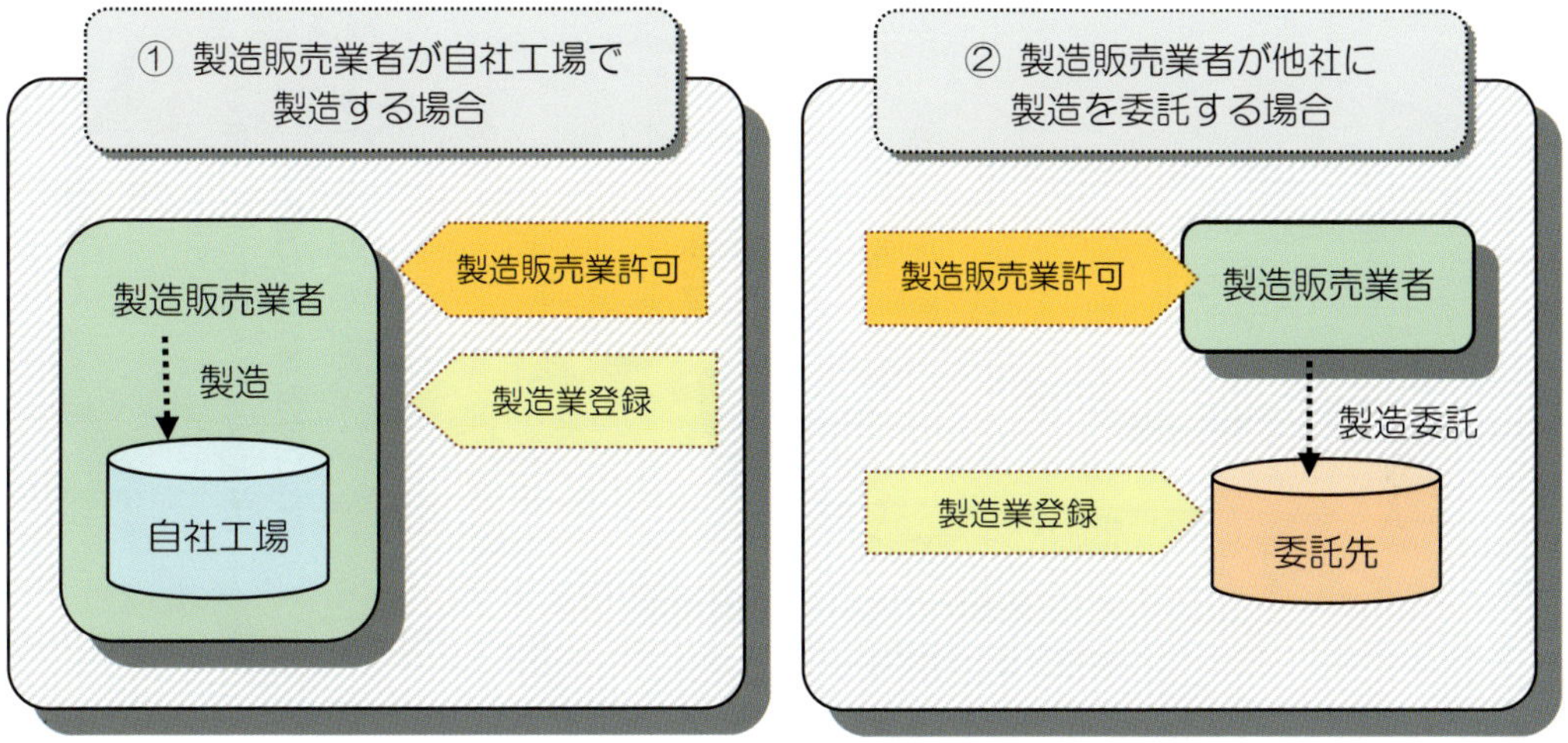

■許可制から登録制へ

従前、医療機器、体外診断用医薬品を業として製造しようとする場合、製造業者は、個々の製造所ごとに厚生労働大臣の「製造業許可」を受ける必要があった。医薬品、化粧品、医薬部外品、再生医療等製品については現在もそうである。しかし、平成 26 年の法改正により、医療機器及び体外診断用医薬品については、その製造業者は、製造所ごとに厚生労働大臣の「登録」を受ければよいこととなった。

そもそも「許可」とは、

「許可」とは、「一般的に禁止されている行為について特定の場合に解除する」行政庁の行為を意味する。禁止行為を解除するわけであるから、許可の審査は厳しく行われるのが普通である。したがって、例えばある製造所が許可を受けたいのであれば、構造設備が厚生労働省令(薬局等構造設備規則)で定める基準に適合しているかどうかなどについて行政の審査、調査を受け、それに通らなければならない。

一方、「登録」とは、公証の一つで、「行政機関の備える特定の帳簿(登録台帳)に製造業者名などが記帳される行為」をいい、登録されれば、医療機器の製造が可能となるなど、種々の法律的権利や義務が生じることになる。

平成26年施行の薬機法の改正では、医療機器、体外診断用医薬品の製造業について許可制から登録制に変わった。登録制においては、許可制の場合とは異なり、例えば構造設備調査を受ける必要がなくなるなど、医療機器の製造業者に求められる要件が大幅に簡素化されることとなった。

登録の要件はただ一つ「法第5条第3号ホ及びへに該当しないこと」（p28上段参照）である。

ただし、第6章で説明するように、製造所は、医療機器の製造等を行うものの一員として、製造販売承認の審査の際、「QMS適合性調査」を受けなければならない。

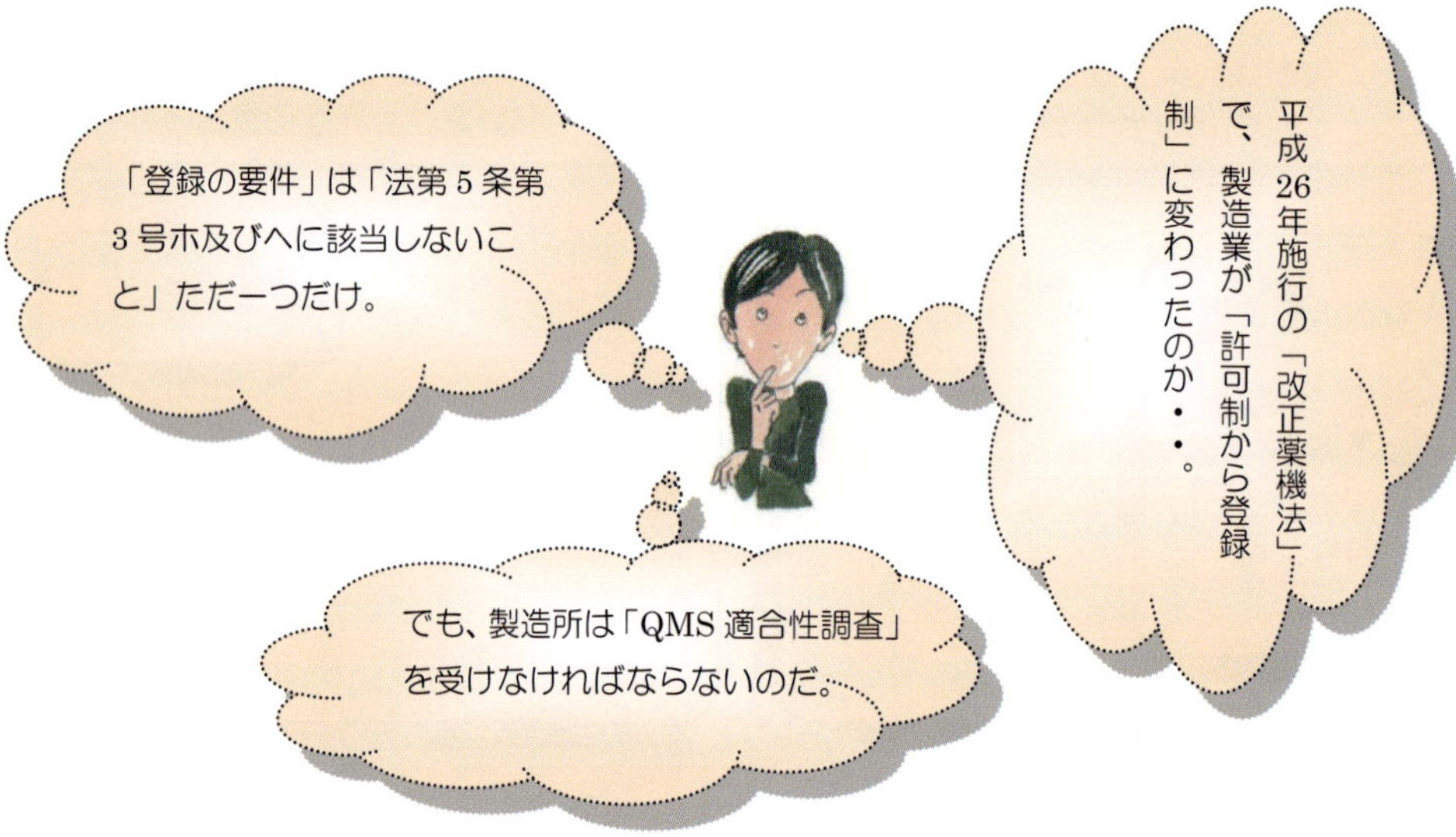
「登録の要件」は「法第5条第3号ホ及びへに該当しないこと」ただ一つだけ。
平成26年施行の「改正薬機法」で、製造業が「許可制から登録制」に変わったのか・・。
でも、製造所は「QMS適合性調査」を受けなければならないのだ。

医療機器は、多くの部品を組み合わせて作っていくものがほとんどであるが、製造工程では、ネジやナット、ボルトなど細かな部品を作る工場、それらの部品を組み合わせて医療機器の構成の一部を製造する工場、中間製品まで組み立てる工場、そして最終組み立てを行う工場、塗装や包装・表示だけを行う工場など、様々な工場・部品が関わっている。そうした医療機器の製造に係る製造所を逐一許可制にして、構造設備・機器を調査することは時間も手間もかかるだけで、実効性には疑問がある。そこで、医療機器の製造工程のうちメイン部分（次ページの「3)」参照）の製造に係る製造所を登録制とし、その製造所の管理も含めて製造販売業者が製造所全体を統括し、製造管理、品質管理の責任を持つという体系が作られたのだ。

その製造販売業者の統括的な製造管理、品質管理体制に関する基準が「体制省令」であり、「QMS」基準である。その仕組みについては、第6章で見ることにする。

2）登録事項

製造業の登録事項は、薬機法第23条の２の３及び薬機法施行規則第114条の９で定められている。

～登録事項は以下のとおりだ～

①氏名及び住所(法人の場合その名称、代表者の氏名、主たる事務所の所在地)

②製造所の所在地

③施行規則で定めている事項

一　登記事項証明書(申請者が法人の場合)

二　申請者が法第五条第三号ホ及びヘに該当しないことを証明する書類

三　医療機器責任技術者又は体外診断用医薬品製造管理者の雇用契約書の写しその他申請者との使用関係を証する書類

四　医療機器責任技術者が第百十四条の五十三に掲げる者であること又は体外診断用医薬品製造管理者が薬剤師であることを証する書類

五　登録を受けようとする製造所の場所を明らかにした図面

六　申請者が医薬品など他の製造業の許可又は登録を受けている場合にあつては、当該製造業の許可証又は登録証の写し

3）製造所登録が必要な製造工程

医療機器等の製造所が行う製造工程は多様である。ネジ、ボルトなどの製造を担当する製造所、医療機器の本体の重要部分に係る工程を担当する製造所まで様々であろう。

そこで、第23条の２の３では、登録が必要な製造所について右のように定めている。

「医療機器又は体外診断用医薬品の製造工程のうち設計、組立て、滅菌その他の厚生労働省令で定めるものをするものに限る」

そして、省令（薬機法施行規則）では次のように登録の対象となる製造工程を定めている。

薬機法施行規則

（製造業の登録を受ける製造所の製造工程）
第百十四条の八　法第二十三条の二の三第一項の厚生労働省令で定める製造工程は、次の各号に掲げる医療機器又は体外診断用医薬品の種類に応じ、それぞれ当該各号に掲げるものとする。
一　医療機器プログラム　設計
二　医療機器プログラムを記録した記録媒体たる医療機器　次に掲げる製造工程
イ　設計
ロ　国内における最終製品の保管
三　一般医療機器　次に掲げる製造工程
イ　主たる組立てその他の主たる製造工程(設計、滅菌及び保管を除く。次号ロにおいて同じ。)
ロ　滅菌
ハ　国内における最終製品の保管
四　前三号に掲げる医療機器以外の医療機器　次に掲げる製造工程
イ　設計
ロ　主たる組立てその他の主たる製造工程
ハ　滅菌
ニ　国内における最終製品の保管
五　放射性医薬品である体外診断用医薬品(以下「放射性体外診断用医薬品」という。)　次に掲げる製造工程
イ　設計
ロ　反応系に関与する成分の最終製品への充填工程以降の全ての製造工程
六　法第二十三条の二の五第一項及び法第二十三条の二の二十三第一項に規定する体外診断用医薬品(前号に掲げるものを除く。)　次に掲げる製造工程
イ　設計
ロ　反応系に関与する成分の最終製品への充填工程
ハ　国内における最終製品の保管
七　前二号に掲げる体外診断用医薬品以外の体外診断用医薬品　次に掲げる製造工程
イ　反応系に関与する成分の最終製品への充填工程
ロ　国内における最終製品の保管

これらの製造工程を担当する製造所については、製造業登録が必要であり、また、承認審査に際して QMS 適合調査を受けなければならない。

4）製造所ごとの責任技術者の設置

医療機器等の製造販売業者は「医療機器等総括製造販売責任者」を置くことを義務付けられているが、医療機器の製造業者は製造所ごとに「責任技術者」を設置することが義務付けられている（薬機法第23条の2の14第3項）。

QMSにおいては、責任技術者は、製造所における製造管理業務と品質管理業務を統括する重要な役割を担う者、と位置づけている。この責任技術者は、医薬品の製造を管理する者として設置される「製造管理者」に相当する。

薬機法

第二十三条の二の十四

3　医療機器の製造業者は、厚生労働省令で定めるところにより、医療機器の製造を実地に管理させるために、製造所ごとに、責任技術者を置かなければならない。

■責任技術者の資格

（医療機器責任技術者の資格）

薬機法施行規則によれば、責任技術者は、以下のいずれかに該当する者でなければならない、と定められている。

第百十四条の五十三

医療機器の製造業者は、法第二十三条の二の十四第三項の規定により、次の各号のいずれかに該当する医療機器責任技術者を、製造所ごとに置かなければならない。

一　大学等で、物理学、化学、生物学、工学、情報学、金属学、電気学、機械学、薬学、医学又は歯学に関する専門の課程を修了した者

二　旧制中学若しくは高校又はこれと同等以上の学校で、物理学、化学、生物学、工学、情報学、金属学、電気学、機械学、薬学、医学又は歯学に関する専門の課程を修了した後、医療機器の製造に関する業務に三年以上従事した者

三　医療機器の製造に関する業務に五年以上従事した後、別に厚生労働省令で定めるところにより厚生労働大臣の登録を受けた者が行う講習を修了した者

四　厚生労働大臣が前三号に掲げる者と同等以上の知識経験を有すると認めた者

2　一般医療機器のみを製造する製造所にあつては、前項の規定にかかわらず、次の各号のいずれかに該当する者を医療機器責任技術者とすることができる。

一　旧制中学若しくは高校又はこれと同等以上の学校で、物理学、化学、生物学、工学、情報学、金属学、電気学、機械学、薬学、医学又は歯学に関する専門の課程を修了した者

二　旧制中学若しくは高校又はこれと同等以上の学校で、物理学、化学、生物学、工学、情報学、金属学、電気学、機械学、薬学、医学又は歯学に関する科目を修得した後、医療機器の製造に関する業務に三年以上従事した者

三　厚生労働大臣が前二号に掲げる者と同等以上の知識経験を有すると認めた者

3　医療機器の製造工程のうち設計のみを行う製造所にあつては、前二項の規定にかかわらず、製造業者が設計に係る部門の責任者として指定する者を医療機器責任技術者とすることができる。

（一般医療機器の責任技術者の資格）

ただし、医療機器の製造業者のうち、一般医療機器のみを製造する製造所にあっては、次の各号のいずれかに該当する者を責任技術者とするこができる。

薬機法施行規則

第百十四条の五十三

2　一般医療機器のみを製造する製造所にあつては、前項の規定にかかわらず、次の各号のいずれかに該当する者を医療機器責任技術者とすることができる。

一　旧制中学若しくは高校又はこれと同等以上の学校で、物理学、化学、生物学、工学、情報学、金属学、電気学、機械学、薬学、医学又は歯学に関する専門の課程を修了した者

二　旧制中学若しくは高校又はこれと同等以上の学校で、物理学、化学、生物学、工学、情報学、金属学、電気学、機械学、薬学、医学又は歯学に関する科目を修得した後、医療機器の製造に関する業務に三年以上従事した者

三　厚生労働大臣が前二号に掲げる者と同等以上の知識経験を有すると認めた者

一般医療機器責任技術者の資格については、左記のように定められている。

（設計のみを行う製造所の責任技術者）

医療機器の設計のみを行う製造所の責任技術者については、製造業者が適当と判断した者を責任技術者とすることができる。

なお、プログラム医療機器のみを製造する製造所の責任技術者の資格の適用（前ページ第 114 条の 53 第 1 項第 2 号）については、平成 29 年 11 月 24 日までの間は、プログラム医療機器特別講習会を修了した者を医療機器の業務に 3 年以上従事したものとみなす、とされている（平成 26 年厚生労働省令第 87 号改正規則附則第 3 条第 2 項）。

薬機法施行規則

第百十四条の五十三

3　医療機器の製造工程のうち設計のみを行う製造所にあつては、前二項の規定にかかわらず、製造業者が設計に係る部門の責任者として指定する者を医療機器責任技術者とすることができる。

（体外診断用医薬品の製造所の責任技術者）

薬機法

第二十三条の二の十四

5　体外診断用医薬品の製造業者は、自ら薬剤師であつてその製造を実地に管理する場合のほか、その製造を実地に管理させるために、製造所ごとに、薬剤師を置かなければならない。ただし、その製造の管理について薬剤師を必要としない体外診断用医薬品については、厚生労働省令で定めるところにより、薬剤師以外の技術者をもつてこれに代えることができる。

体外診断用医薬品の製造所の責任技術者については、原則、薬剤師とするなど右のように定められている。

下図は、以上のような製造販売業者、製造業者における医療機器等の「製造管理」「品質管理」「製造販売後安全管理」の全体の仕組みをイメージしたものである。

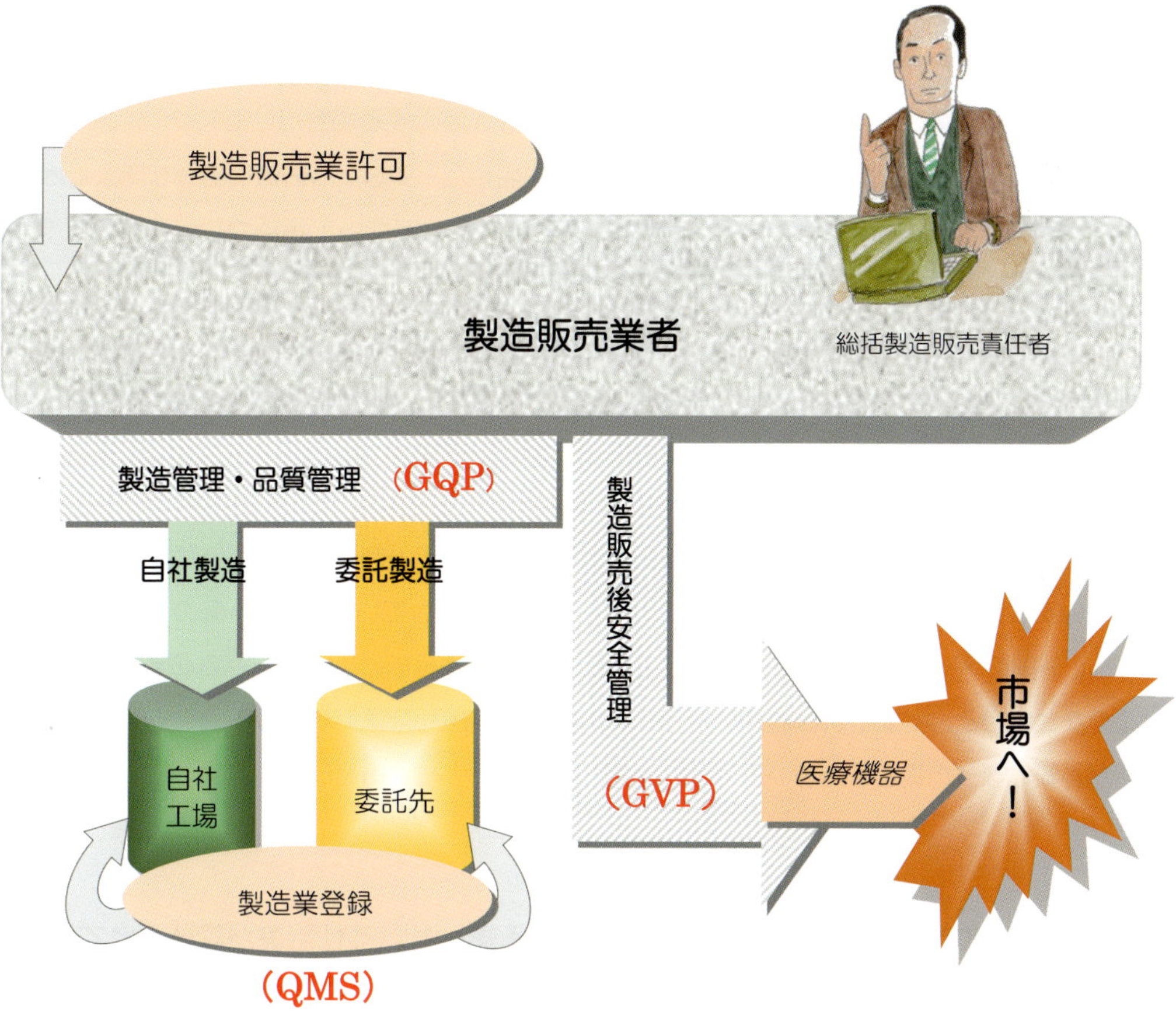

～製造販売業者・製造業者が一体となって行うＱＭＳによる管理～

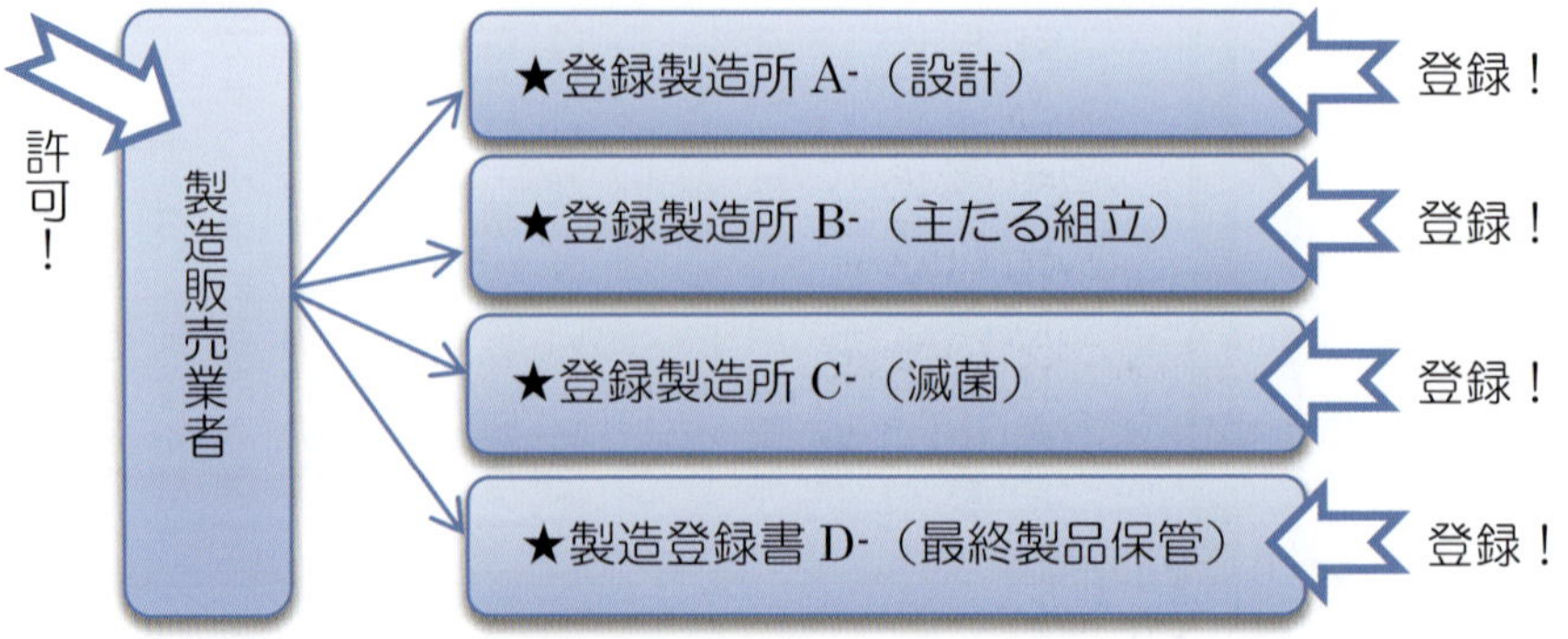

5　外国製造医療機器の承認、許可、登録の特例

1）外国特例承認制度

製造販売という言葉には、国内で製造された医療機器等を販売する場合だけでなく、外国で製造された医療機器等を輸入し、販売することも含まれると説明した。外国から医療機器等を購入し販売する場合、通常は、外国の医療機器等メーカーや商社が、日本に支社を作って承認や許可を取るだろう。あるいは日本の会社に国内販売権を譲って承認や許可を取らせることも多い。

これに対し外国特例承認制度は、外国の会社が、外国にいたまま日本での「承認」を取ることを認める制度だ。

ただし、その場合、一つ難題がある。

薬機法では、輸入した医療機器等を含め、製造販売業者は、その製造管理、品質管理だけでなく製造販売後の安全管理についても責任を持つことを許可の条件としている(法第23条の2の2第2号)。

しかし、外国のメーカーが外国にいたままで、日本国内で流通する医療機器等の安全管理の責任を果せるのかというと、実際それは難しいだろう。医療機関に納めた医療機器が不具合を起こし、緊急の措置が必要となった場合、いちいち外国に連絡していたのでは、迅速な措置を図ることは極めて難しい。

そこで、薬機法には次ページのような「外国特例承認」という仕組みが設けられている。

右の条文でみるように、外国の医療機器等メーカーなどに対し、「日本国内の製造販売業者を選んで、製造販売の安全管理業務を任せること」を条件にして、「その選任した製造販売業者に製造販売させることについて特例的に承認」を与えるということだ。これを「外国特例承認制度」という。

その選任された製造販売業者、すなわち「選任製造販売業者」は、通常の製造販売業者と同じように、製造販売業の許可を取得したものであり、製造管理、品質管理を監督し、また製造販売後の安全管理を行い、保健衛生上の危害を防止するための必要な措置を取る能力がある者でなければならないことは当然だ。

薬機法

（外国製造医療機器等の製造販売の承認）

第二十三条の二の十七

1　厚生労働大臣は、第二十三条の二の五第一項に規定する医療機器又は体外診断用医薬品であつて本邦に輸出されるものにつき、外国においてその製造等をする者から申請があつたときは、品目ごとに、その者が第三項の規定により選任した医療機器又は体外診断用医薬品の製造販売業者に製造販売をさせることについての承認を与えることができる。

外国製造医療機器の承認の仕組み

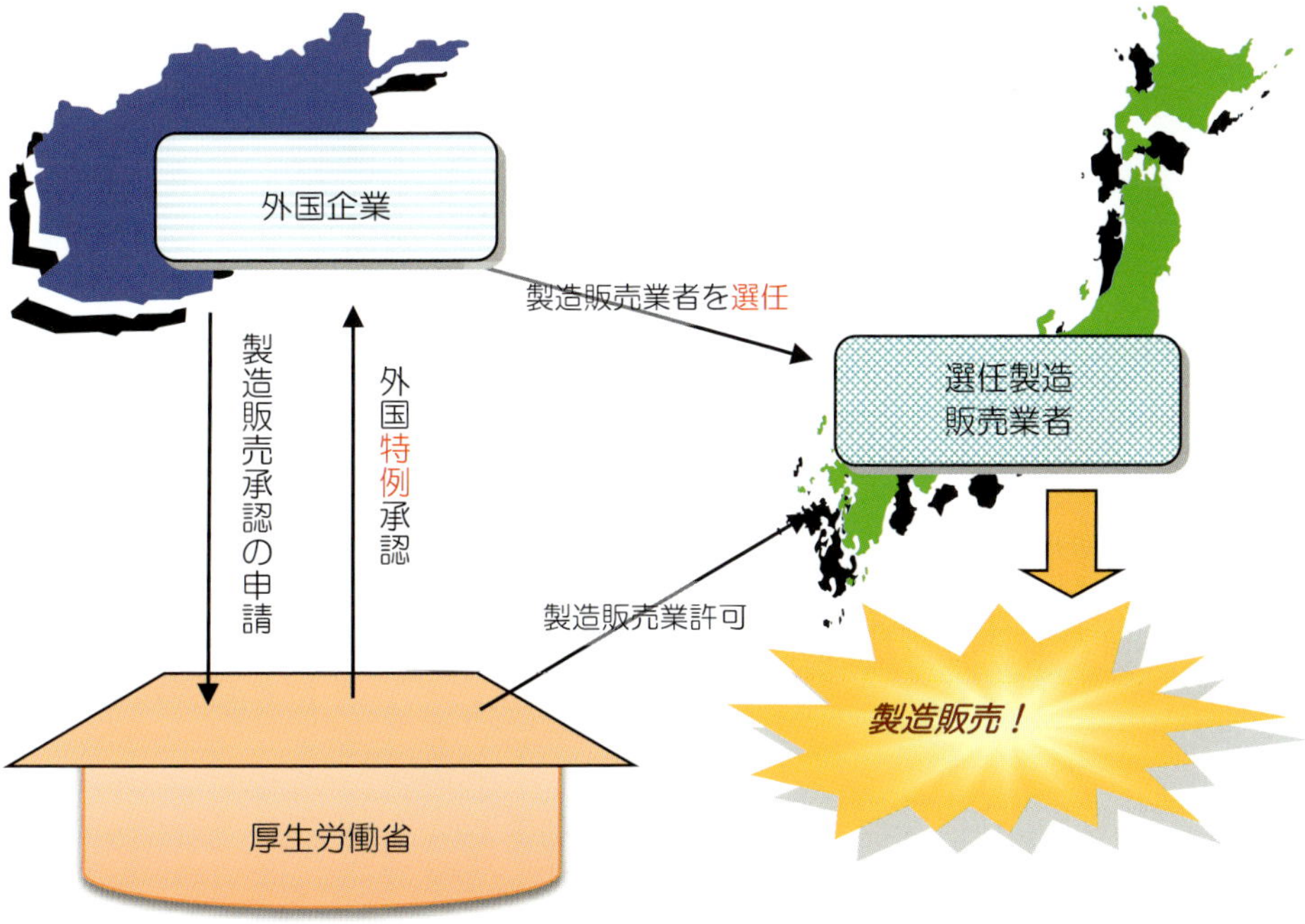

2）外国製造業者の製造所の登録

医療機器等を輸入する場合、その医療機器等は外国の製造所で製造されるわけだが、外国の製造所についてはどのような扱いとなっているのか。

薬機法では、国内の医療機器の製造業に製造所ごとの登録制を導入しているのと同様、医療機器の外国製造業者についても製造所ごとの登録制度を設けている。

薬機法では、製造販売業という“元売制度”が導入されており、製造販売業者が自分で製造しなくても、他の製造業者に委託して製造することができるようになっているが、この考え方が、輸入品についてもそのまま適用されているわけである。つまり、この制度の考え方は、製造販売業者は医療機器等を自社の工場で製造してもよいし、他のメーカーに委託して製造してもよいということであり、国内製造と輸入の違いはその製造場所が日本国内か外国かという違いだけであって、わざわざ両者を別規制とする必要はない、ということである。

医療機器を輸入しようとする場合、その医療機器等の外国の製造業者が製造所ごとに登録を受けることになるわけだがが、以上のような趣旨からその場合も、その外国製造業者は、日本国内の製造業者とQMS適合など全く同じ規制を受けることになる。

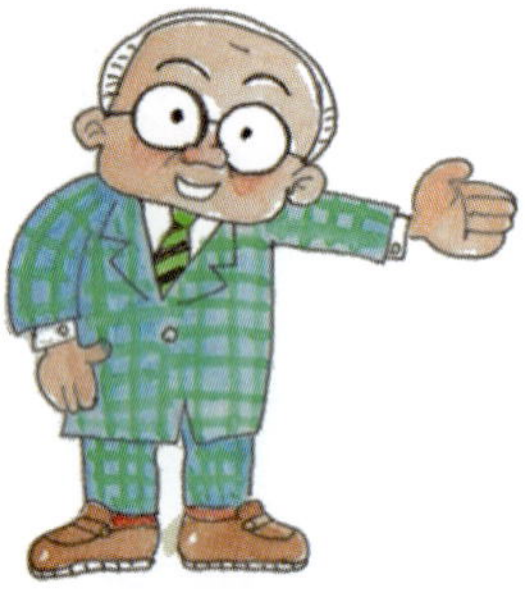

薬機法

（医療機器等外国製造業者の登録）
第二十三条の二の四
1　外国において本邦に輸出される医療機器又は体外診断用医薬品を製造しようとする者（以下「医療機器等外国製造業者」という。）は、製造所ごとに、厚生労働大臣の登録を受けることができる。

第4章　製造販売の承認、認証をとる

～承認が必要か不要か　承認審査の流れ～

1　医療機器等の製造販売の承認

薬機法

（医療機器及び体外診断用医薬品の製造販売の承認）
第二十三条の二の五
1　医療機器（一般医療機器並びに第二十三条の二の二十三第一項の規定により指定する高度管理医療機器及び管理医療機器を除く。）又は体外診断用医薬品（厚生労働大臣が基準を定めて指定する体外診断用医薬品及び同項の規定により指定する体外診断用医薬品を除く。）の製造販売をしようとする者は、品目ごとにその製造販売についての厚生労働大臣の承認を受けなければならない。

医療機器等(医療機器・体外診断用医薬品)は、医薬品とともに、私たちの医療を支える重要なツール(道具)だ。病気の診断を助け、治療し、癒《いや》し、身体の欠陥を補ってくれる。それだけに、その性能や安全性は、しっかりと確保されていなければならない。もう一度、左の薬機法第 23 条の 2 の 5 を見てみよう。

承認制度は、医療機器等の品質、性能や安全性を確認する基本となる制度である。薬機法では、医療機器等を製造販売しようとする者は、その「品目ごと」に厚生労働大臣の審査を受け、承認を受けなければならないと定めている。

ただし、上掲の第 23 条の 2 の 5 の規定では、次のものは製造販売承認の対象から除くとされている。

※品目ごとの承認の対象から除くとされている医療機器等

- 一般医療機器
- 第 23 条の 2 の 23 第 1 項の規定により指定する高度管理医療機器及び管理医療機器
- 厚生労働大臣が基準を定めて指定する体外診断用医薬品及び同項の規定により指定する体外診断用医薬品

医療機器等の承認制度はどのような仕組みになっているのか。

医療機器等は、CT や MRI など重篤な疾患の診断用機器や心臓ペースメーカなど生命に直接かかわる医療機器がある一方、例えば、手術用のメス、鉗子のような鋼製小物や一般用のマッサージ機器などリスクの極めて低い医療機器もある。しかし、どんなにリスクの低い医療機器であっても、疾病の診断や治療に使用されるものであるから、“野放し”というわけにはいかない。体外診断用医薬品も、日常的な健康管理のために使用されるものから、がんなどの重篤な疾患の検査に使用されるものもある。

そこで薬機法では、医療機器等の審査事務の簡素化、円滑化の意味も含め、右の三つの制度を設けているのだ。

i）承認	品目ごとに、品質、性能、安全性について、資料を基に厚生労働大臣が審査、確認する。
ii）認証	品目ごとに、品質、性能、安全性について、厚生労働大臣の登録を受けた民間の審査機関（登録認証機関）が審査する。
iii）届出	厚生労働大臣に製造販売の届出をするだけでよいもの。

以下、医療機器及び体外診断用医薬品、それぞれの仕組みを見ていくことにする。

2　医療機器の製造販売承認制度

～まず医療機器について～

医療機器は、最先端のエレクトロニクス技術を駆使した ME 機器から、メス、はさみなどの鋼製小物まで極めて多種多様である。また、機械器具のような耐久消費財もあれば、衛生材料やエックス線フィルム、縫合糸のような消耗品もある。薬機法では、このように多種多用な医療機器を、製造販売承認を必要とするもの、認証を必要とするもの、届出でよいものに分けている。

ここがポイント！

承認が不要な医療機器	①　一般医療機器 ②　指定する管理医療機器(法第 23 条の 2 の 5 第 1 項) ③　指定する高度管理医療機器(同条同項)
承認が必要な医療機器	④　②以外の管理医療機器 ⑤　③以外の高度管理医療機器

承認を必要とするか、認証や届出だけでよいとするかの基本となるのは、第 2 章で紹介した「高度管理医療機器」、「管理医療機器」及び「一般医療機器」の医療機器の区分である。

まずその全体像を理解するために、前出の「承認」について定めた薬機法第 23 条の 2 の 5 第 1 項に加え、次に掲げる「届出」を定めた第 23 条の 2 の 12 第 1 項、「認証」を定めた第 23 条の 2 の 23 第 1 項の 3 つの条文を整理してみると下表のようになる。

③承認が必要な医療機器（第 23 条の 2 の 5 第 1 項）	②認証が必要な医療機器（第 23 条の 2 の 23 第 1 項）	①届出だけでよい医療機器（第 23 条の 2 の 12 第 1 項）
☆本表の①欄及び②欄以外の医療機器	☆厚生労働大臣が基準を定めて指定する高度管理医療機器、管理医療機器	☆一般医療機器

薬機法

（製造販売の届出）
第二十三条の二の十二
医療機器又は体外診断用医薬品の製造販売業者は、第二十三条の二の五第一項又は第二十三条の二の二十三第一項に規定する医療機器及び体外診断用医薬品以外の医療機器又は体外診断用医薬品の製造販売をしようとするときは、あらかじめ、品目ごとに、厚生労働省令で定めるところにより、厚生労働大臣にその旨を届け出なければならない。

（指定高度管理医療機器等の製造販売の認証）
第二十三条の二の二十三
厚生労働大臣が基準を定めて指定する高度管理医療機器、管理医療機器又は体外診断用医薬品（以下「指定高度管理医療機器等」という。）の製造販売をしようとする者又は外国において本邦に輸出される指定高度管理医療機器等の製造等をする者（以下「外国指定高度管理医療機器製造等事業者」という。）であつて第二十三条の三第一項の規定により選任した製造販売業者に指定高度管理医療機器等の製造販売をさせようとするものは、厚生労働省令で定めるところにより、品目ごとにその製造販売についての厚生労働大臣の登録を受けた者（以下「登録認証機関」という。）の認証を受けなければならない。

（医療機器の分類による品目の例）

医療機器の分類

◆高度管理医療機器（国際クラス分類Ⅳ）

・不具合が生じた場合、生命の危険に直結するおそれがあるもの
（例）ペースメーカ、人工心臓弁

◆高度管理医療機器（国際クラス分類Ⅲ）

・不具合が生じた場合、生体へのリスクが比較的高いと考えられるもの
（例）透析器、人工骨、人工呼吸器

<指定高度管理医療機器>
（例）インスリンペン型注入器、経腸栄養輸液ポンプ

◆管理医療機器（国際クラス分類Ⅱ）

・不具合が生じた場合でも、生体へのリスクが比較的低いと考えられるもの
（例）MRI、電子内視鏡、消化器用カテーテル

<指定管理医療機器>
（例）部位限定エックス線診断装置、腹部集団診断検診用エックス線装置

◆一般医療機器（国際クラス分類Ⅰ）

・不具合が生じた場合でも、生体へのリスクが極めて低いと考えられるもの
（例）鋼製小物、エクス線フィルム

１）品目ごとの製造販売承認

薬機法第 23 条の 2 の 5 では、医療機器（一般医療機器並びに法第 23 条の 2 の 23 第 1 項の規定により指定する高度管理医療機器及び管理医療機器を除く）については、品目ごとに製造販売承認を受けなければならない、とされている。

・・・つまり・・・

右のもの以外の医療機器は、すべて厚生労働大臣の承認を受けなければならない、ということだ。

・一般医療機器

・法第 23 条の 2 の 23 第 1 項の規定により指定する高度管理医療機器及び管理医療機器

⇒厚生労働大臣が基準を定めて指定する高度管理医療機器及び管理医療機器

＝登録認証機関による認証を受けることとされている医療機器

前例のない全く新しい医療機器はすべて承認審査の対象となる。それが一般医療機器に該当する可能性のあるものであっても、承認申請の段階では区分が決まっていないので、承認審査の対象になる。

■承認申請先

医療機器の承認権者は厚生労働大臣であるが、実際の審査実務は、「独立行政法人 医薬品医療機器総合機構（PMDA）」（機構）において行われる。

薬機法

（機構による医療機器等審査等の実施）
第二十三条の二の七
厚生労働大臣は、機構に、医療機器（専ら動物のために使用されることが目的とされているものを除く。以下この条において同じ。）又は体外診断用医薬品（専ら動物のために使用されることが目的とされているものを除く。以下この条において同じ。）のうち政令で定めるものについての第二十三条の二の五の承認のための審査、同条第五項、第六項及び第八項（これらの規定を同条第十一項において準用する場合を含む。）の規定による調査並びに前条第一項の規定による基準適合証の交付及び同条第三項の規定による基準適合証の返還の受付（以下「医療機器等審査等」という。）を行わせることができる。

条文では、機構に、「政令で定める医療機器について医療機器等審査等の事務を行わせることができる」となっているが、現在のところ、政令では、承認が必要な医療機器は、すべて機構で承認審査等を行うこととされている。

■医薬品医療機器総合機構

機構（医薬品医療機器総合機構）とは、平成16年4月に設立された機関だ。それまでの国立医薬品食品衛生研究所医薬品医療機器審査センター、医薬品副作用被害救済・研究振興調査機構及び財団法人医療機器センターの一部の業務を統合して創設されたもので、右のような業務を行っている。

つまり、医療機器の審査事務は、厚生労働省本省ではなく、機構が行っているのだ。また、機構は、承認審査だけでなく、市販後安全対策や、治験で何らかの問題が起こった場合などの調査も行っている。

<医薬品医療機器総合機構の業務>

① 医薬品及び再生医療等製品の副作用や生物由来製品を介した感染等による健康被害に対する救済給付の実施（健康被害救済）
② 医薬品及び医療機器等の品質、性能及び安全性について、治験前から承認までの指導・審査（承認審査）
③ 医薬品及び医療機器等の市販後における安全性に関する情報の収集、分析、提供（安全対策）
④ 医薬品、医療機器及び再生医療等製品の基礎的研究開発の振興（研究開発振興）

２）医療機器の承認申請に必要な資料

薬機法

（医療機器及び体外診断用医薬品の製造販売の承認）
第二十三条の二の五

３　第一項の承認を受けようとする者は、厚生労働省令で定めるところにより、申請書に臨床試験の試験成績に関する資料その他の資料を添付して申請しなければならない。この場合において、当該申請に係る医療機器又は体外診断用医薬品が厚生労働省令で定める医療機器又は体外診断用医薬品であるときは、当該資料は、厚生労働省令で定める基準に従つて収集され、かつ、作成されたものでなければならない。

医療機器等の製造販売の承認を受けるためには、その品質、性能、安全性に関するデータを収集し、厚生労働大臣(又は PMDA)に申請して審査を受けなければならない。左の条文の前半は、そのことを規定したものだ。

医療機器等の承認を受けるために必要な資料は、薬機法施行規則によって、次のように定められている。

薬機法施行規則

（承認申請書に添付すべき資料等）
第百十四条の十九

法第二十三条の二の五第三項（同条第十一項において準用する場合を含む。）の規定により第百十四条の十七第一項又は第百十四条の二十四第一項の申請書に添付しなければならない資料は、次の各号に掲げる承認の区分及び申請に係る医療機器又は体外診断用医薬品の構造、性能等に応じ、当該各号に掲げる資料とする。

一　医療機器についての承認　次に掲げる資料

イ　開発の経緯及び外国における使用状況等に関する資料

ロ　設計及び開発の検証に関する資料

ハ　法第四十一条第三項に規定する基準への適合性に関する資料

ニ　リスクマネジメントに関する資料

ホ　製造方法に関する資料

ヘ　臨床試験の試験成績に関する資料又はこれに代替するものとして厚生労働大臣が認める資料

ト　医療機器の製造販売後の調査及び試験の実施の基準に関する省令（平成十七年厚生労働省令第三十八号）第二条第一項に規定する製造販売後調査等の計画に関する資料

チ　法第六十三条の二第一項に規定する添付文書等記載事項に関する資料

(1) 医療機器のタイプによって異なる承認申請資料

医療機器の仕様から臨床試験のデータまで、承認申請資料として幅広い資料が求められるが、すべての医療機器が、同じ申請資料を求められるわけではない。

どの医療機器には、どのような資料が必要か、概ね次の二つの要件を踏まえて判断される。

<その1>　新しい医療機器か、承認の実績のある医療機器と同じ仕様のものか

薬機法施行規則第 114 条の 19 第 2 項では、「医学薬学上公知である場合その他資料の添付を必要としない合理的理由がある場合」には、承認申請資料を添付することを要としないと定められている。

例えば、これまで国内では承認されたことのない全く新しい医療機器（新医療機器）を申請しようとするのであれば、本当に性能があるものなのか、安全性は大丈夫なのか等、当然より厳しい審査が行われるわけだから、多くの申請資料が必要になる。

一方、

既に承認を受け、市販されている医療機器と同じ仕様、同じ性能のもの（後発医療機器）、あるいは既に市販されている医療機器の改良型のもの（改良医療機器）の申請であれば、医療機器としての性能、有用性、安全性については実績がある（医学薬学上公知である）わけだから、提出すべき資料は少ない。

つまり、右のいずれに該当するかによって、
必要な申請資料や審査の仕方が異なるのだ。

☆新医療機器
☆改良医療機器
☆後発医療機器

<その2>　リスクの高い医療機器かどうか（臨床試験データの要否）

その一方、その医療機器が身体に直接接触するとか、植え込み型の心臓ペースメーカーのように身体の中に留置されるとか、あるいは生物から採った材料を使った代用臓器であるとか、リスクが高いと思われるものは、実際の患者や人による臨床試験が必要とされる場合もある。

（承認申請に添付すべき資料の範囲）

以上のような要件を踏まえて、申請された医療機器の内容に従い、厚生労働省の通知により承認申請に必要な資料が次のように示されている。

医療機器：添付資料と項目〈H26/11/20 薬食発第 1120 第 5 号〉

添付資料の範囲

添付資料	添付資料の項目
イ　開発の経緯及び外国における使用状況等に関する資料	① 開発の経緯に関する資料 ② 類似医療機器との比較 ③ 外国における使用状況
ロ　設計及び開発に関する資料	① 性能及び安全性に関する資料 ② その他設計検証に関する資料
ハ　法第 41 条第 3 項に規定する基準への適合性に関する資料	① 基本要件への適合宣言に関する資料 ② 基本要件への適合に関する資料
ニ　リスクマネジメントに関する資料	① リスクマネジメント実施の体制に関する資料 ② 安全上の措置を講じたハザードに関する資料
ホ　製造方法に関する資料	① 製造工程と製造所に関する資料 ② 滅菌に関する資料
ヘ　臨床試験の試験成績に関する資料又はこれに代替するものとして厚生労働大臣が認める資料	① 臨床試験の試験成績に関する資料 ② 臨床評価に関する資料
ト　医療機器の製造販売後の調査及び試験の実施の基準に関する省令第 2 条第 1 項に規定する製造販売後調査等の計画に関する資料	①製造販売後調査等の計画に関する資料
チ　法第 63 条の 2 第 1 項に規定する添付文書等記載事項に関する資料	①添付文書に関する資料

添付資料の項目

	イ			ロ		ハ		ニ		ホ		ヘ		ト	チ
	①	②	③	①	②	①	②	①	②	①	②	①	②	①	①
[1]	○	○	○a	○	△	○	○	○	○	○	△	○b	○b	○c	△e
[2]	○	○	○a	○	△	○	○	○	○	○	△	○b	○b	×d	△e
[3]	○	○	○a	○	△	○	○	○	○	○	△	×	×	×d	△e
[4]	○	○	○a	○	△	○	○	○	○	○	△	×	×	×d	△e
[5]	○	○	○a	○	△	○	○	○	○	○	△	×	×	×d	△e

＜注＞　原則として、○：添付　×：添付不要　△：個々に判断

(a) 外国において使用されていない場合は、その旨を説明すること

(b) 臨床試験の成績に関する資料、又は臨床評価に関する資料のうち、少なくともどちらか一方の資料を添付すること

(c) 新医療機器であって承認に伴う製造販売後調査が不要と考える場合には、その理由を説明すること

(d) 申請品目が使用成績評価の対象になることが想定される場合には、製造販売後調査の計画に関する資料の添付を求めることがあること

(e) 申請品目が法第 63条の3の規定に基づき厚生労働大臣が指定する医療機器である場合、添付文書に関する資料を添付すること

[1] 新医療機器

[2] 改良医療機器（臨床あり）
＊「改良医療機器」とは、新医療機器又は後発医療機器のいずれにも該当しないものをいう。

[3] 改良医療機器（承認基準なし・臨床なし）

[4] 後発医療機器（承認基準なし・臨床なし）

[5] 後発医療機器（承認基準あり・臨床なし）

（承認基準に適合する医療機器）

前記の「承認申請に添付すべき資料の範囲」の表中に「承認基準」という記載がある。これは、厚生労働省の医薬食品局長通知によって定められており、医療機器の承認申請や審査の簡素化のために定められた基準である。承認基準に適合している場合は、承認審査を迅速に行うことができる。また、承認基準が定められている医療機器の範囲に属するものであっても、これらの承認基準に適合しない医療機器である場合は、個々に品質及び性能等について審査されることになる。

＜医薬食品局長通知による承認基準＞

コンタクトレンズ（H17.4.1）　眼内レンズ（H17.4.1）
経皮的冠動脈形成術用カテーテル（H17.4.1）
血液透析器、血液透析濾過器及び血液濾過器（H25.3.1）　人工腎臓装置基準（H21.11.20）
中心静脈用カテーテル（H25.1.7）　人工肺基準（H21.11.20）　神経内視鏡基準（H21.11.20）
創傷被覆・保護材（H17.4.1）　加速器システム（H17.4.1）
放射線治療シミュレータ（H17.4.1）　血管内視鏡基準（H21.11.20）
インスリンペン型注入器（H17.8.5）　輸液ポンプ（H17.11.24）
眼科用パルスレーザ手術装置（H18.3.31）　眼科用レーザ光凝固装置（H18.3.31）
眼科用レーザ光凝固装置プローブ（H18.3.31）　血液濃縮器（H25.3.1）
植込み型心臓ペースメーカ等（H19.3.2）　自己検査用グルコース測定器（H19.3.2）
長期的使用胆管用カテーテル等（H25.3.1）　長期使用尿管用チューブステント（H25.3.1）
汎用冷凍手術ユニット（H19.3.2）　経皮的血管形成術用カテーテル（H19.3.2）
非中心循環系永久刺入向け手動式ブラキセラピー装置用放射線源（H19.3.2）
非中心循環系一時留置向け手動式ブラキセラピー装置用放射線源（H19.3.2）
眼科用冷凍手術ユニット（H20.3.25）　脳動脈瘤手術用クリップ（H20.3.25）
脳動静脈奇形手術用クリップ（H20.3.25）　インスリン皮下投与用注射筒等（H25.1.7）
硬膜外投与用針及び脊髄くも膜下・硬膜外針（H25.1.7）　麻酔脊髄用針（H20.3.25）
麻酔用滅菌済み穿刺針（H25.1.7）　硬膜外麻酔用カテーテル（H25.1.7）
加圧式医薬品注入器（H20.3.25）　自動腹膜灌流用装置（H20.3.25）
歯科用インプラント（H21.5.25）　水頭症治療用シャント（H23.3.31）
緊急時ブラッドアクセス留置用カテーテル（H23.3.31）　カテーテルイントロデューサ（H25.3.1）
中心循環系ガイディング用血管内カテーテル（H26.2.4）
心臓・中心循環系用カテーテルガイドワイヤ等（H26.2.4）
中心循環系マイクロカテーテル（H26.2.4）　中心循環系血管造影用カテーテル（H26.2.4）

（以上　平成26年２月現在）

(2) 品質、性能等に関する基準(薬機法第 42 条第 2 項)

前項で説明した承認基準は、あくまで承認申請、審査に係わる基準であったが、これとは別に、「保健衛生上の危害を防止するため」に必要があるとき、厚生労働大臣は、その医療機器の品質、性能等に関する基準を作成することができるとされている。

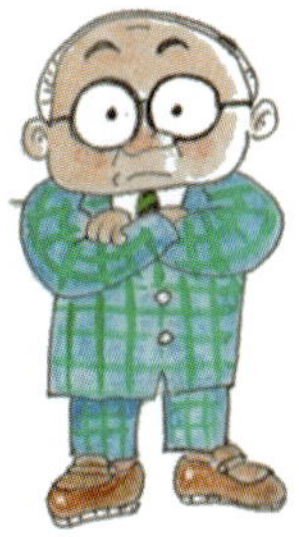

薬機法

(医薬品等の基準)
第四十二条
2　厚生労働大臣は、保健衛生上の危害を防止するために必要があるときは、医薬部外品、化粧品又は医療機器について、薬事・食品衛生審議会の意見を聴いて、その性状、品質、性能等に関し、必要な基準を設けることができる。

下記は、この規定に従って、これまでに告示されている医療機器の品質、性能等に関する基準である。内容についてはそれぞれの告示を見ていただきたい。

- ❖⇒　医療用接着剤基準(昭和 45 年厚生省告示第 299 号)
- ❖⇒　医療用エックス線装置基準(平成 13 年厚生労働省告示第 75 号)
- ❖⇒　視力補正用コンタクトレンズ基準(平成 13 年厚生労働省告示第 349 号)
- ❖⇒　人工呼吸器警報基準(平成 13 年厚生労働省告示第 264 号)
- ❖⇒　人工血管基準(昭和 45 年厚生省告示第 298 号)
- ❖⇒　非視力補正用コンタクトレンズ基準(平成 21 年厚生労働省告示第 283 号)

これらは、保健衛生上の危険防止をするための基準であり、この基準に適合しないものは製造、販売することができない。したがって基準が定められた場合、既承認の医療機器であっても、当該基準に適合するよう、性能、品質規格等の承認内容の一部変更を行わなければならないことになる。

（3）医療機器が具備すべき基本要件に関する基準(薬機法第41条第3項)

薬機法

第四十一条

3　厚生労働大臣は、医療機器、再生医療等製品又は体外診断用医薬品の性状、品質及び性能の適正を図るため、薬事・食品衛生審議会の意見を聴いて、必要な基準を設けることができる。

なお、医療機器の品質等に関する基準については、もう一つ右の条文により医療機器の基準が定められている。

この基準は、「医療機器の性状、品質及び性能の適正を図るため」の基準であり、薬機法第42条第2項の基準とは異なり、個別の医療機器の品質基準ではなく、医療機器としての性能を有し、また安全性が確保されているものであることなど、基本的な要件を定めたものである。

医療機器の承認申請に当たっては、添付資料概要(後述)に、この「基本要件に適合する」旨を明記するよう求められている。

この基準では、「一般的要求事項」と「設計及び製造要求事項」とに分けられている。例えば、一般的要求事項としては下記のようなことが記載されている。その他、設計や製造段階での要求事項、微生物汚染の防止、製造環境に対する配慮など、医療機器の品質や性能に関する技術的な要求事項(基本要件)が示されている。詳細は告示(平成17年厚生労働省告示第122号　最近改正:平成26年11月)を見ていただきたい。

(一般的要求事項)

❖ 患者及び使用者の安全性や健康を損なわないこと

リスクの程度は患者の利益に比し、許容できる範囲内であること

❖ 安全性を確保すること

①　ハザードの特定及びそのリスクの評価
②　リスクは可能な限り除去
③　除去できないリスクは適切な防護手段で低減
④　残存するリスクがある場合は表示

❖ 意図する性能・機能を発揮すること

❖ 製品寿命内は患者等の健康や安全を脅かすような劣化等しないこと

❖ 輸送及び保管によりその特性・性能が低下しないよう設計、製造、包装すること

❖ その有効性は不具合を上回ること

（4）原薬等登録原簿（マスターファイル）

医療機器には、カテーテルや注射器など、プラスチック等の化学製品を原材料とするものがたくさんある。これらの中には、体内に挿入されたり留置されたりして人の体に直接使用されるもの、あるいは注射筒のように薬液を入れるものもある。医療機器の副作用は、こうした原材料や、可塑《かそ》剤などの添加剤等が体内に溶出して起こるアレルギーによるものが多い。だから新しい素材を医療機器に使う場合は、その毒性等、安全性等は慎重に検討されなければならない。このような原材料の組成や品質、安全性などのデータは、医療機器の承認申請の重要な資料となる。

だが、原材料メーカーにとって、素材の組成、製造方法などのデータは企業秘密であり、相手がたとえその原材料を購入してくれるお得意さんであったとしても、他企業には知られたくないものも少なくない。

そこで、原材料について登録する制度が設けられた。原材料メーカーが、あらかじめ別途登録申請し、原材料に関するデータを登録しておくのだ。これを原薬等登録原簿（マスターファイル）という。なお、登録の実務は機構で行われており、登録申請は機構に行うことになる。（法第 80 条の 10）

マスターファイルに登録されると、登録されている原材料を用いた医療機器を申請する場合は、当該原材料に関するデータの提出を省略することができる。厚生労働省は、マスターファイルにあるデータを利用して審査を行うことができるからだ。このマスターファイルの制度は医薬品原料についても設けられている。

これにより、原材料メーカーは企業秘密の技術を守ることができ、また、医療機器や医薬品の承認申請者は、データを簡略化できるわけだ。さらには、原材料メーカーにとっては、多くのメーカーにその原料を使用してもらいやすくなるという副産物もある。

薬機法

（原薬等登録原簿）
第八十条の六
原薬等を製造する者（外国において製造する者を含む。）は、その原薬等の名称、成分（成分が不明のものにあつては、その本質）、製法、性状、品質、貯法その他厚生労働省令で定める事項について、原薬等登録原簿に登録を受けることができる。

3）承認申請そして審査、承認までの流れ

（1）承認の申請

さて、臨床試験などの必要な試験を終えて、申請者はいよいよ厚生労働大臣に承認を申請し、承認を得るという手続きに入る。この医療機器の承認の申請は、厚生労働省令で定められた申請書に、前に説明した必要なデータを添えて行う。医療機器の承認申請書は次ページのようなものだ。

収入
印紙

医療機器製造販売承認申請書

類別			
名称	一般的名称		
	販売名		
使用目的又は効果			
形状、構造及び原理			
原材料			
性能及び安全性に関する規格			
使用方法			
保管方法及び有効期間			
製造方法			
製造販売する品目の製造所		名称	登録番号
備考			

上記により、医療機器の製造販売の承認を申請します。
年　　月　　日

住所

氏名　　　　　　　　　　　　印

（様式第 63 の(1)（薬機法施行規則第 114 条の 17 関係））

（2）承認審査

承認申請は、定められた資料を添えて行うわけだが、その際、申請者は添付するデータの概略を記載し、また、それぞれのデータを申請者としてどのように評価したか、総合判断としてどのように結論付けたか等をまとめてSTED(Summary Technical Documentation)に従って編集することになっている。そのまとめ方は厚生労働省から通知(平成27年1月20日薬食機参発0120第9号)が出されている。審査はこの添付資料概要に沿って、添付資料に基づき、次の第23条の2の5第5項に従って審査が行われる。

薬機法

（医療機器及び体外診断用医薬品の製造販売の承認）
第二十三条の二の五

5　第二項第三号の規定による審査においては、当該品目に係る申請内容及び第三項前段に規定する資料に基づき、当該品目の品質、有効性及び安全性に関する調査を行うものとする。この場合において、当該品目が同項後段に規定する厚生労働省令で定める医療機器又は体外診断用医薬品であるときは、あらかじめ、当該品目に係る資料が同項後段の規定に適合するかどうかについての書面による調査又は実地の調査を行うものとする。

条文では次の二つのことを定めている。

①「申請資料に基づいて、有効性や安全性について審査を行う」こと。

②それらの資料が「厚生労働省令で定める基準に従って収集され、作成されたものであるか（規定に適合するかどうか）について調査すること。

この②の「厚生労働省令で定める基準」とは、次の二つの基準である。

GLP

「医療機器の安全性に関する非臨床試験の実施の基準」
平成17年厚生労働省令第37号

GCP

「医療機器の臨床試験の実施の基準」
平成17年厚生労働省令第36号

つまり、このGLPとGCP等に従って、試験が行われ、データが作成されたものであるかどうかを調査することも、重要な承認審査事項である。

GLPとGCPについては、第5章で詳しく紹介する。

(3) 申請から承認までの流れ

では、厚生労働省及び機構における医療機器の審査はどのように行われていくのか、見てみよう。

(ⅰ) 事前審査（PMDA への相談）

申請に先立って、臨床試験の進め方や申請資料の作成等について、機構が相談を受け付けている。これによって、申請者はその準備を効率的に進めることができ、一方、機構は申請後の承認審査をスムーズに進めることができる。

(ⅱ) チーム審査・専門協議

審査は、機構の審査官で構成されたチームによって進められる。必要に応じ、委嘱された外部の医師、薬剤師等との専門協議が行われる。

(ⅲ) 製造管理又は品質管理の方法に関する基準適合性調査

その間に機構は、その医療機器の製造管理、品質管理の方法が、厚生労働省令で定める基準に適合しているかどうか調査を行う。薬機法第 23 条の 2 の 5 第 6 項では次のように定めている。

薬機法

（医療機器及び体外診断用医薬品の製造販売の承認）
第二十三条の二の五

6　第一項の承認を受けようとする者又は同項の承認を受けた者は、その承認に係る医療機器又は体外診断用医薬品が政令で定めるものであるときは、その物の製造管理又は品質管理の方法が第二項第四号に規定する厚生労働省令で定める基準に適合しているかどうかについて、当該承認を受けようとするとき、及び当該承認の取得後三年を下らない政令で定める期間を経過するごとに、厚生労働大臣の書面による調査又は実地の調査を受けなければならない。

この「製造管理又は品質管理の方法」に関する厚生労働省の基準は、下記の省令によって定められており、この基準は、QMS（Quality Management System）基準と呼ばれている。

○医療機器及び体外診断用医薬品の製造管理及び品質管理の基準に関する省令

（平成16年12月17日厚生労働省令第169号）
（最近改正：平成26年7月30日厚生労働省第87号、同26年11月21日同第128号）

QMS調査（QMS適合性調査）は、承認の際、その製造工程全体を一つの単位として、書面又は実地の立入調査で行われる。もし、その医療機器の製造管理、品質管理がQMS基準に不適合と判定されれば、次の条文のように、製造販売承認は与えられないことになる。

薬機法

（医療機器及び体外診断用医薬品の製造販売の承認）
第二十三条の二の五
2　次の各号のいずれかに該当するときは、前項の承認は、与えない。
四　申請に係る医療機器又は体外診断用医薬品が政令で定めるものであるときは、その物の製造管理又は品質管理の方法が、厚生労働省令で定める基準に適合していると認められないとき。

（基準適合証の交付）

QMS調査の結果、QMS基準に適合していると認められると、「基準適合証」が発行される（法第23条の2の6）。

なお、医療機器製造販売業者は、次に同じ区分の他の医療機器を、同じ製造所で製造し販売しようとする場合、その製造販売承認申請の際には、「基準適合証」を厚生労働省に提示することで、QMS調査については免除される。

このQMS基準の内容については、第6章で改めて詳しく説明する。

薬機法

（基準適合証の交付等）
第二十三条の二の六
1　厚生労働大臣は、前条第六項（同条第十一項において準用する場合を含む。）の規定による調査の結果、同条の承認に係る医療機器又は体外診断用医薬品の製造管理又は品質管理の方法が同条第二項第四号に規定する厚生労働省令で定める基準に適合していると認めるときは、次に掲げる医療機器又は体外診断用医薬品について当該基準に適合していることを証するものとして、厚生労働省令で定めるところにより、基準適合証を交付する。
一　当該承認に係る医療機器又は体外診断用医薬品
二　当該承認を受けようとする者又は当該承認を受けた者が製造販売をし、又は製造販売をしようとする医療機器又は体外診断用医薬品であつて、前号に掲げる医療機器又は体外診断用医薬品と同一の前条第七項第一号に規定する厚生労働省令で定める区分に属するもの（前号に掲げる医療機器又は体外診断用医薬品を製造する全ての製造所（当該医療機器又は体外診断用医薬品の製造工程のうち同項第二号に規定する厚生労働省令で定めるもののみをするものを除く。以下この号において同じ。）と同一の製造所において製造されるものに限る。）

（製造業の更新時ごとの QMS 調査）

また、QMS 調査は、承認審査の際に行われるだけではない。医療機器の製造業の登録は５年ごとに更新されることになっており、QMS 調査は、承認を受けて３年を下らない期間内（５年以内とされている）に行うこととされている。医療機器の製造販売業者が、常に品質管理、製造管理を適切に行っているかチェックするわけだ。だから、医療機器の製造を他のメーカーに外注した製造販売業者は、委託先の製造業者の製造管理・品質管理体制に、常に眼を光らせていなくてはならない。

(iv)　品目の説明

審査の過程で申請者と協議し、指示・質問等が必要なときは、申請者と面接して審査が行われる。

(v)　審査結果の厚生労働省への報告

機構の審査が終了した後、新医療機器については審査報告書が作成され、厚生労働省（医療機器・再生医療等製品担当参事官室）に報告される。

(vi)　薬事・食品衛生審議会へ諮問又は報告

厚生労働省は、審査を終えた品目について、薬事・食品衛生審議会に諮問又は報告する。

同審議会には薬事分科会及び食品衛生分科会がある。

医療機器の種類によって、薬事分科会の意見を聞く必要があるものは諮問され、報告だけでよいと判断されるものは報告される。また、諮問又は報告の必要がないもの（後発医療機器等）は、事務局の審査で終了する。

「承認を与えられている医療機器と構造、使用方法、効果、性能等が明らかに異なるとき」とは、つまり、前例のない全く新しい医療機器、あるいは、新しい原理や効果、性能等を持つ医療機器である。

薬機法

（医療機器及び体外診断用医薬品の製造販売の承認）

第二十三条の二の五

10　厚生労働大臣は、第一項の承認の申請があつた場合において、申請に係る医療機器が、既にこの条又は第二十三条の二の十七の承認を与えられている医療機器と構造、使用方法、効果、性能等が明らかに異なるときは、同項の承認について、あらかじめ、薬事・食品衛生審議会の意見を聴かなければならない。

(ⅶ)　審査結果に基づく措置

厚生労働省は機構からの報告の結果に基づき、承認するかどうかを検討し、承認又は却下する。

審査の結果、必ず承認されるとは限らない。薬機法第23条の2の5第2項では、右のような場合は承認を与えないとしている。

＜薬機法第23条の2の5第2項より＞

① 申請をした品目の種類に応じた医療機器の製造販売業の許可(法第二十三条の二第一項)を受けていないとき

② 申請をした医療機器を製造する製造所が、製造業の登録を受けていないとき

③ 申請をした医療機器が、申請に係る効果又は性能を有すると認められないとき

④ 申請をした医療機器が、その効果又は性能に比して著しく有害な作用を有することにより、使用価値がないと認められるとき

⑤ 申請をした医療機器の製造管理又は品質管理の方法がQMSに適合していると認められないとき、等

(薬事・食品衛生審議会)

薬事・食品衛生審議会は、厚生労働省設置法第11条により定められた厚生労働大臣の諮問機関で、医療機器、医薬品、再生医療等製品、毒物・劇物及び食品衛生等に関する審議を行う役割がある。委員(30人以内)と臨時委員で構成されており、必要に応じ、専門委員を置くことができる。

また、同審議会の業務として、医療機器に関しては下のようなものがある。

業務一覧

- ○ 高度管理医療機器の指定(法第二条第五項)
- ○ 管理医療機器の指定(法第二条第六項)
- ○ 一般医療機器の指定(法第二条第七項)
- ○ 特定保守管理医療機器の指定(法第二条第八項)
- ○ 生物由来製品の指定(法第二条第十項)
- ○ 特定生物由来製品の指定(法第二条第十一項)
- ○ 新医療機器の承認(法第二十三条の二の五第十項)
- ○ 医療機器の特例承認(法第二十三条の二の八第一項)
- ○ 新医療機器等の使用成績評価の指定(法第二十三条の二の九第一項)
- ○ 医療機器の性状、品質及び性能の適正を図るための基準(法第四十一条第三項)
- ○ 医療機器の性状等に関する基準(法第四十二条第二項)
- ○ 医療機器の副作用等及び回収の状況の報告(法第六十八条の十二第一項)
- ○ 医療機器の副作用等への措置の調査審議及び意見具申(法第六十八条の十二第二項)
- ○ 生物由来製品に関する感染症定期報告(法第六十八条の二十四第二項)
- ○ 医療機器の承認の取消(法第七十四条の二第一項)
- ○ 希少疾病用医療機器の指定(法第七十七条の二第一項)

～薬事・食品衛生審議会～

薬事・食品衛生審議会総会

薬事分科会

～薬事分科会には～
これらの部会が
～設けられている～

- ◆日本薬局方部会
- ◆副作用・感染等被害判定第一部会
- ◆副作用・感染等被害判定第二部会 → 生物由来製品感染等被害判定調査会
- ◆医薬品第一部会
- ◆医薬品第二部会
- ◆血液事業部会 → 血液事業部会運営委員会　など
- ◆医療機器・体外診断薬部会
- ◆医薬品再評価部会
- ◆再生医療等製品・生物由来技術部会
- ◆要指導・一般用医薬品部会
- ◆化粧品・医薬部外品部会
- ◆医薬品等安全対策部会 → 医薬品等安全対策部会安全対策調査会　など
- ◆医療機器・再生医療等製品安全対策部会 → 医療機器安全対策部会安全対策調査会
- ◆指定薬物部会
- ◆毒物劇物部会 → 取扱技術基準等調査会　など
- ◆化学物質安全対策部会 → 化学物質調査会　など
- ◆動物用医薬品等部会

（標準的事務処理期間：タイムクロック）

通常の医療機器の承認審査は、以上のような手順で行われるが、この審査には一定の時間がかかる。医療機器の性能や安全性を慎重に審査するためにはやむを得ないことだ。しかし、いたずらに審査に時間をかけて、優れた医療機器が医療の現場に提供されるのが遅れることは問題だ。

そこで厚生労働省は、新しい医療機器の申請から審査終了までの標準的な期間を「1年」としている。この期間のことを標準的事務処理期間といい、「タイムクロック」と呼ばれている。

（医療機器の三トラック審査制の導入）

医療機器の承認審査にあたっては、上述のように性能や品質の確認、臨床試験データなどの評価のため一定の期間を必要とする。しかし、一方で新しい優れた医療機器を、できるだけ速く医療の現場に提供してほしいという医療関係者などの声も多い。そこで、承認審査をできるだけ迅速に行うことを目的として、「三トラック審査制」が平成23年度より導入されている。

三トラック審査制とは、申請される医療機器を、①新医療機器、②改良医療機器、③後発医療機器の三つに区分し、それぞれの区分ごとに専門の審査チームを設けて審査を行うというものだ。

これにより標準的事務処理期間は「短縮」され、新医療機器は通常14カ月（優先審査するものは12カ月）、改良医療機器で臨床データのあるものは10カ月（臨床データのないものは6カ月）、後発医療機器は4カ月となっている。

(viii)　緊急性のある医療機器の特例承認

薬機法

（特例承認）
第二十三条の二の八
1　第二十三条の二の五の承認の申請者が製造販売をしようとする物が、次の各号のいずれにも該当する医療機器又は体外診断用医薬品として政令で定めるものである場合には、厚生労働大臣は、同条第二項、第五項、第六項、第八項及び第十項の規定にかかわらず、薬事・食品衛生審議会の意見を聴いて、その品目に係る同条の承認を与えることができる。
一　国民の生命及び健康に重大な影響を与えるおそれがある疾病のまん延その他の健康被害の拡大を防止するため緊急に使用されることが必要な医療機器又は体外診断用医薬品であり、かつ、当該医療機器又は体外診断用医薬品の使用以外に適当な方法がないこと。
二　その用途に関し、外国（医療機器又は体外診断用医薬品の品質、有効性及び安全性を確保する上で本邦と同等の水準にあると認められる医療機器又は体外診断用医薬品の製造販売の承認の制度又はこれに相当する制度を有している国として政令で定めるものに限る。）において、販売し、授与し、販売若しくは授与の目的で貯蔵し、若しくは陳列し、又は電気通信回線を通じて提供することが認められている医療機器又は体外診断用医薬品であること。

最近、外国で性能の高い医療機器やハイテクノロジーを駆使した新しい医療機器が開発されているにもかかわらず、日本では承認されていないために使えないという問題も起きている。

そこで、疾病のまん延を防ぐなど緊急性のある医療機器であって、これを使用するしか他に適切な対応手段がないというような場合、審査過程の一部を省略し、できるだけ迅速に承認するために、「特例承認」の道も設けているのだ。

(ix)　承認の承継

最近は、企業のM&A、あるいはそれにより新しい企業を創設するケース、あるいは企業が分割され、一部の事業が別の企業に吸収される、といったケースがしばしばある。このような合併、分割を経てできた企業が、従前のメーカーが承認を受けていた医療機器を製造販売しようとする場合、本来なら、新たな企業が改めてデータを添えて厚生労働省に製造販売承認を申請すればよいのだが、それでは時間もかかるし、何より同じ医療機器の審査を重複して行うことになってしまう。

そこで、薬機法では、製造販売承認について、最初の承認取得者から他の企業に承認を承継することを認めている。これを「承認の承継」といい、次のように定めている。

薬機法

(承継)

第二十三条の二の十一

1　第二十三条の二の五の承認を受けた者(以下この条において「医療機器等承認取得者」という。)について相続、合併又は分割(当該品目に係る厚生労働省令で定める資料及び情報(以下この条において「当該品目に係る資料等」という。)を承継させるものに限る。)があつたときは、相続人(相続人が二人以上ある場合において、その全員の同意により当該医療機器等承認取得者の地位を承継すべき相続人を選定したときは、その者)、合併後存続する法人若しくは合併により設立した法人又は分割により当該品目に係る資料等を承継した法人は、当該医療機器等承認取得者の地位を承継する。

2　医療機器等承認取得者がその地位を承継させる目的で当該品目に係る資料等の譲渡しをしたときは、譲受人は、当該医療機器等承認取得者の地位を承継する。

3　前二項の規定により医療機器等承認取得者の地位を承継した者は、相続の場合にあつては相続後遅滞なく、相続以外の場合にあつては承継前に、厚生労働省令で定めるところにより、厚生労働大臣にその旨を届け出なければならない。

同条では、相続、合併、吸収、譲渡等の場合を挙げているが、外国の医療機器メーカーが日本の企業に与えていた権利を取り戻し、改めて外国企業が自ら承認をとるようなケースにも適用される。

新医療機器の承認審査の流れ

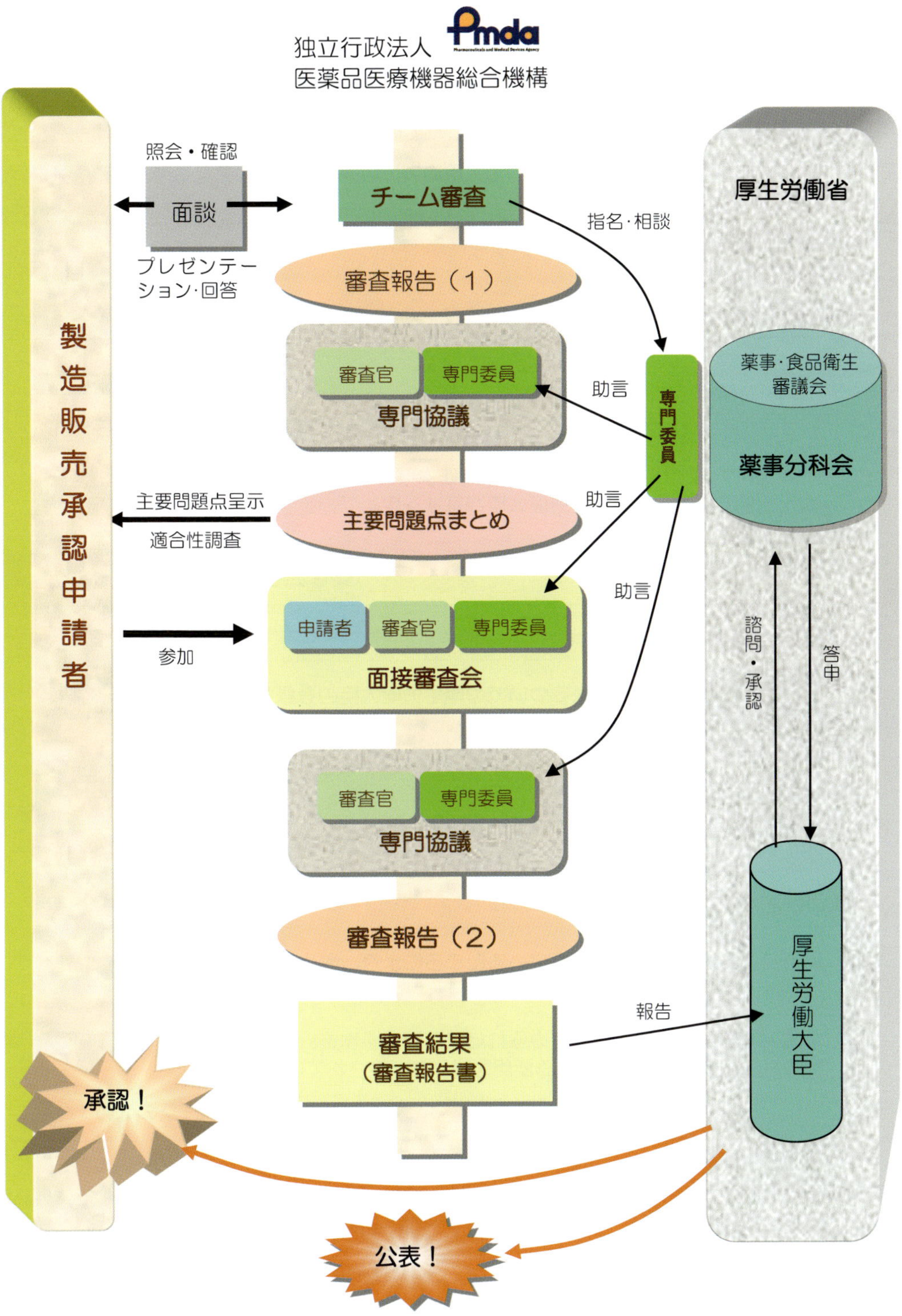

3　体外診断用医薬品の製造販売承認

1）体外診断用医薬品の承認制度

体外診断用医薬品は本来医薬品であるが、その承認審査の制度は医療機器とほぼ同じである。承認についての規定も、他の医薬品が薬機法第 14 条で規定されているのに対し、体外診断用医薬品は医療機器と同じ薬機法第 23 条の 2 の 5 により規定されている。

同規定では、体外診断用医薬品は、厚生労働大臣の製造販売の承認が必要なもの、登録認証機関の認証が必要なもの、製造販売の品目ごとの届出でよいものに三区分されている。

（区分に応じた承認、認証、届出の別）

＜承認品目＞

① 品目ごとに、その製造販売についての厚生労働大臣の承認を受けなければならない。

② 薬機法第 23 条の 2 の 23 第 1 項の規定により厚生労働大臣が基準を定めて指定する体外診断用医薬品及び厚生労働大臣が基準を定めて指定する体外診断用医薬品を除く。

（薬機法第 23 条の 2 の 5 第 1 項）

＜認証品目＞

① 品目ごとに、その製造販売についての厚生労働大臣の登録を受けた者（登録認証機関）の認証を受けなければならない。

② 薬機法第 23 条の 2 の 23 第 1 項の規定により厚生労働大臣が基準を定めて指定する体外診断用医薬品。

（薬機法第 23 条の 2 の 23 第 1 項）

＜届出品目＞

① 品目ごとに、厚生労働省令の定めるところにより、厚生労働大臣に製造販売する旨を届け出なければならない。

② 承認・認証不要基準として定められた較正用基準物質、標準測定法に従って較正が行われ、また対照となる体外診断用医薬品が指定されているもの。

（薬機法第 23 条の 2 の 12）

以上の承認、認証、届出のいずれに該当するかは、次ページのように、第 2 章で紹介した体外診断用医薬品の区分に従っている。

（クラスの分類との関係）

<table>
<tr><th>クラス分類</th><th>リスクの程度</th><th>事業規制上の区分</th></tr>
<tr><td>＜クラスⅠ＞
診断情報の正確さが生命維持に与える影響がクラスⅢと比較して小さいと考えられるもののうち、告示で定められた較正用標準物質や標準測定方法が存在するものであって、体外診断用医薬品の製造管理及び品質管理の一環として行う較正が比較的容易であると認められるもの
（ただし、基準不適合品目は承認品目）</td><td rowspan="2">低い</td><td>届出品目</td></tr>
<tr><td>＜クラスⅡ＞
・一般用検査薬
・診断情報リスクが比較的小さく、情報の正確さが生命維持に与える影響がクラスⅢと比較して小さいと考えられるもの。又は一般用検査薬（OTC）であるもの。（クラスⅠ又はⅢいずれにも該当しないもの）
（ただし、基準不適合品目は承認品目）</td><td>認証品目</td></tr>
<tr><td>＜クラスⅢ＞
・診断情報リスクが比較的大きく、情報の正確さが生命維持に与える影響が大きい品目
・規制測定項目</td><td>高い</td><td>承認品目</td></tr>
</table>

※　告示で定められた較正用標準物質（平成 17 年 3 月 29 日 厚生労働省告示第 120 号）

例　GPT、GOT、ALP、グルコース、LDH、HbA1c、IgG、エストラジオール、コレステロールなど

（一般用検査薬）

医薬品について、医療用医薬品と一般用医薬品（市販薬）の区分があるように、体外診断用医薬品についても、医療用診断用医薬品と一般用検査薬の区分がある。

「一般用検査薬」は、薬局・薬店の店頭において一般消費者が健康管理のため自己検査用に購入するものである。疾病の診断は医師が行う医療行為であるということから、一般用では「診断用」という呼び方をせず、あくまで「検査用」であるという意味で「一般用検査薬」という呼び方がされている。

現在、一般用検査薬としては、血液検査薬は認められておらず、右の尿を検査対象とするものが認められている。

○妊娠検査薬：一般用ヒト絨毛性性腺刺激ホルモンキット

○尿糖検査薬：一般用グルコースキット

○尿たんぱく検査薬：一般用総蛋白キット

2）体外診断用医薬品の承認申請に必要な資料

体外診断用医薬品の承認申請に必要な資料は、薬機法施行規則第 114 条の 19 で定められている。

薬機法施行規則

二　体外診断用医薬品についての承認
次に掲げる資料
イ　開発の経緯及び外国における使用状況等に関する資料
ロ　仕様の設定に関する資料
ハ　安定性に関する資料
ニ　法第四十一条第三項に規定する基準への適合性に関する資料
ホ　性能に関する資料
ヘ　リスクマネジメントに関する資料
ト　製造方法に関する資料
チ　臨床性能試験の試験成績に関する資料

<別表 1>

添付資料	添付資料の項目
イ．開発の経緯及び外国における使用状況等に関する資料	①　開発の経緯及び外国における使用状況等に関する資料 ②　申請品目の説明に関する資料
ロ．仕様の設定に関する資料	①　品質管理の方法に関する資料 ②　測定範囲等に関する資料 ③　較正用基準物質の設定に関する資料
ハ．安定性に関する資料	保存条件及び有効期間の設定に関する資料
ニ．法第 41 条第 3 項に規定する基準への適合性に関する資料	基本要件基準への適合に関する資料
ホ．性能に関する資料	①　性能に関する資料 ②　操作方法に関する資料 ③　検体に関する資料 ④　既存体外診断用薬品との相関性に関する資料 ⑤　セロコンバージョンパネル等を用いた試験に関する資料
ヘ．リスクマネジメントに関する資料	リスクマネジメントに関する資料
ト．製造方法に関する資料	製造工程と製造施設に関する資料
チ．臨床性能試験の試験成績に関する資料	臨床性能試験成績に関する資料

体外診断用医薬品の場合も、以上の資料がすべての体外診断用医薬品に必要なわけではなく、次のような申請品目の内容によって必要な資料が定められている。

＜薬事規制における区分―承認品目＞

承認品目は以下の四区分に分かれる

◆新規品目
新規項目を検出又は測定しようとする品目。

◆承認基準外品目
承認基準の定めのない品目。

◆承認基準品目
承認基準の定めのある品目であって、その基準に適合するもの。

◆基準不適合品目
承認基準、認証基準（法第23 条の2の23 第1項に基づく基準）、承認・認証不要基準（法第23 条の2の5 第1項に基づく基準）の定めのある品目であって、その基準に適合しないもの。

＜製造販売承認申請に添付すべき資料の範囲＞

	イ		ロ			ハ	ニ	ホ					ヘ	ト	チ
	開発経緯		仕様			安定性	基準適合性	性能					リスクマネジメント	製造方法	臨床性能試験
	1	2	1	2	3			1	2	3	4	5			
新規品目	○	○	○	○	○	○	○	△	○	○	—	△	○	○	○
承認基準外品目	○	○	○	○	○	○	○	△	△	○	○	△	○	○	△
承認基準品目	×	○	△	×	△	○	○	×	×	×	○	△	○	○	△
基準不適合品目	○	○	○	○	○	○	○	△	△	○	○	△	○	○	△

記号及び番号は別表1に規定する資料の記号及び番号を示し、○は添付を、×は添付の不要を、△は個々の体外診断用医薬品により判断されることを意味するものとする。

3）承認の条件

体外診断用医薬品の承認の要件は、薬機法第23条の2の5第2項により定められている。しかし、次のいずれかに該当する場合は、承認を受けることができない。

薬機法

第二十三条の二の五第二項

一　申請者が、製造販売業の許可を受けていないとき。

二　申請に係る医療機器又は体外診断用医薬品を製造する製造所が、登録を受けていないとき。

三　申請に係る医療機器又は体外診断用医薬品の名称、成分、分量、構造、使用方法、効果、性能、副作用その他の品質、有効性及び安全性に関する事項の審査の結果、その物が次のイからハまでのいずれかに該当するとき。

イ　申請に係る医療機器又は体外診断用医薬品が、その申請に係る効果又は性能を有すると認められないとき。

ロ　申請に係る医療機器が、その効果又は性能に比して著しく有害な作用を有することにより、医療機器として使用価値がないと認められるとき。

ハ　イ又はロに掲げる場合のほか、医療機器又は体外診断用医薬品として不適当なものとして厚生労働省令で定める場合に該当するとき。

四　申請に係る医療機器又は体外診断用医薬品が政令で定めるものであるときは、その物の製造管理又は品質管理の方法がＱＭＳに適合していると認められないとき。

（QMSへの適合）

承認要件の一つとして、「その物の製造管理又は品質管理の方法が、厚生労働省令で定める基準に適合していること」がある。QMSについては、第6章を参照されたい。

4）体外診断用医薬品が具備すべき基本要件

医療機器のところで、医療機器が具備すべき基本要件について紹介したが、体外診断用医薬品についても、薬機法第41条第3項に基づく「基本要件」が定められている（平成17年厚生労働省告示第126号）。基本要件は、「一般的要求事項」と「設計及び製造要求事項」とに分かれており、主な要件を拾ってみると、次ページのような事項が定められている。体外診断用医薬品の承認申請、認証申請又は届出を行う場合、その体外診断用医薬品が基本要件に適合するものであることを自己評価し、適合性を証明しなければならない。

＜基本要件＞

○　体外診断用医薬品は、使用の際に発生する危険の程度が、その使用によって患者が得られる有用性に比して許与できる範囲であり、高水準の健康及び安全の確保が可能なように設計及び製造されていなければならない。

○　体外診断用医薬品の設計及び製造にかかわる製造販売業者及び製造業者は、最新の技術に立脚して体外診断用医薬品の安全性を確保しなければならない。

○　体外診断用医薬品は製造販売業者が意図する性能を発揮しなければならず、体外診断用医薬品としての機能を発揮できるよう設計、製造及び包装されていなければならない。

4　医療機器等の第三者認証

1）登録認証機関制度

医療機器、体外診断用医薬品の性能、効能、効果、安全性の評価は公平なものでなければならないという考え方から、従前は、製造販売の承認審査は厚生労働省という公的な機関によって行われてきた。

しかし、平成 14 年の法改正により、医療機器と体外診断用医薬品については、「第三者認証」の制度が設けられた。第三者認証とは、厚生労働省や機構のような公的機関ではなく、また、開発メーカー自身でもない、民間の第三者の審査機関が製造販売の審査・評価を行うという制度だ（第 23 条の 2 の 23）。

第三者認証の対象となるのは、すべての医療機器等というわけではない。「厚生労働大臣が基準を定めて指定する高度管理医療機器又は管理医療機器又は体外診断用医薬品（指定高度管理医療機器等）」、である。

これらは、比較的安全上の問題がなく、医療機器等としての性能も公知となっているものとして厚生労働大臣が指定した医療機器等である。それら「指定高度管理医療機器等」について、使用目的、性能等について厚生労働省が基準を定めたものを、民間の第三者認証機関に審査を委ねているのだ。

ただし、「承認」ではなく、「基準に適合していることを認め、証明する」、と言う意味で「認証」である。

独立行政法人医薬品医療機器総合機構（機構）の審査業務をリスクの高い医療機器等に集約し、その審査業務の重点化及び迅速化を図ることを目的として、平成 25 年の法改正により、第三者認証の対象医療機器が、これまでの管理医療機器だけでなく、高度管理医療機器にまで拡充された。

第三者認証を行う機関は、厚生労働大臣の登録を受けたものであって、「登録認証機関」と呼ばれる。

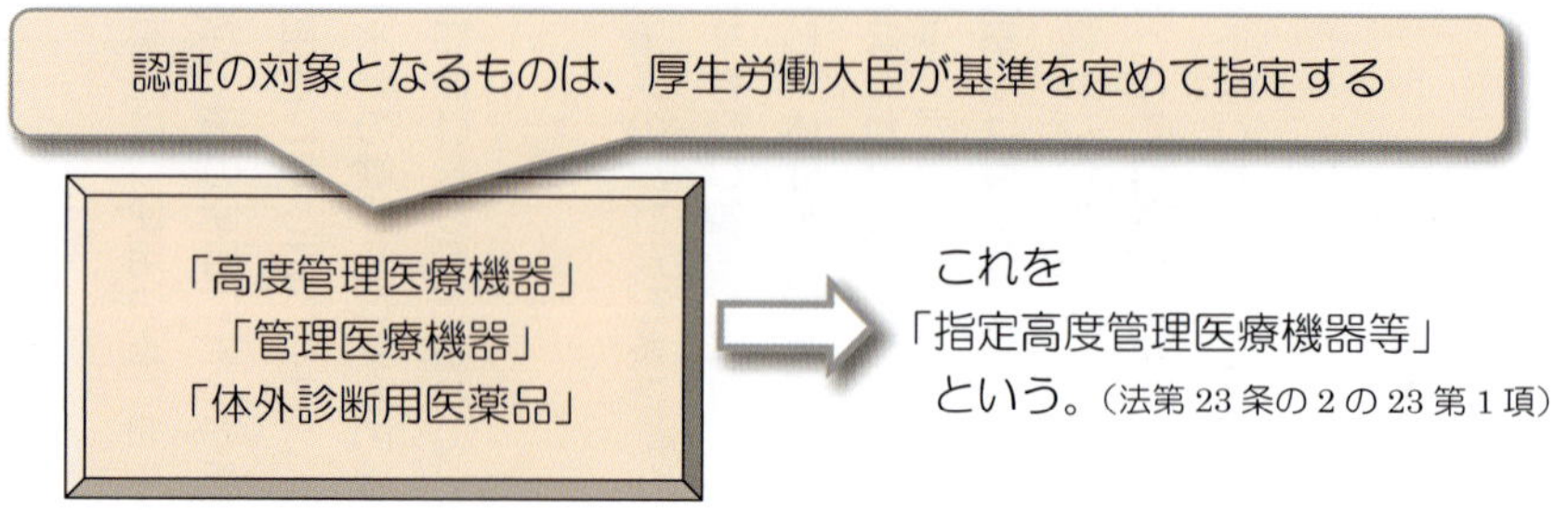
認証の対象となるものは、厚生労働大臣が基準を定めて指定する
「高度管理医療機器」
「管理医療機器」
「体外診断用医薬品」
これを
「指定高度管理医療機器等」
という。（法第 23 条の 2 の 23 第 1 項）

■登録認証機関の認証に係る基準

登録認証機関における認証審査が、機関によって異なることのないよう、認証基準が示されている。

認証基準では、認証の対象となる医療機器とその認証基準（「日本工業規格 JIS」と「使用目的又は効果」）が告示(平成 17 年厚生労働省告示第 112 号)されている。この基準は「適合性認証基準：登録認証機関の認証に係る基準」と呼ばれる。平成 27 年 3 月現在、基準数は 936 となっている。

以下に指定高度管理医療機器等の例を挙げてみよう。

医療機器

- ○自動電子血圧計
- ○眼圧計
- ○医薬品ペン型注入器
- ○紫外線治療器
- ○超音波治療器
- ○水浴療法用圧注装置
- ○温浴療法用装置
- ○間欠型空気圧式マッサージ器
- ○低周波治療器・超音波治療器組合せ理学療法機器
- ○歯科用ガス圧式ハンドピース
- ○歯科用直接金充填材
- ○歯科用金地金
- ○ホルムアルデヒドガス消毒器
- ○汎用心電計

また、体外診断用医薬品の認証基準は、平成27年1月20日薬食発0120第4号厚生労働省医薬食品局長通知「体外診断用医薬品の認証基準について」によって定められている。

同通知では、認証の対象となる体外診断用医薬品が定められており、例を挙げてみると次のようなものが指定されている。詳しくは、同通知を参照いただきたい。

体外診断用医薬品

○白血球キット（分類Ⅱ）
○pHキットⅡ
○総蛋白キットⅡ
○グルコースキットⅡ
○ケトン体キットⅡ
○潜血キットⅡ
○ビリルビンキットⅡ
○ウロビリノーゲンキットⅡ
○亜硝酸塩キット
○血小板数キットⅡ
○網状赤血球キットⅡ
○ヘマトクリットキットⅡ
○抗ランゲルハンス島抗体キット
○ループス抗凝固因子キットⅡ
○抗GBM抗体キットⅡ
○抗体キットⅡ
○抗デスモグレイン抗体キットⅡ
○インスリン抗体キットⅡ

2）「登録認証機関」の登録

登録認証機関は、民間の機関であり、その登録申請は誰でも自由にできるが、登録されるためには、薬機法第23条の7の登録の基準に適合していなければならない。同条の基準を整理してみると次のとおりだ。

「国際標準化機構及び国際電気標準会議が定めた製品の認証を行う機関に関する基準並びに製造管理及び品質管理の方法の審査を行う機関に関する基準」に適合していること。

登録申請者が指定高度管理医療機器等の製造販売業者等から独立していること。

①指定高度管理医療機器等の製造販売業者等が、登録申請者の親会社でないこと。

②登録申請者の役員の過半数が、指定高度管理医療機器等の製造販売業者等の役員又は職員（過去2年間に役員又は職員であった者を含む）でないこと。

③登録申請者が、指定高度管理医療機器等の製造販売業者等の役員又は職員（過去2年間に役員又は職員であった者を含む）でないこと。

登録認証機関は、国際基準に適合していなければならないが、その国際基準は次のものである。

①登録認証機関に関しては ISO Guide65:General requirements for bodies operating assessment and certification/registration of quality systems
JIS Z 9362「品質システム審査登録機関に対する一般的要求事項」,

②認証に関しては ISO Guide 65：General requirements for bodies operating product certification systems
JIS Q 0065「製品認証機関に対する一般的要求事項」

この他、いくつかの欠格事由（2 年以内に薬事に関する法令違反で処分された等）について審査された上で、登録される。

～以下は登録手続きの概念図である～

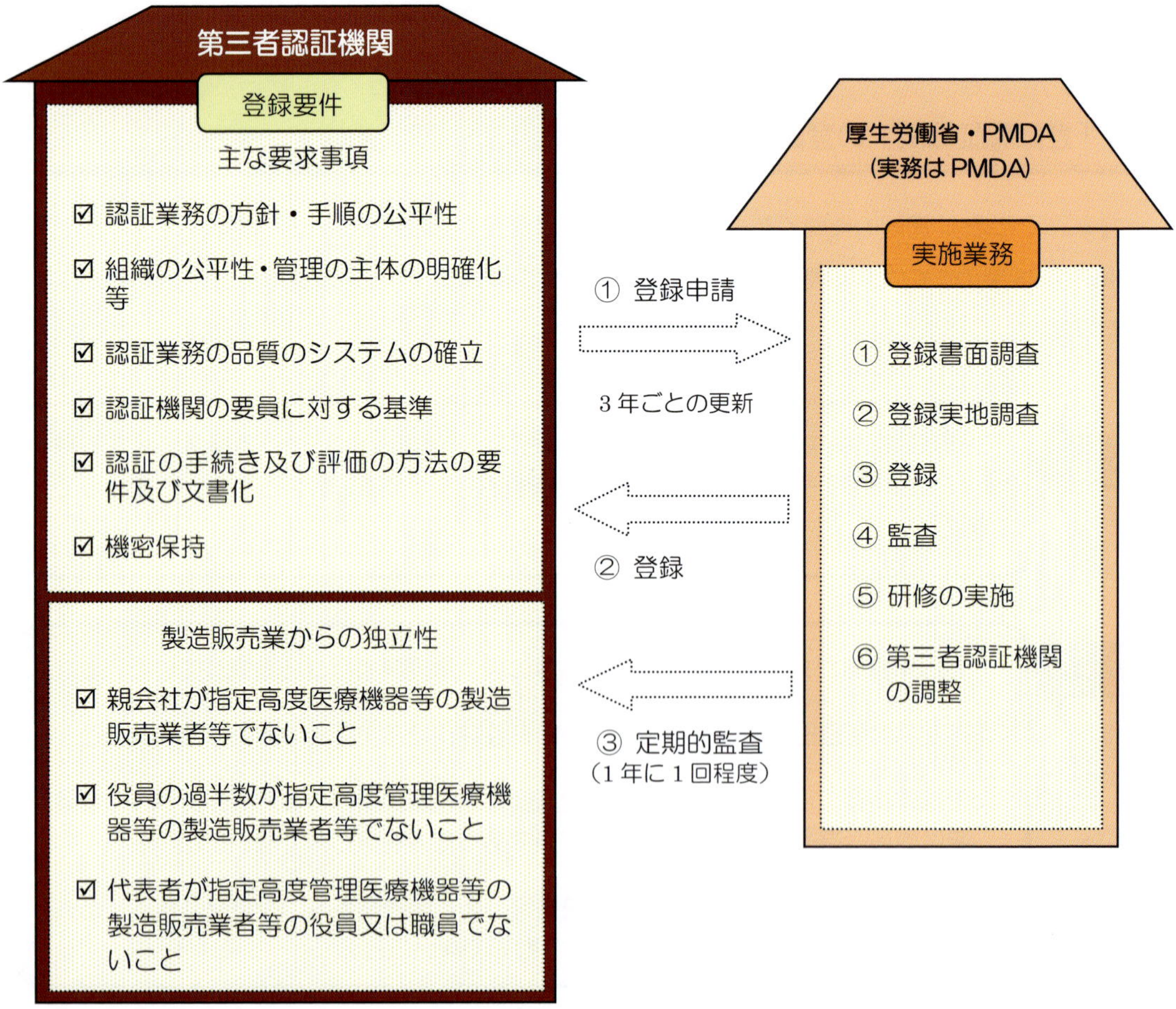

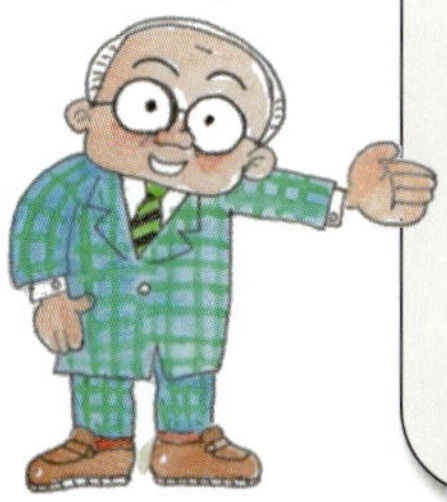

登録されると、厚生労働省の認証機関登録簿に右に掲げる事項が記載されることになる。

- 登録年月日及び登録番号
- 登録認証機関の名称及び住所
- 基準適合性認証を行う事業所の所在地
- 登録認証機関が行う基準適合性認証の業務の範囲

（登録認証機関）

厚生労働省は、現在、登録申請のあったうちから 12 機関を登録認証機関として登録している。参考までに、そのリストを掲載しておこう。なお。登録認証機関によって、認証対象となる品目が異なる場合がある。

名称	所在地	連絡先
（公財）医療機器センター	東京都文京区本郷	認証事業部 03-3813-8703
SGS ジャパン（株）	横浜市西区みなとみらい	認証サービス事業部 045-330-5020
DEKRA サーティフィケーション・ジャパン（株）	東京都港区東麻布	
（株）コスモス・コーポレイション	三重県松坂市桂瀬町	
ナノテックシュピンドラー（株）	千葉県柏市十余二	認証事業部 04-7135-8810
テュフズードジャパン（株）	東京都新宿区西新宿	MHS 部 03-3372-4282
テュフ・ラインランド・ジャパン（株）	横浜市港北区新横浜	ﾋﾞｼﾞﾈｽﾃﾞﾍﾞﾛｯﾌﾟﾒﾝﾄ部 045-470-1850
（一財）電気安全環境研究所	東京都渋谷区代々木	企画広報部 03-3466-5162
（一財）日本品質保証機構	東京都千代田区神田須田町	
BSI グループジャパン（株）	東京都港区北青山	
フジファルマ（株）	静岡県富士市今泉	0545-66-3321
（株）UL　Japan	三重県伊勢市朝熊町	医療機器審査部 0596-24-8092

3）登録認証機関による認証

登録認証機関の役割は、申請された医療機器等が認証基準に適合しているかどうか、そして QMS に適合しているかを「認証」することだ。薬機法では、正式には「基準適合性認証」とよんでいる。登録認証機関は、認証を行うために、「基準適合性認証の実施方法」等の業務規定を作成しておかなければならないこととされている。

登録認証機関の審査業務は次の三つだ。

①認証基準への適合性
❖認証申請された指定高度管理医療機器等が厚生労働省告示で示された基準に適合しているか。

②QMS への適合性
❖品質保証基準への適合性
「医療機器の製造管理及び品質管理の基準」への適合性、つまり、「QMS 適合性」を審査すること。

③基準への適合性
❖薬機法第 41 条第 3 項により厚生労働大臣が医療機器の性状、品質及び性能について定める基準に適合しているか。

なお、指定高度管理医療機器等の申請者は、申請した医療機器等が基準に適合していることを証明する資料を、申請書に添えて提出しなければならない。

申請書への必要な記載事項及び添付文書は以下のとおりである（平成 26 年 11 月 20 日薬食機参発第 1120 第 4 号）。

認証申請書の記載事項

①類別
②名称
③使用目的又は効果
④形状、構造及び原理
⑤原材料
⑥性能及び安全性に関する規格
⑦使用方法
⑧保管方法及び有効期間
⑨製造方法
⑩製造販売する品目の製造所
⑪備考

認証申請書の添付資料

①認証基準への適合性を証明する資料
②基本要件への適合性を証明する資料
③QMSへの適合性を証明する資料

登録認証機関は、提出された資料に基づき、審査を行い、認証を行う。そして、その結果を厚生労働省に報告することとなっている。

以下は、基準適合性認証の手順の流れを図解したものである。

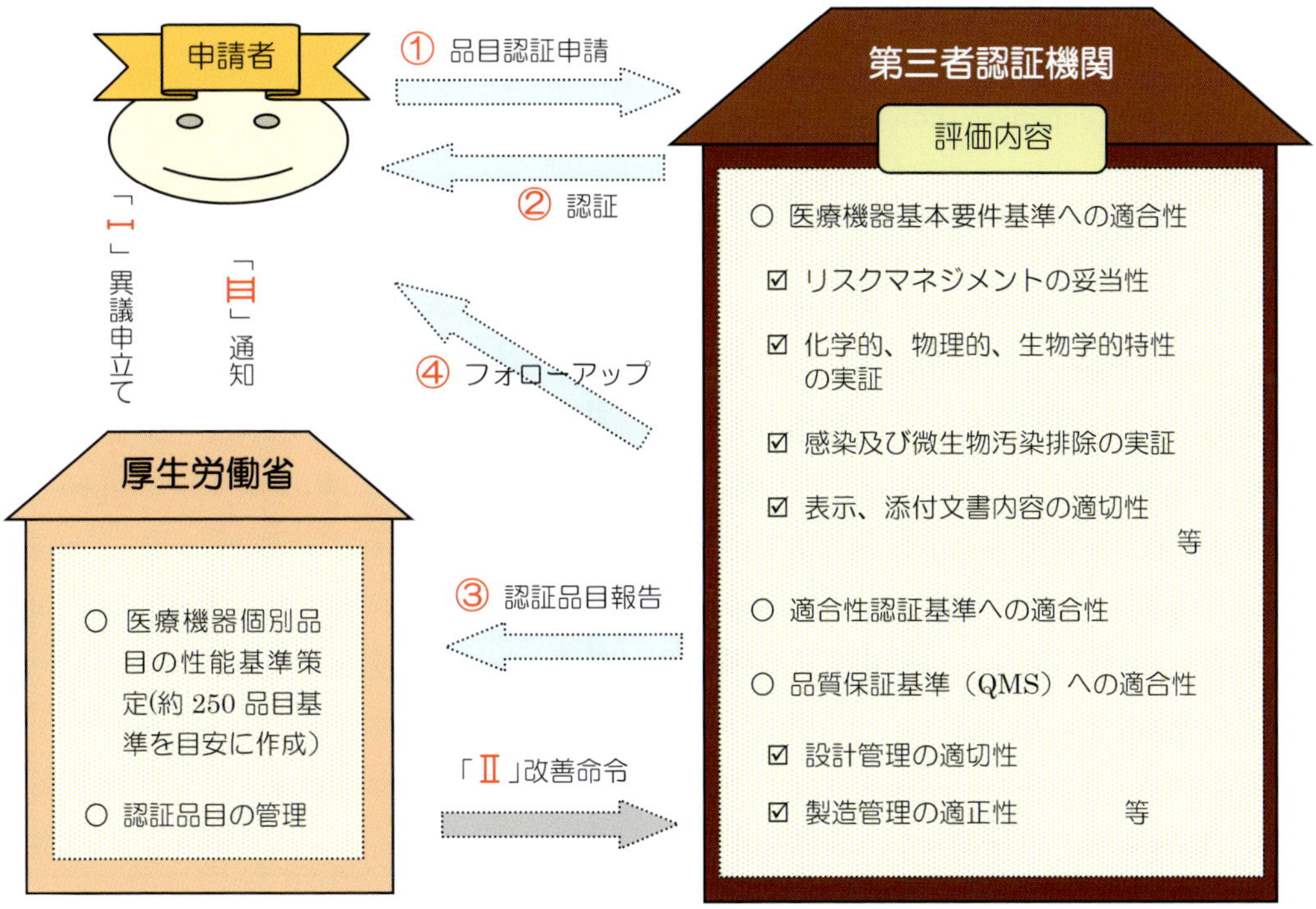

４）届出のみでよい医療機器等

「一般医療機器」については、生体へのリスクがきわめて低く、承認又は認証は不要とされている。例えば、メス、はさみ、電動式患者台、エックス線用テレビ装置、聴診器、血圧計、音叉、握力計、コレステロール分析器等については、製造販売の承認を取る必要はない。これらはみな、直接的には人に対する危険性が極めて低いものばかりだからだ。

ただし、一般医療機器を製造販売しようとする者は、あらかじめ、品目ごとに厚生労働大臣に届け出なければならないこととされている。

認証・承認と大きく違う点は、届出を行った時点で製造販売ができるということである。

なお、この届出は、医薬品医療機器総合機構（機構）に届出することとされている（法第 23 条の 2 の 13）。

（届出に必要な書類）

届出に必要な書類は右の通りだ。

① 製造販売届書

※類別、名称、使用目的又は効果、形状・構造及び原理、原材料など（様式 63 の 21 (1)）

② 添付資料

※製品の外観写真、添付文書

5　医療機器と他法令

1）日本工業規格と医療機器

日本工業規格（Japanese Industrial Standard）は、通称英語名の頭文字をとって、「JIS」と呼ばれている。

JIS は、工業標準化法で定められている。同法は、鉱工業分野における製品の規格や製法、試験法、品質管理の方法、性能等の「標準化」を促進するための法律だ。標準化という言葉は、「自由に放置すれば、多様化、複雑化、無秩序化する事柄を少数化、単純化、秩序化すること」と説明されている。

工業標準化法第１条では、右のようにその目的を掲げている。

工業標準化法

第一条（法律の目的）

この法律は、適正且つ合理的な工業標準の制定及び普及により工業標準化を促進することによつて、鉱工業品の品質の改善、生産能率の増進その他生産の合理化、取引の単純公正化及び使用又は消費の合理化を図り、あわせて公共の福祉の増進に寄与することを目的とする。

また、鉱工業製品の何を標準化するかは、次の同法第２条の定義を見るとよくわかる。

工業標準化法

第二条（定義）

この法律において「工業標準化」とは、左に掲げる事項を全国的に統一し、又は単純化することをいい、「工業標準」とは、工業標準化のための基準をいう。

一　鉱工業品（医薬品、農薬、化学肥料、蚕糸及び農林物資の規格化及び品質表示の適正化に関する法律（昭和二十五年法律第百七十五号）による農林物資を除く。以下同じ。）の種類、型式、形状、寸法、構造、装備、品質、等級、成分、性能、耐久度又は安全度

二　鉱工業品の生産方法、設計方法、製図方法、使用方法若しくは原単位又は鉱工業品の生産に関する作業方法若しくは安全条件

三　鉱工業品の包装の種類、型式、形状、寸法、構造、性能若しくは等級又は包装方法

四　鉱工業品に関する試験、分析、鑑定、検査、検定又は測定の方法

五　鉱工業の技術に関する用語、略語、記号、符号、標準数又は単位

六　建築物その他の構築物の設計、施行方法又は安全条件

医薬品、農薬など一部を除いて、あらゆる分野の鉱工業製品の標準化を図ることとされている。

ただし、標準というのはあくまで任意の取決めであり、強制されるものではない。独自の規格を作ってもいいのだが、新規の発明品は別としても、類似製品が多数ある場合、それらとまるきり規格が異なるのでは、他のメーカー品との互換性がなくマーケットは限られたものとなってしまう。また、JIS に適合していることにより品質の信頼性も確保できる。だからメーカーは、日本工業規格を重視しているのだ。

さて、JIS は、その内容によって次のように区分される。

① 基本規格　用語、記号、単位、標準数などを規定したもの

② 方法規格　試験、分析、検査及び測定の方法、作業標準などを規定したもの

③ 製品規格　製品の形状、寸法、材質、品質、性能、機能などを規定したもの

医療機器についても、多くの医療機器の JIS が定められている。JIS は、各工業製品の主務省庁が制定することになっており、医療機器の場合は厚生労働省がこれを行っている。

JIS 原案の作成は、主務大臣自ら作成する場合（民間等への委託による作成を含む）と民間団体等の利害関係者が自発的に JIS 原案を作成し、主務大臣に対して申し出を行う場合とがある。JIS 原案は、まず主務官庁が JIS 制定をすべきかどうか検討し、必要であると認めた場合は「日本工業標準調査会」に諮り、その答申を踏まえて主務大臣により制定される。

■JIS 制定等のプロセス

ＪＩＳは、工業標準化法に基づく手続きを踏み、制定される。

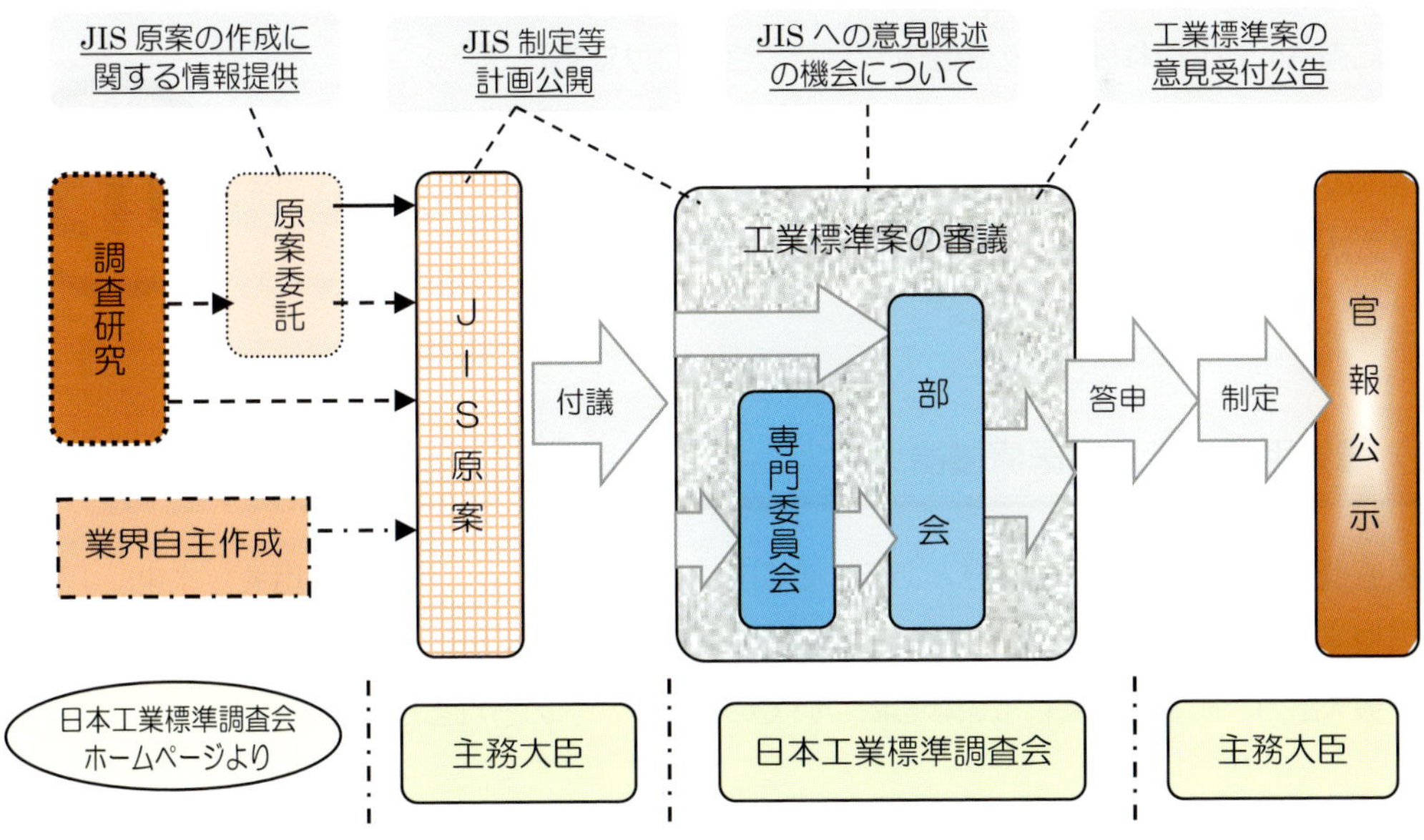

これまでにJISは、全部で約１万件が制定されており、次のような19の分野に分類されている。

A	土木及び建築
B	一般機械
C	電子機器及び電気機械
D	自動車
E	鉄道
F	船舶
G	鉄鋼
H	非金属
K	化学
L	繊維
M	鉱山
P	パルプ及び紙
Q	管理システム
R	窯業
S	日用品
T	医療安全用具
W	航空
X	情報処理
Z	その他

医療機器は「T」の分類に属することから、例えば電子体温計のコード番号は「JIS T 1140」と表記されることになる。薬機法における医療機器の承認審査では、その仕様や性能、試験検査の方法等について審査される。一方、JIS が定められている製品(又は部品)においては、それらが「日本工業規格に適合」していれば、その審査をクリアできるわけである。

なお、JIS適合の証明が必要な場合、工業標準化法によって、主務官庁(医療機器の場合は厚生労働省)に登録された試験事業者の適合証明書を得る必要がある。

2）電気用品安全法と医療機器

医療機器には電気製品がたくさんある。そこで、JISの分類「T（医療安全用具)」には、「医療用電気機器」という分野が設けられている。ここでは電気的な安全性に関する規格が定められ、電源入力、最大出力、耐電圧、漏れ電流などについてのデータが求められることになる。

T

医療安全用具

T（医療安全用具）・・・とは以下のようなものだ。

医療用電気機器類／一般医療機器／歯科機器・歯科材料／医療用設備・機器／労働安全／福祉関連機器／衛生用品

また電気機器には、もう一つ大事な法律がある。それは「電気用品安全法」だ。電気用品安全法は、経済産業省所管の法律で、その目的は下の通りである。

電気用品安全法

第一条（目的）
　この法律は、電気用品の製造、販売等を規制するとともに、電気用品の安全性の確保につき民間事業者の自主的な活動を促進することにより、電気用品による危険及び障害の発生を防止することを目的とする。

また、電気用品安全法は、電気用品の適合性検査等について、概ね、以下のように定めている。

電気用品安全法

①電気用品を製造又は輸入しようとする事業者は、経済産業大臣に届けること（第三条）
②届出事業者は製造又は輸入する電気用品を経済産業省の定める技術水準に適合させる必要があること（第八条）
③電気用品のうち、その構造、使用方法等から特に危険又は傷害の発生する恐れが多いもので、政令で定めるものを「特定電気用品」と定義し、これを製造又は輸入しようとする事業者は、経済産業大臣の登録を受けた検査機関による適合性検査を受け、かつ、適合証明書の交付を受け、これを保存しなければならない（第九条）
④届出事業者は、その電気製品の技術基準適合及び検査記録の作成保存の義務(特定電気用品であるときは、適合性検査を受け、かつ、適合証明書の交付を受け、これを保存する義務を含む。)を履行したときは、経済産業省が定める方式で、その旨の表示をすること（第十条）

前ページ、③「特定電気用品」は、現在、政令（電気安全法施行令）により、116品目が指定されている。例えば、次のようなものが指定されている。

○電線（ゴム絶縁電線、合成樹脂絶縁電線など）
○ヒューズ（温度ヒューズ、つめ付ヒューズなど）
○配線器具（光電式自動点滅器、防水ソケット、漏電遮断器など）
○電流制限器（アンペア制用電流制限器など）
○変圧器・安定器（電子応用機械器具用変圧器、蛍光灯用安定器など）
○電熱器具（家庭用温熱治療器、電気スチームバスなど）
○電動力応用機械器具（電気マッサージ器、電動式おもちゃなど）
○電子応用機械器具（高周波脱毛器など）
○交流用電気機械器具（磁気治療器、電気浴器用電源装置など）
○携帯発電機

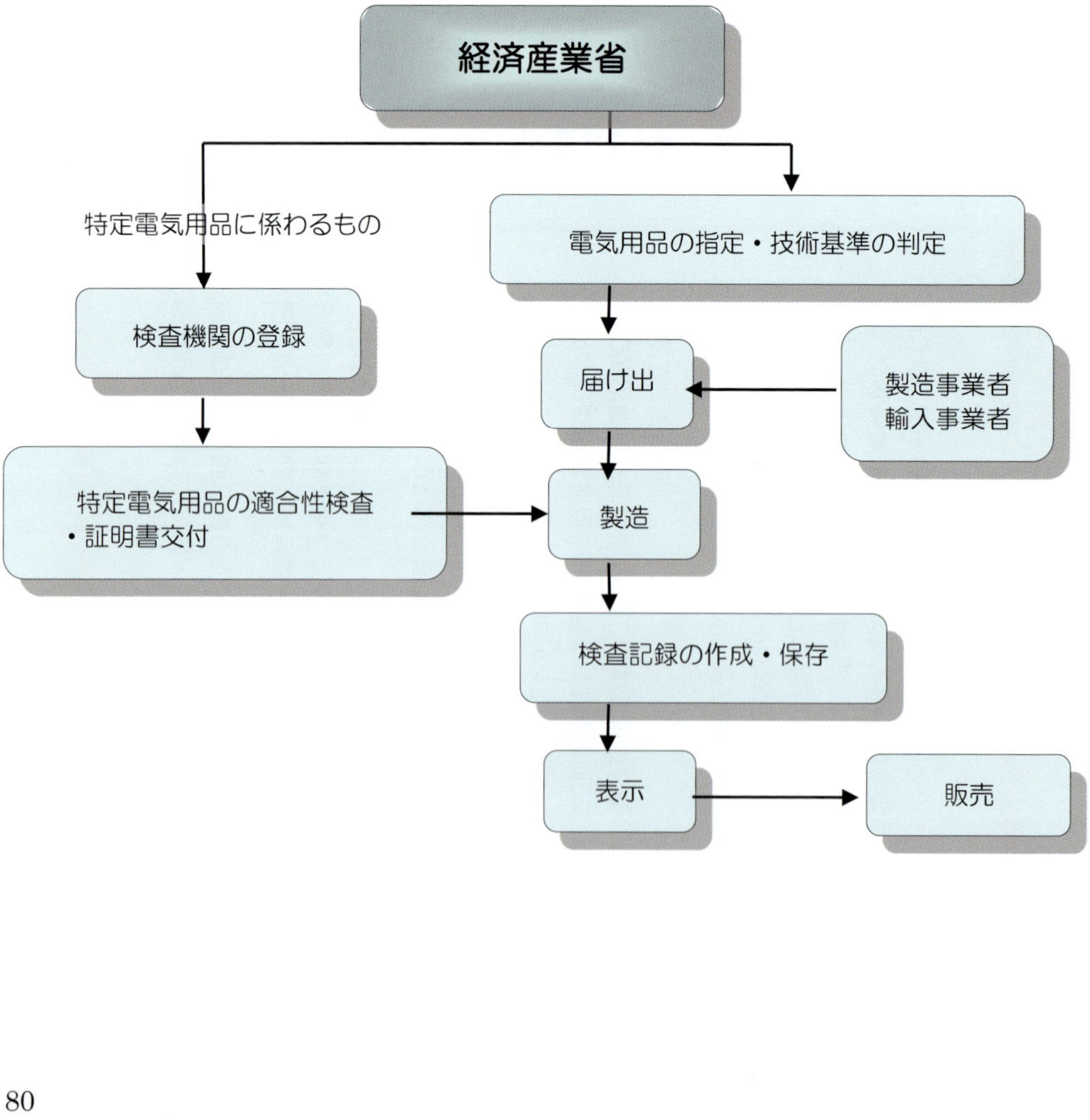

第5章　GLPとGCP

～申請データの信頼性を守る～

1　承認申請データの信頼性

薬機法第23条の2の5第3項に次のような規定がある。

製造販売承認の申請資料は、医療機器等（医療機器・体外診断用医薬品）としての性能、安全性を有していることの科学的根拠となる資料である。それだけに、信頼性のあるものでなければならない。

薬機法施行規則第114条の22では、次のようにまずその基本原則を述べている。

薬機法

（医療機器及び体外診断用医薬品の製造販売の承認）

第二十三条の二の五

3　第一項の承認を受けようとする者は、厚生労働省令で定めるところにより、申請書に臨床試験の試験成績に関する資料その他の資料を添付して申請しなければならない。この場合において、当該申請に係る医療機器又は体外診断用医薬品が厚生労働省令で定める医療機器又は体外診断用医薬品であるときは、当該資料は、厚生労働省令で定める基準に従つて収集され、かつ、作成されたものでなければならない。

薬機法施行規則

一　申請資料は、調査や試験によって得られた結果に基づいて正確に作成されたものであること

二　品質、有効性、安全性を疑わせるようなデータについても検討評価し、その結果を資料に記載すること

三　提出資料の根拠となった資料は、承認するか否か決定されるまでは保存すること

前章で、製造販売の承認要件として、医療機器等の「製造管理又は品質管理の方法に関する基準（QMS基準）」を紹介したが、これに加え薬機法では、製造販売の承認申請書に添付する申請資料の信頼性を確保するために、その試験データの集め方などについて基準を定めている。

医療機器等の製造販売承認申請時の添付資料は、「厚生労働大臣の定める基準に従って」収集され、作成されたものでなければならない。そして、薬機法第23条の2の5第5項の後段では、次ページのように規定している。

このように、医療機器等の承認の申請資料は、厚生労働大臣の定める基準に従って収集され、作成されたものでなければならず、またその基準に適合しているかどうか、書面あるいは実地の調査を受けなければならないこととされているのだ。

そして、この規定に基づいて、薬機法施行規則では次のような基準が定められている。

薬機法

（医療機器及び体外診断用医薬品の製造販売の承認）
第二十三条の二の五

5　第二項第三号の規定による審査においては、当該品目に係る申請内容及び第三項前段に規定する資料に基づき、当該品目の品質、有効性及び安全性に関する調査を行うものとする。この場合において、当該品目が同項後段に規定する厚生労働省令で定める医療機器又は体外診断用医薬品であるときは、あらかじめ、当該品目に係る資料が同項後段の規定に適合するかどうかについての書面による調査又は実地の調査を行うものとする。

薬機法施行規則

（申請資料の信頼性の基準）
第百十四条の二十二

法第二十三条の二の五第三項後段（同条第十一項において準用する場合を含む。）に規定する資料は、医療機器の安全性に関する非臨床試験の実施の基準に関する省令（平成十七年厚生労働省令第三十七号）及び医療機器の臨床試験の実施の基準に関する省令（平成十七年厚生労働省令第三十六号）に定めるもののほか、次に掲げるところにより、収集され、かつ、作成されたものでなければならない。

一　当該資料は、これを作成することを目的として行われた調査又は試験において得られた結果に基づき正確に作成されたものであること。

二　前号の調査又は試験において、申請に係る医療機器についてその申請に係る品質、有効性又は安全性を有することを疑わせる調査結果、試験成績等が得られた場合には、当該調査結果、試験成績等についても検討及び評価が行われ、その結果は当該資料に記載されていること。

施行規則では、次の二つの試験の実施の基準が規定されている。

① 平成17年厚生労働省令第37号　医療機器の安全性に関する非臨床試験の実施の基準　GLP

② 平成17年厚生労働省令第36号　医療機器の臨床試験の実施の基準　GCP

なお、このGLP及びGCPは、いずれも医療機器を対象としており、体外診断用医薬品には適用されない。

①の「非臨床試験とは

品質、性能、安全性について実験室等で行われる試験のことである。臨床試験以外の試験という意味で非臨床試験と呼ばれる。ただし、この基準では対象を生物学的な安全性試験に限定している。また、ラボラトリー(実験室)で実施される試験という意味合いで、英語では、この非臨床試験の基準を「Good Laboratory Practice」といい、「GLP」と通称されている。

一方、②の「臨床試験」とは、いうまでもなく、承認申請のために実際の患者や人によって病院等で行われる試験(治験)のことで、この基準は、英語では「Good Clinical Practice」といい、「GCP」と呼ばれている。

医療機器の承認の申請資料のうち、非臨床試験データ及び臨床試験データは、①、②の基準に従って作成されたものでなければならない。

もしこれらの基準に適合していない場合、その試験データは、申請資料としては認められないのだ。かつて、医薬品の承認の申請資料が、実際には臨床試験が行われていない架空のデータであったこと、動物試験のデータが改ざんされていたこと等の事例が発覚した。このため、申請資料の適正化、信頼性の確保を図るために、これらの基準が作られることとなったのだ。

ここで留意していただきたいのは、GLP も GCP も、「科学的、技術的な試験方法について定めたものではない」ということだ。

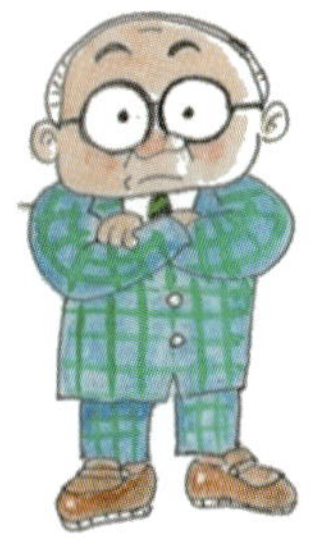

GLP も GCP も
「試験方法の基準」にあらず

試験の信頼性（臨床試験の場合は、倫理性も）
を確保するための基準である

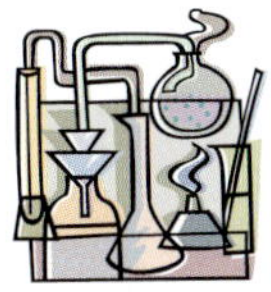

（体外診断用医薬品と GLP、GCP）

体外診断用医薬品については、GLP、GCP は適用されない。

ただし、厚生労働省は、体外診断用医薬品の臨床性能試験について、GCP のうち、後述する「治験の準備に関する基準」、及び「治験の管理の基準」を参考にするよう求めている。

2　安全性試験とGLP

非臨床試験には、下表に示すように様々な種類の試験がある。

1．物理的化学的性質並びに規格及び試験方法等に関する資料	
2．安定性に関する資料	
3．電気的安全性、生物学的安全性、放射線に関する安全性その他の安全性に関する資料	①　最大出力に関する試験、漏えい電流試験、絶縁抵抗試験、耐電圧試験等――電気的安全性に関する資料 ②　細胞毒性試験、感作性試験、刺激性試験、皮内反応試験、急性全身毒性試験、亜急性毒性試験、遺伝毒性試験、発熱性物質試験、埋植試験、血液適合性試験、慢性毒性試験、発ガン性試験等――生物学的安全性に関する資料 ③　照射線量又は最大出力に関する試験、遮蔽能力試験、漏えい試験、照射等に関する試験等――放射線に対する安全性に関する資料 ④　耐圧試験、耐熱試験、懸垂保持強度試験等――機械的安全性に関する資料 ⑤　滅菌に関する資料
4．性能に関する資料	①　効能を裏付ける試験に関する資料 ②　使用方法を裏付ける試験に関する資料 ③　性能及び安全性を裏付ける試験に関する資料

ただし、このうちGLPが適用されるのは、「生物学的安全性」に関する試験だ。つまり、動物、植物、微生物又はその構成部分を用いる安全性試験に限定されている。そして、例えば、電気的・機械的などの安全性試験には、適用されない。

GLPの対象となる非臨床試験は、安全性に関する試験であるから、他の試験以上に客観的で正確なものでなければならない。安全性に疑問があるような結果が出たのに、安全であるかのようにデータをゆがめてしまう、などということがあってならない。

そのようなことが起こらないよう、試験を厳格に管理するための基準、それがGLPだ。

ＧＬＰの主な内容は、次のようになっている。

① 試験委託者は、試験がこの基準に従って実施されていることを確認しなければならない。

② 試験施設の運営管理者は、試験ごとに、「試験責任者」を指名すること。信頼性保証部門を置き、その責任者を指名すること。

③ 施設及び機器等が標準操作手順書（ＳＯＰ）及び試験計画書に従って使用されていること。

④ 試験責任者は、各試験がこの基準、標準操作手順書及び試験計画書に従って行われていることを確認すること。

⑤ 生データが正確に記録され、かつ適切な措置が講じられていることを確認すること。

⑥ 試験計画書、標本、生データその他記録文書、最終報告書の試験関係資料が資料保存施設に保存されていること。

⑦ 信頼性保障部門は、適当な時期に試験の調査を行い、当該試験がこの基準に従って行われていることを確認すること。

⑧ 試験施設は、試験を実施するために必要な面積及び構造を有し、かつ、その機能を維持するため試験に影響を及ぼすものから十分に分離されていること。

⑨ 試験を行うために必要な機器は、適切に設計され、十分処理能力を有していること。

⑩ 運営管理者は、標準操作手順書を作成しなければならない。

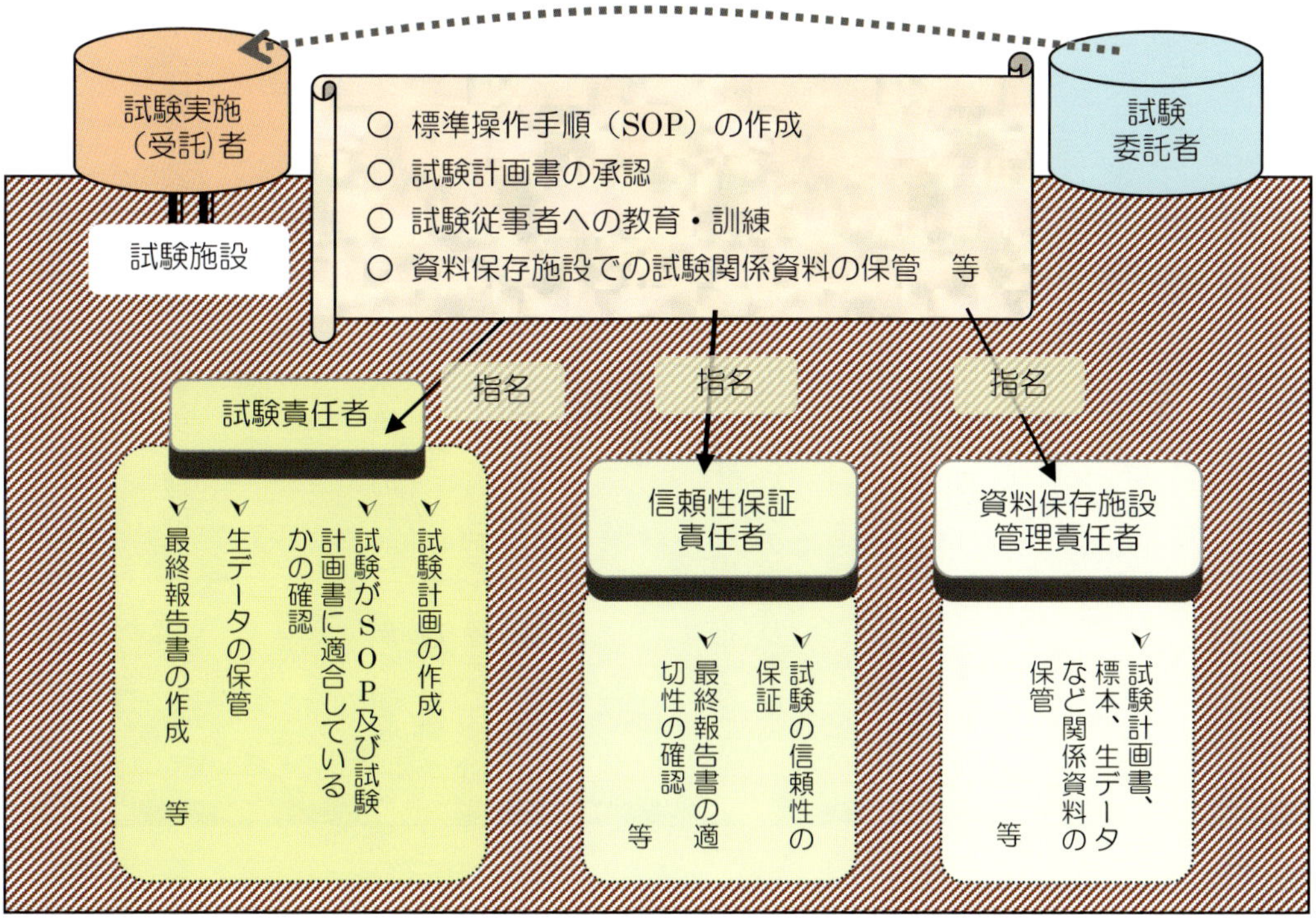

3　治験とGCP

医療機器の承認の申請資料で最も重要なものは、臨床試験データだ。その医療機器が本当に期待される性能を持っているかどうかは、結局は、多くの場合、患者や人によって試験してみなければわからない。実験室でいくら良い結果が出ても、実際に人に使用した場合に期待通りの性能や効果が得られないということは少なくないのだ。また、実際人に使用すると思いがけない不具合やトラブルが起きるかもしれない。

一方、臨床試験では、人に使うのは初めての医療機器を試験的に使うのだから、まずその医療機器は、安全性が十分に確認されたものでなければならない。臨床試験は、倫理的に管理されたものでなければならないのだ。例えば、患者が知らないうちに新しい医療機器の実験が行われた、とか、安全が確認されないままに試験された、などということは絶対にあってはならないことだ。

1964 年に、世界医師会が発表した「ヘルシンキ宣言」について聞いたことがあるだろうか。新しい医薬品や医療機器の効果や性能、あるいは新しい治療技術の効果などを、初めて人によって試験して確かめようとする場合、試験は倫理的な管理の下に実施されなければならない、と世界中の医師や研究者に呼びかけたものだ。

その中に、下記のような一節がある。

ヘルシンキ宣言

～人間を対象とする医学研究の倫理的原則～（抜粋）

一般原則

人間を対象とする医学研究の第一の目的は、疾病の原因、発症および影響を理解し、予防、診断ならびに治療（手法、手順、処置）を改善することである。最善と証明された治療であっても、安全性、有効性、効率性、利用可能性および質に関する研究を通じて、継続的に評価されなければならない。

医学研究はすべての被験者に対する配慮を推進かつ保証し、その健康と権利を擁護するための倫理基準に従わなければならない。

医学研究の主な目的は新しい知識を得ることであるが、この目標は個々の被験者の権利および利益に優先することがあってはならない。

（二〇一三年一〇月世界医師会ブラジル・フォルタレザ総会修正　日本医師会翻訳版）

そこで薬機法では、臨床試験が科学的に適正に計画・実施されるとともに、ヘルシンキ宣言の考え方を踏まえ、医療機器の臨床試験が倫理的に行われるよう次のような制度を設けている。

1）治験の届出制度

次の条文は、医療機器の臨床試験を行う場合は、あらかじめ、厚生労働大臣にその臨床試験の計画を届出なければならないという規定だ。

薬機法

（治験の取扱い）
第八十条の二
2　治験（薬物、機械器具等又は人若しくは動物の細胞に培養その他の加工を施したもの若しくは人若しくは動物の細胞に導入され、これらの体内で発現する遺伝子を含有するもの（以下この条から第八十条の四まで及び第八十三条第一項において「薬物等」という。）であつて、厚生労働省令で定めるものを対象とするものに限る。以下この項において同じ。）の依頼をしようとする者又は自ら治験を実施しようとする者は、あらかじめ、厚生労働省令で定めるところにより、厚生労働大臣に治験の計画を届け出なければならない。ただし、当該治験の対象とされる薬物等を使用することが緊急やむを得ない場合として厚生労働省令で定める場合には、当該治験を開始した日から三十日以内に、厚生労働省令で定めるところにより、厚生労働大臣に治験の計画を届け出たときは、この限りでない。

この条文では「臨床試験」ではなく、「治験」という用語が使用されている。
この「治験」の意味については、薬機法第2条第17項では、次のように定義している。

薬機法

（定義）
第二条
17　この法律で「治験」とは、第十四条第三項（同条第九項及び第十九条の二第五項において準用する場合を含む。）、第二十三条の二の五第三項（同条第十一項及び第二十三条の二の十七第五項において準用する場合を含む。）又は第二十三条の二十五第三項（同条第九項及び第二十三条の三十七第五項において準用する場合を含む。）の規定により提出すべき資料のうち臨床試験の試験成績に関する資料の収集を目的とする試験の実施をいう。

このように、承認申請のためのデータを集めることを目的とする臨床試験のことを「治験」と定義しているのだ。

ここでもう一度、前出の法第80条の2第2項を見ると、「治験」の二つのケースを想定している。

一つは　医療機器の開発メーカーが、治験を医療機関に依頼して行う場合

もう一つは　医療機関の医師が、自ら治験を行う場合

後者の「医師が、自ら治験を行う場合」というのは、メーカーなどから依頼されて治験を行うのではなく、例えば、外国に優れた医療機器があるが、国内ではまだ承認されていないため使えないものを、医師が自らあるいは商社などに依頼して輸入するなどして、患者の同意のもとに医師が自ら患者に試験的に使用する場合である。「医師主導治験」と呼ばれるものだ。

そして、開発メーカーが医療機関に依頼して行う場合であっても、医師が自ら行う場合であっても、薬機法では、治験を行う前には厚生労働大臣に治験の計画を届け出なければならないこととしている。

条文では、「厚生労働省令で定める機械器具等を対象とするもの」に限って届出の義務が課せられており、具体的には薬機法施行規則第274条によって、概ね次のように定められている。もっとも実際には、ほぼすべての医療機器について届出が必要と解釈されている。

（届出を必要とする治験）

①既に製造販売の承認又は認証を与えられている医療機器と構造、使用方法、効能、効果、性能等が異なる機械器具等（人体に直接使用しないものを除く）

②既に製造販売の承認又は認証を与えられている医療機器と構造、使用方法、効能、効果、性能等が明らかに異なる医療機器として製造販売の承認を与えられた医療機器であってその製造販売の承認のあった日後、製造販売後の使用成績評価のための調査期間を経過していないものと構造、使用方法、効能、効果、性能等が同一性を有すると認められる機械器具等

③生物由来製品となることが見込まれる機械器具等

④遺伝子組換え技術を応用して製造される機械器具等

この治験の届出は、治験を実施する30日前までに届出することとされている(法第80条の2第3項)。また、医師が自ら行う治験などについては、緊急にその医療機器を使用しなければならないような場合があることもあるため、「緊急を要する場合」は、治験開始後30日以内に届出すればよいこととされている。

2）GCP

薬機法第 80 条の 2 に次のように治験の取扱いが定められている。

ここでは、以下のとおり、治験の依頼、実施、管理の三点について「厚生労働省令で定める基準」に従って治験を実施しなければならないと定めている。

第一に
治験を依頼する基準

第二に
治験の依頼を受けた者又は自ら治験を実施しようとする者が遵守すべき基準

第三に
治験の依頼者が治験を管理する基準

薬機法

（治験の取扱い）
第八十条の二
1　治験の依頼をしようとする者は、治験を依頼するに当たつては、厚生労働省令で定める基準に従つてこれを行わなければならない。
4　治験の依頼を受けた者又は自ら治験を実施しようとする者は、厚生労働省令で定める基準に従つて、治験をしなければならない。
5　治験の依頼をした者は、厚生労働省令で定める基準に従つて、治験を管理しなければならない。

この「厚生労働省令で定める基準」が、「医療機器の臨床試験の実施の基準に関する省令」（GCP 省令）である。GCP 省令とはどんなものか、そのポイントを見てみよう。

省令は、「総則」も含めて、次のように六つの章で構成されている。なお、省令は、製造販売の承認を申請するために行う治験を対象とした基準ではあるが、医療機器の使用成績評価の申請のために行う製造販売後臨床試験の基準も含むものとなっている。

第１章　総則

法第 23 条の 2 の 5 第 3 項、第 11 項、第 23 条の 9 第 4 項等における臨床試験の実施の基準、法第 80 条の 2 第 1 項、第 4 項、第 5 項の厚生労働省令で定める基準であることを明記。

第２章　治験の準備に関する基準　　法第 80 条の 2 第 1 項、第 4 項を受けた基準

治験依頼者、自ら治験を実施しようとする者が、医療機関に治験を実施する前に準備しておかなければならないことを定めている。

第 3 章　治験の管理に関する基準　　法第 80 条の 2 第 4 項、第 5 項を受けた基準

治験依頼者（医師自らの治験含む）が医療機関で行われている治験を管理するときの基準。

第 4 章　治験を行う基準　　法第 80 条の 2 第 4 項を受けた基準

治験を依頼された者(医療機関)又は自ら治験を実施する者が治験を行うときの基準。

第 5 章　使用成績評価の資料の基準　　（本書第 10 章参照）

第 6 章　治験の依頼等の基準　　法第 80 条の 2 第 1 項、第 4 項、第 5 項を受けた基準

治験依頼者が医療機関に治験依頼する基準。

それぞれの基準のポイントは次のようなものだ。

■治験の準備に関する基準・治験の依頼等の基準

① 治験を医療機関に依頼する手順や、医療機関の選び方、治験する医療機器（被験機器）の管理などの業務についての手順書を作ること

② 治験実施計画を作ること

③ 被験機器の内容をまとめた「被験機器概要書」を作ること

④ 治験医療機関の長に、治験実施計画書、被験機器概要書などを含む文書を提出すること

⑤ 治験責任医師に、治験に参加する患者等への説明文書を作成するよう依頼すること

■治験の管理に関する基準

治験を医療機関に依頼したからといって、あとはその医療機関に治験を任せっぱなしにすればいいというわけにはいかない。薬機法第 80 条の 2 第 5 項では、治験依頼者に対し、治験が計画通りに行われているか、何か問題は起きていないかなど、治験を管理する責任を負わせている。

治験の管理に関する基準の主なものは次ページの通りだ。

■治験を行う基準

治験の管理に関する基準

- ❖ 被験医療機器の表示、出納、保存等の管理
- ❖ 治験安全評価委員会を設置すること
- ❖ 治験の実施状況をモニタリングすること
- ❖ 不具合情報等の収集と提供
- ❖ 監査の実施、報告書、記録の作成と保存

治験を行う基準とは、医療機器開発メーカーから依頼を受けて医療機関が治験を実施する場合、又は医師が自ら治験を行う場合に守られるべき基準だ。

- ❖ 治験を行うことの適否を審議する「治験審査委員会」を設けること
- ❖ 治験実施医療機関の要件
- ❖ 治験責任医師の選定
- ❖ 治験に参加する患者（被験者）の選定の仕方
- ❖ 被験者に対する文書による説明と同意を得ること（インフォームド・コンセント）

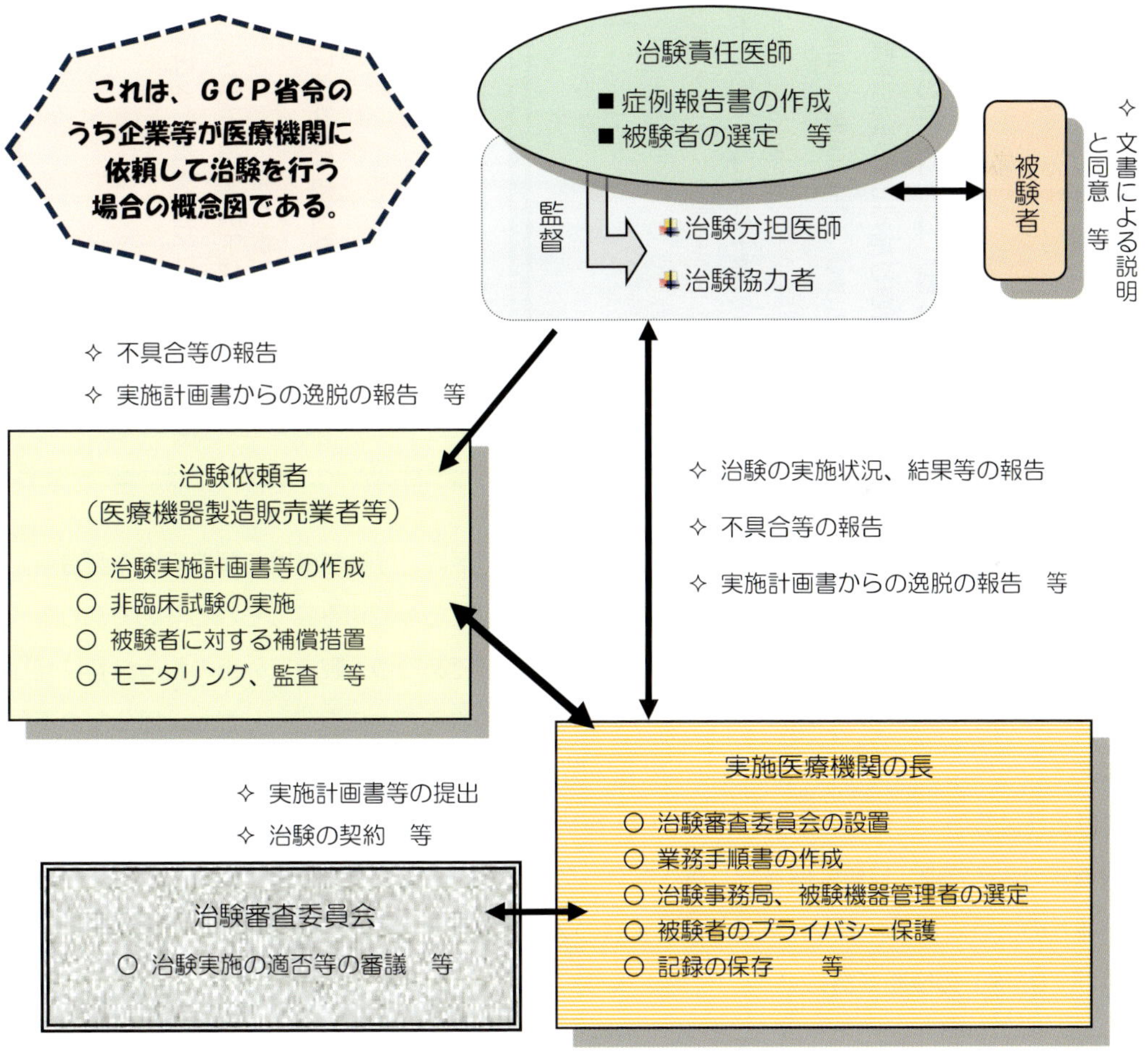

第6章　医療機器等を製造販売する

～医療機器等の品質を守る仕組み　QMS～

1　QMS

医療機器等の製造販売業については厚生労働大臣の許可が、製造業には登録が必要であることは第３章で既に説明したが、条文をもう一度見てみよう。

薬機法

（製造販売業の許可）
第二十三条の二
次の表の上欄に掲げる医療機器又は体外診断用医薬品の種類に応じ、それぞれ同表の下欄に定める厚生労働大臣の許可を受けた者でなければ、それぞれ、業として、医療機器又は体外診断用医薬品の製造販売をしてはならない。

（製造業の登録）
第二十三条の二の三
1　業として、医療機器又は体外診断用医薬品の製造（設計を含む。以下この章及び第八十条第二項において同じ。）をしようとする者は、製造所（医療機器又は体外診断用医薬品の製造工程のうち設計、組立て、滅菌その他の厚生労働省令で定めるものをするものに限る。以下この章及び同項において同じ。）ごとに、厚生労働省令で定めるところにより、厚生労働大臣の登録を受けなければならない。

医療機器等は、許可を得た製造販売業者の管理、監督の下に、登録を受けた製造業者の製造所において製造される。特に医療機器は、大小たくさんのパーツをもって組み立てられるものであり、一つの医療機器の製造でも、複数の製造所が関わることが多いであろう。製造を外部の製造業者に発注した場合、製造販売業者の目の届かないところで製造が行われることになる。しかし、何らかの不具合等が発生した場合、「この製品は下請けの会社に製造させたものだから、下請けが悪い。製造販売業者には責任はない」というわけにはいかない。製造販売業者は、それらの製造所を統括し、監督して医療機器の製造管理、品質管理を行う責任を負っている。

一体どのようにして製造販売業者は製造業者の製造工程を管理し、医療機器等の品質を守るのか。それが「QMS」の役割である。

まず、第3章で説明した次の二つの省令による基準について復習してみる。

■製造管理又は品質管理に係る業務を行う体制の基準

薬機法：第 23 条の 2 の 2 より

申請に係る医療機器又は体外診断用医薬品の製造管理又は品質管理に係る業務を行う体制が、厚生労働省令で定める基準に適合していること。

第 3 章で説明したように、製造販売業の許可基準として、右の規定があった。

この「製造管理又は品質管理に係る業務を行う体制」に関する「厚生労働省令で定める基準」が「(QMS) 体制省令」と呼ばれるものである。

「医療機器又は体外診断用医薬品の製造管理又は品質管理に係る業務を行う体制の基準に関する省令」
（平成 26 年 8 月 6 日厚生労働省令第 94 号）

■医療機器及び体外診断用医薬品の製造管理及び品質管理の基準

薬機法：第 23 条の 2 の 5 より

申請に係る医療機器又は体外診断用医薬品が政令で定めるものであるときは、その物の製造管理又は品質管理の方法が、厚生労働省令で定める基準に適合していると認められないとき。

製造販売業の許可要件である「体制省令」とは別に、製造販売承認の要件を定める規定が右の条文である。

この「製造管理又は品質管理の方法」に関する「厚生労働省令で定める基準」が「QMS 省令」である。

「医療機器及び体外診断用医薬品の製造管理及び品質管理の基準に関する省令」
(平成 16 年 12 月 17 日厚生労働省令第 169 号)

なお、QMS はすべての医療機器・体外診断用医薬品に適用されるが、平成 26 年厚生労働省告示第 316 号の別表に記載されている一般医療機器以外の一般医療機器（限定一般医療機器）のみを製造販売する製造販売業者（限定第三種製造販売業者）については、一部の条項の適用が免除されている。

（体制省令と QMS 省令）

体制省令と QMS 省令の二つの基準の関係を簡潔にいうならば、製造販売承認の要件である「QMS」は、製造販売業者が遵守すべき製造管理又は品質管理の方法を定めた基準である。一方、製造販売業の許可基準である「体制省令」は、その QMS を遵守し、円滑な運用を図るために製造販売業者が取るべき体制整備に関する基準である（平成 26 年 9 月 11 日薬食監麻発 0911 第 1 号厚生労働省通知及び QMS 省令第 1 条より）。

これらの二つの基準によって組み立てられている医療機器・体外診断用医薬品の製造管理、品質管理の仕組み、すなわち「QMS」体制とはどのような内容のものなのか、見ていくことにしよう。

1）体制省令

体制省令の第 1 条では、右のように、この省令が薬機法の第 23 条の 2 の 2 第 1 号（製造販売業の許可の基準）の「基準」を定めるものであると明記されている。

省令

第一条

この省令は、医薬品、医療機器等の品質、有効性及び安全性の確保等に関する法律（以下「法」という。）第二十三条の二の二第一号の厚生労働省令で定める基準を定めるものとする。

そして、体制省令第 3 条に次のように規定されている。

省令

第三条（製造管理又は品質管理に係る業務に必要な体制）

1　第一種医療機器製造販売業者、第二種医療機器製造販売業者、第三種医療機器製造販売業者及び体外診断用医薬品製造販売業者（次条第一項及び第二項に規定する製造販売業者を除く。以下「第一種医療機器製造販売業者等」という。）は、医療機器及び体外診断用医薬品の製造管理及び品質管理の基準に関する省令（平成十六年厚生労働省令第百六十九号。以下「製造管理等基準省令」という。）第五条第一項の規定による品質管理監督システムの確立、文書化及び実施並びにその実効性の維持のために必要な組織の体制、製造管理等基準省令第八条及び第六十七条の規定による品質管理監督文書の管理及び保管を適切に行うために必要な組織の体制、製造管理等基準省令第九条及び第六十八条の規定による記録の管理及び保管を適切に行うために必要な組織の体制その他製造管理等基準省令 の規定を遵守するために必要な組織の体制を整備しなければならない。

2　第一種医療機器製造販売業者等は、法第二十三条の二の十四第二項に規定する医療機器等総括製造販売責任者を製造管理等基準省令第七十一条第一項各号に掲げる業務を適正に行うことができるよう適切に配置すること、製造管理等基準省令第二条第十六項に規定する管理監督者を製造管理等基準省令第二章第三節の規定を遵守することができるよう適切に配置することその他製造管理等基準省令の規定を遵守するために必要な人員の配置を適切に行わなければならない。

条文を整理してみる。なお、ここではQMS省令を、「製造管理等基準省令」としている。

①

第一種医療機器製造販売業者、第二種医療機器製造販売業者、第三種医療機器製造販売業者及び体外診断用医薬品製造販売業者は、製造管理等基準省令の規定により、以下のことを行わなければならない。

省令

○ 品質管理監督システムの確立、文書化及び実施並びにその実効性の維持のために必要な組織の体制（ＱＭＳ省令第五条第一項）

○ 品質管理監督文書の管理及び保管を適切に行うために必要な組織の体制（ＱＭＳ省令第八条及び第六十七条）

○ 記録の管理及び保管を適切に行うために必要な組織の体制（ＱＭＳ省令第九条及び第六十八条）

○ その他製造管理等基準省令の規定を遵守するために必要な組織の体制を整備

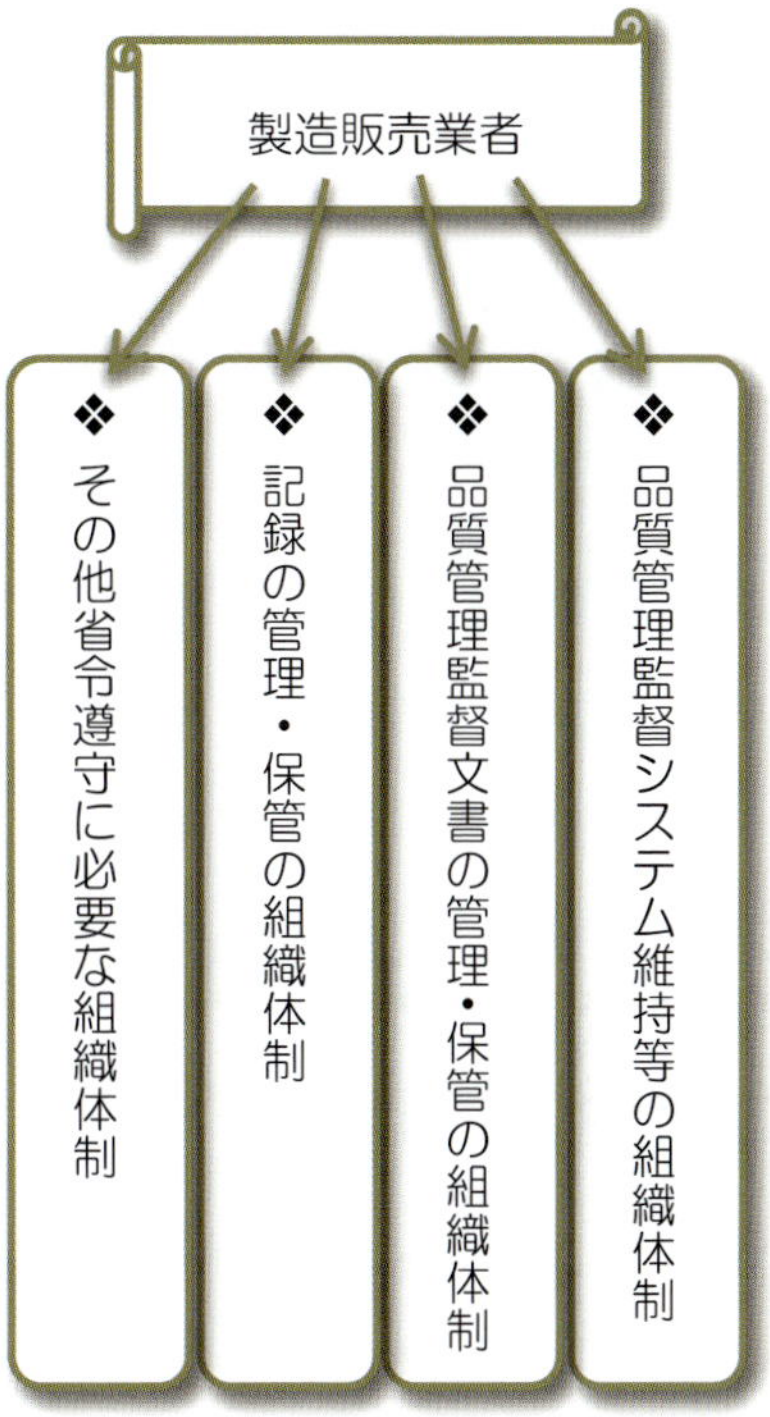

②

第一種医療機器製造販売業者、第二種医療機器製造販売業者、第三種医療機器製造販売業者及び体外診断用医薬品製造販売業者は、右のことを行わなければならない。

省令

○ 医療機器等総括製造販売責任者を、業務を適正に行うことができるよう適切に配置すること（薬機法第二十三条の二の十四、ＱＭＳ省令第七十一条第一項）

○ 管理監督者を、ＱＭＳ規定を遵守することができるよう適切に配置すること（ＱＭＳ省令第二条第十六項）

○ その他ＱＭＳ省令の規定を遵守するために必要な人員の配置を適切に行うこと

このように体制省令とは、QMS を適切に実施できるよう、組織、人員等の体制の整備を定めた省令である。この体制省令で定められた体制の下に、以下のように QMS が定められている。

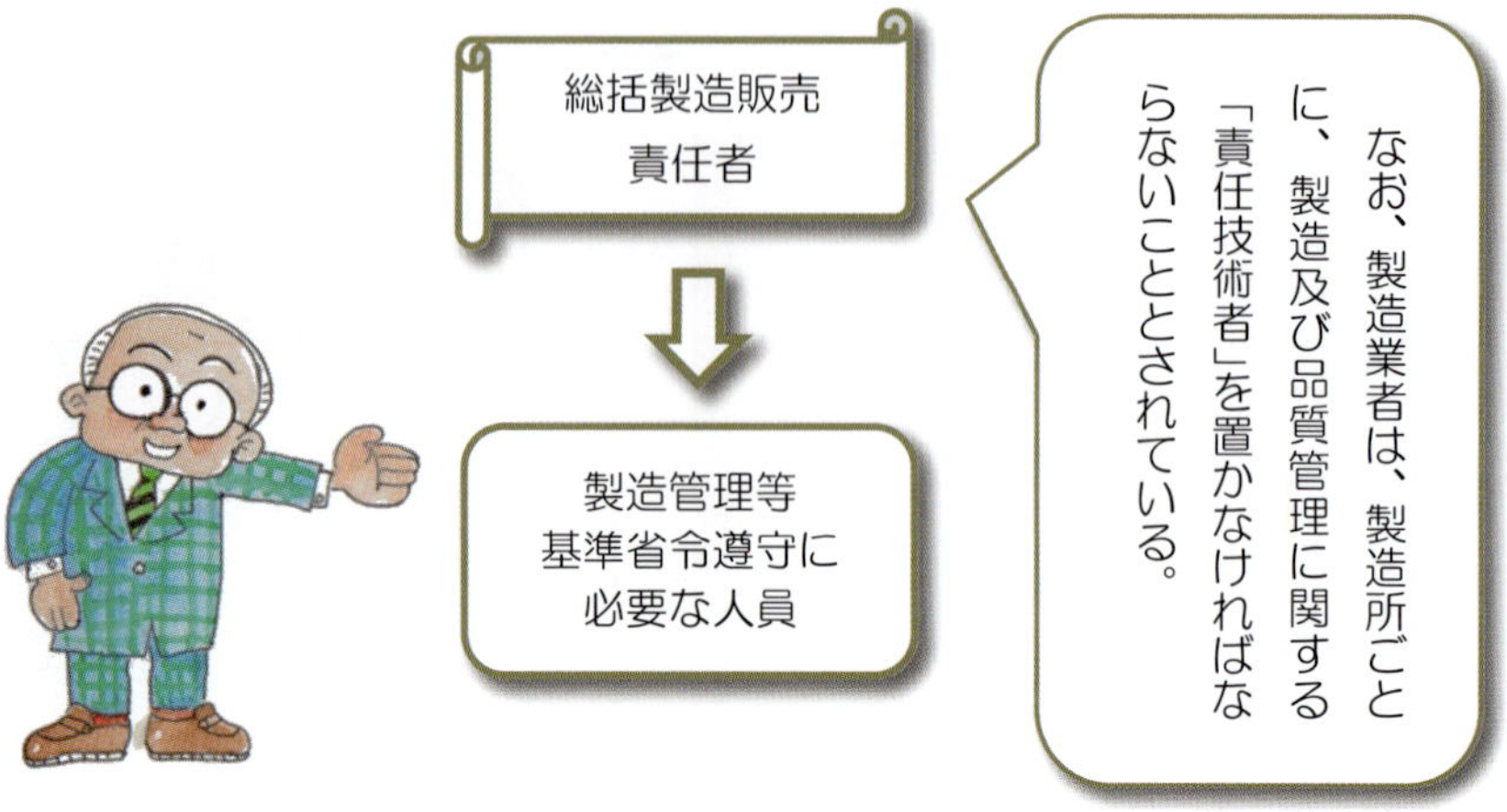
総括製造販売
責任者
製造管理等
基準省令遵守に
必要な人員
なお、製造業者は、製造所ごとに、製造及び品質管理に関する「責任技術者」を置かなければならないこととされている。

2）QMS 省令　<医療機器等の製造管理及び品質管理の基準に関する省令>

■QMS の基本的考え方

QMS は、「医療機器等の品質は完成品となった状態で押さえればよし」とするのではなく、製造の最初から、つまり、その設計、原材料の品質の確認から、中間製品、最終製品までの製造工程について、製造設備・機器などハードウェアと、人的・機械的な工程管理システムなどソフトウェアの両面から一貫して管理するという考え方だ。

従前、医療機器等の製造販売業者は、GQP（Good Quality Practice）と呼ばれる「医療機器の品質管理の基準」に従って、その品質管理を行うこととされていた。そして QMS は、医療機器等の製造業者の基準として適用されていた。また、製造業者の製造所の構造や設備については、「薬局等構造設備規則」により、その基準が定められていた。つまり、製造販売業者と製造業者は、それぞれ別個の独立した業者として規制される形となっていた。このため、業許可に際しては、製造販売業は「GQP」への適合性について、製造業は「QMS（旧）」への適合性及び製造所の構造設備基準への適合性について審査を受け、許可を受けることとされていた。

なお、QMS 省令は、国際標準化機構が定めた ISO13485 に準じて定められたものである。

しかし、平成 25 年の法改正により、医療機器等の製造業の制度が「許可制」から「登録制」（登録台帳に製造業者氏名、住所、製造所所在地などを記載し管理する制度）に移行した。つまり、製造販売業者は、その医療機器等の製造所として登録された製造業者の製造所と一体となって医療機器を製造する、ということだ。これにより、その製造・品質管理責任が以前にも増して重く医療機器等の製造販売業者に課せられることとなった。

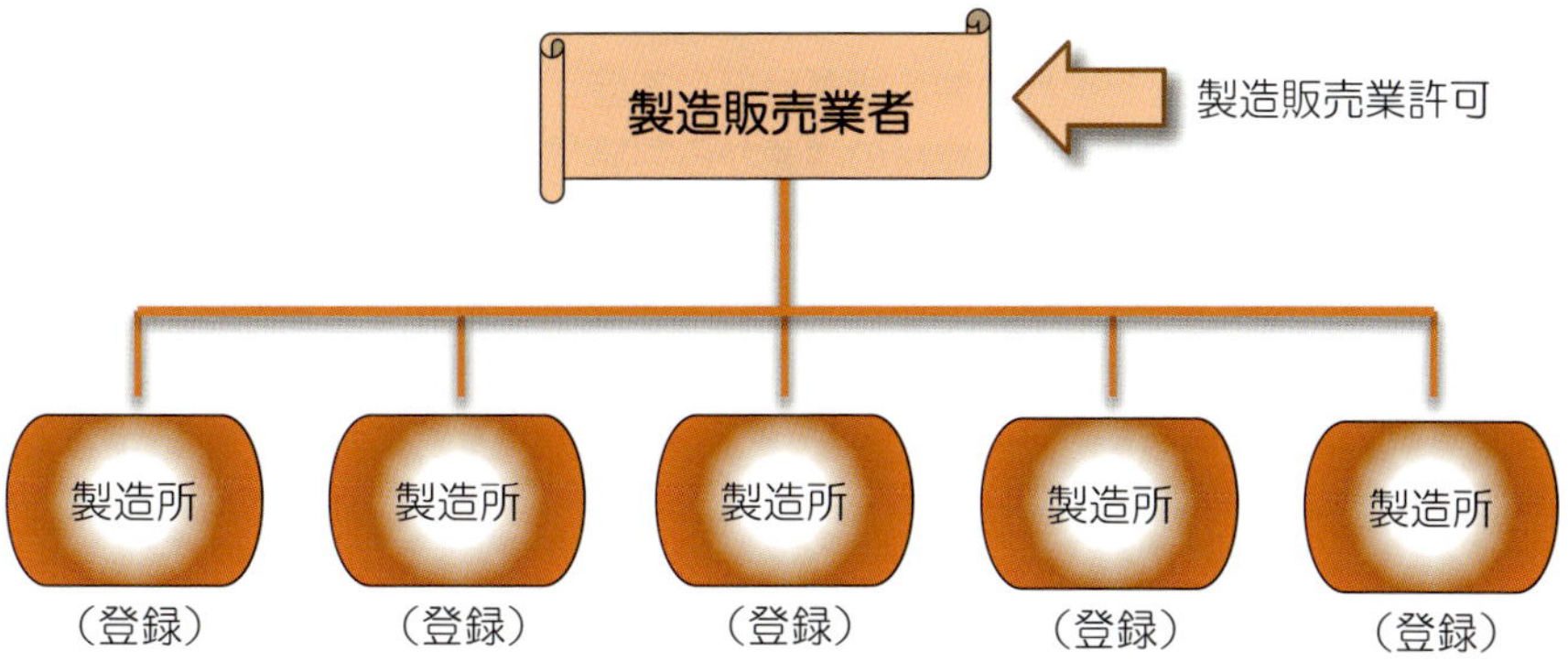

これに伴い、GQP 及び旧 QMS、構造設備規則（医療機器製造業に関わる部分）が統合整理され、「新 QMS」（平成 26 年 11 月改正 QMS）が制定された。

改正後の薬機法では、製造業者は、製造所の「登録」を受ければよく、登録の際にはその製造管理及び品質管理などの要件等について審査を受けることはなくなった。その代わり、製造所は、製造販売業者の製造販売承認や認証の要件として、製造管理及び品質管理について、QMS 適合性の調査を受けることとなった。

＜GQP と QMS＞

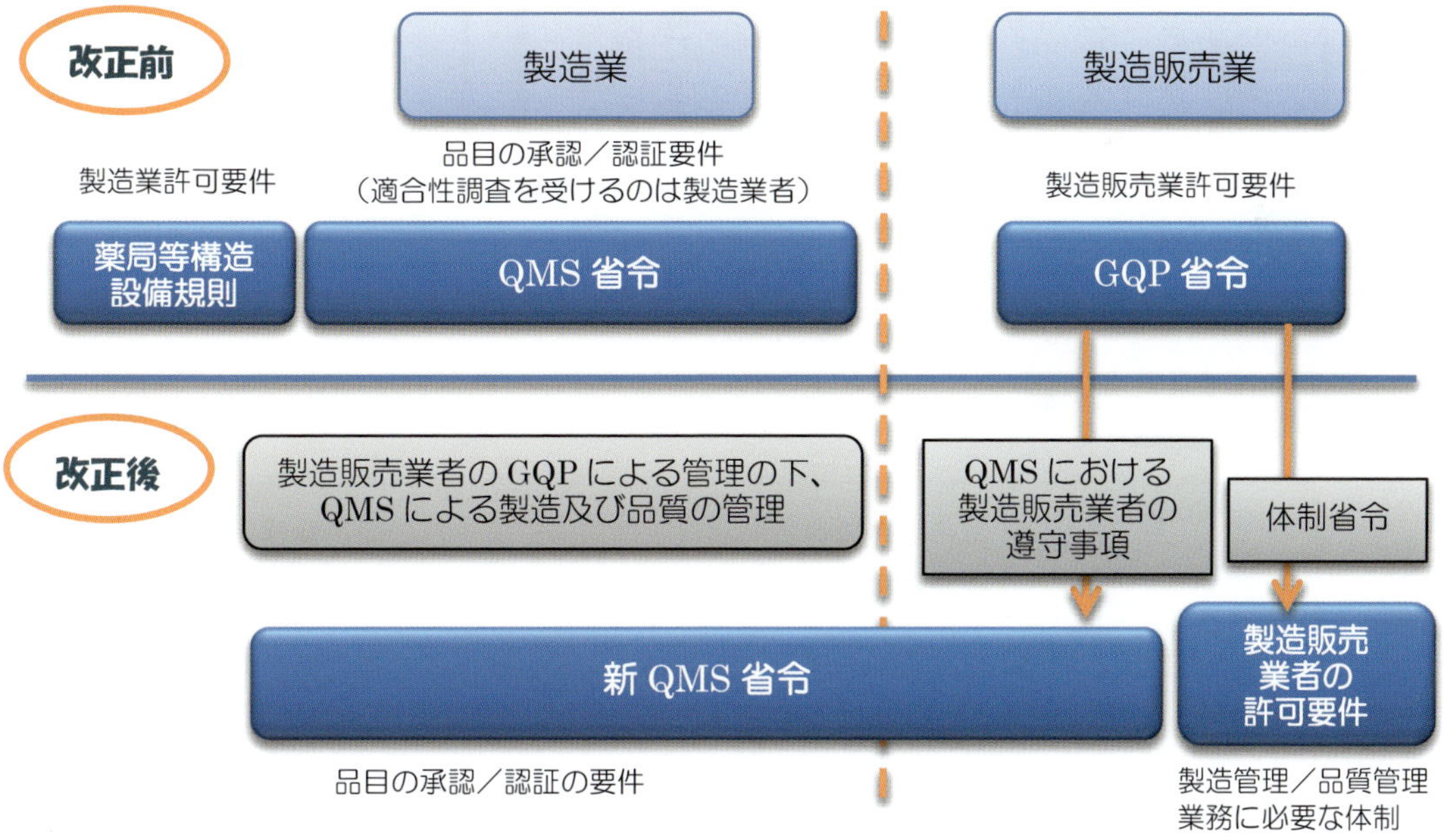

では、ＱＭＳの内容を見ていこう。

ポイント１　製造所の「品質管理監督システム」の確立

☆　医療機器等は、各工程を複数の製造所が分担して担当することもある。それだけに、資材の調達から製品の完成まで一連の工程の内容とそれぞれの製造所の作業内容を、製造販売業者が的確に把握していなければならない。そのため、製造販売業者は、次のような内容を含む「品質管理監督システム」を構築し、文書化しておかなければならない。

（１）品質管理監督システムに必要な工程の内容を明らかにし、それぞれの工程について、各施設の関与の態様を明確にする。
（２）工程の順序及び相互の関係を明確にする。
（３）工程の実施及び管理の実効性の確保に必要な判定基準及び方法を明確にする。
（４）工程の実施、監視及び測定に必要な資源及び情報が利用できるようにする。
（５）工程を監視し、測定し、及び分析する。
（６）工程について、（１）の結果を得るために、及び実効性を維持するために所要の措置を採ること。

☆　また、製造販売業者は、次のような内容を含む「品質管理監督システム基準書」を策定する。

一　品質管理監督システムの範囲
一　品質管理監督システムのために作成した手順書の内容又は当該手順書の文書番号その他参照情報
二　各工程の相互の関係

ポイント２　管理監督者の指名

☆製造販売業者は「管理監督者」を定めること。

管理監督者とは？

❖ 製造販売業者等の品質管理監督システムに係る業務を最上位で管理監督する役員等

❖ 製造業者の品質管理監督システムに係る業務を最上位で管理監督する役員

一　品質方針を定めること。
二　品質目標が定められているようにすること。
三　品質管理監督システムの妥当性・実効性の維持を確認するための照査を実施すること。
四　資源が利用できる体制を確保すること。
五　法令の規定等及び製品要求事項のうち製品受領者要求事項（限定第三種医療機器製造販売業者の管理監督者にあっては、法令の規定等に限る）に適合することの重要性を、全ての施設に周知すること。

☆管理監督者の業務は右のとおりだ（限定第三種医療機器製造販売業者の管理監督者にあっては、四と五に限る）

ポイント３　製品実現（開発の段階から製品の出荷及びこれに附帯するサービスの提供に至るまでに行われる一連の業務）の計画策定

☆製造販売業者等は、製品実現に必要な工程の計画（製品実現計画）を策定し、その工程を確立しなければならない。また、その計画の策定に当たっては、次に掲げる事項を明確化しなければならない。

一　当該製品に係る品質目標及び製品要求事項
二　当該製品に固有の工程、当該工程に係る文書の策定及び所要の資源の確保の必要性
三　所要の検証、バリデーション、監視、測定及び試験検査に係る業務であって当該製品に固有のもの並びに製品の出荷の可否を決定するための基準（出荷可否決定基準）
四　製品実現に係る工程及びその結果としての製品が製品要求事項に適合していることを実証するために必要な記録

ポイント４　測定、分析及び改善

☆製造販売業者等（限定第三種医療機器製造販売業者を除く）は、次に掲げる業務に必要な監視、測定、分析及び改善に係る工程の計画を策定し、実施しなければならない。

一　製品（限定一般医療機器に係る製品を除く）の適合性を実証すること。
二　品質管理監督システムの適合性を確保し、実効性を維持すること。

このように、QMS は、一貫した製造管理・品質管理システムにより、医療機器の品質を守ろうというものだ。

2　QMS 適合性調査

製造販売業者は、以上のような QMS 基準の下に医療機器等の製造販売を行うわけだが、既に説明したように、QMS は医療機器の製造販売承認の要件の一つとなっている。

この QMS へ適合しているかどうか、医療機器の承認に際し、書面又は実地の調査（QMS 適合性調査）を受けなければならないこととされている。

QMS 適合性調査は、承認に際して審査を受けるだけでなく、承認を得た後も 3 年を下らない政令で定める期間ごとに、再調査を受けなければならない。政令ではその期間を、製造販売業の更新期間である 5 年ごとと定めている。

☆適合性調査

1　承認（一変）前適合性調査

2　承認後適合性調査
（5 年ごと定期調査）

薬機法

第二十三条の二の五

6　第一項の承認を受けようとする者又は同項の承認を受けた者は、その承認に係る医療機器又は体外診断用医薬品が政令で定めるものであるときは、その物の製造管理又は品質管理の方法が第二項第四号に規定する厚生労働省令で定める基準に適合しているかどうかについて、当該承認を受けようとするとき、及び当該承認の取得後三年を下らない政令で定める期間を経過するごとに、厚生労働大臣の書面による調査又は実地の調査を受けなければならない。

■適合性調査の製品群の区分（後述）ごとの実施と「基準適合証」の交付

調査の結果、QMS 適合であると認められたときは、厚生労働大臣から「基準適合証」が交付される（法第 23 条の 2 の 6）。

QMS の適合性調査は、医療機器等の製造販売承認の際に受けることが原則であるが、必ずしも承認された医療機器等の品目ごとに調査を受けなければならないわけではない。承認審査を円滑化するために、構造や特性が類似した医療機器等は、「製品群区分」ごとに適合性調査を行うことで、品目ごとの調査を省略することができるとされているのだ。

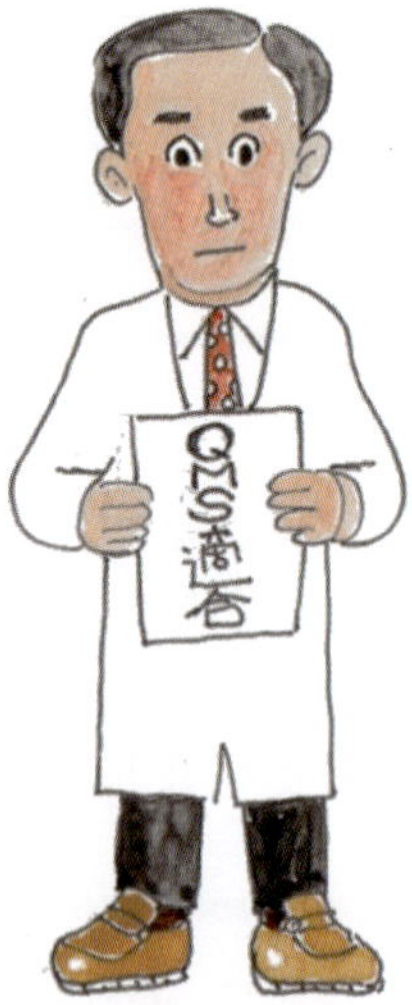

薬機法には、次ページのような規定がある。

薬機法

第二十三条の二の五

7　第一項の承認を受けようとする者又は同項の承認を受けた者は、その承認に係る医療機器又は体外診断用医薬品が次の各号のいずれにも該当するときは、前項の調査を受けることを要しない。

「次の各号」とは、以下のような場合である。

① 製造販売業者が既に「基準適合証」の交付を受けている場合であって、承認に係る医療機器等が、適合証を受けた医療機器又は体外診断用医薬品と同一の厚生労働省令で定める区分に属するものであるとき。

② 承認に係る医療機器が、基準適合証に係る医療機器等を製造する全ての製造所（製造工程のうち滅菌その他の厚生労働省令で定めるもののみをするものを除く）と同一の製造所において製造されるとき。

この「厚生労働省令で定める区分」（製品群区分）については、次の厚生労働省令によって定められている。この省令は「製品群区分省令」と呼ばれている。

「医薬品、医療機器等の品質、有効性及び安全性の確保等に関する法律第 23 条の 2 の 5 第 7 項第 1 号に規定する医療機器又は体外診断用医薬品の区分を定める省令」

（平成 26 年 8 月 6 日厚生労働省令第 95 号）

この製品群区分省令第 2 条で、次ページのような区分を定めている。

製品区分省令第2条より

① 品目ごとに調査を行うべきもの〈品目調査医療機器等〉

品目ごとに調査を行うべきものとして厚生労働大臣が指定する医療機器又は体外診用医薬品

② 一般名ごとに調査を行うべきもの〈一般的名称調査医療機器等〉

一般的名称ごとに調査を行うべきものとして厚生労働大臣が指定する医療機器又は体外診断用医薬品

一般的名称調査医療機器等の製品群区分は、医療機器にあっては次のⅰ）に掲げる区分、体外診断用医薬品にあってはⅱ）に掲げる区分

ⅰ）医療機器

イ　生物由来製品たる滅菌医療機器
ロ　滅菌医療機器（イに該当するものを除く）
ハ　生物由来製品たる非滅菌医療機器
ニ　非滅菌医療機器（ハに該当するものを除く）

ⅱ）体外診断用医薬品が属する一般的名称を、次に掲げる体外診断用医薬品の種類別に細分した区分

イ　放射性医薬品たる体外診断用医薬品
ロ　体外診断用医薬品（イに該当するものを除く）

③ 「品目調査医療機器等」及び「一般的名称調査医療機器等」以外の医療機器、体外診断用医薬品

ⅰ）特定高度管理医療機器　別表第一に掲げる区分（別掲）

ⅱ）ⅰ）の医療機器以外の医療機器又は体外診断用医薬品　別表第二に掲げる区分（別掲）

ⅲ）別表第一又は別表第二に掲げる区分に該当する区分がない医療機器又は体外診断用医薬品の製品群区分は、医療機器にあっては第一号に掲げる区分とし、体外診断用医薬品にあっては第二号に掲げる区分

ⅳ）医療機器が属する一般的名称を、次に掲げる医療機器の種類別に細分した区分

イ　生物由来製品たる滅菌医療機器
ロ　滅菌医療機器（イに該当するものを除く）
ハ　生物由来製品たる非滅菌医療機器
ニ　非滅菌医療機器（ハに該当するものを除く）

ⅴ）体外診断用医薬品が属する一般的名称を、次に掲げる体外診断用医薬品の種類別に細分した区分

イ　放射性医薬品たる体外診断用医薬品
ロ　体外診断用医薬品（イに該当するものを除く）

つまり、QMS 適合性調査は、①の区分（品目調査医療機器等）の医療機器等については品目ごとに、②の区分（一般的名称調査医療機器等）の医療機器については一般名ごとに、体外診断用医薬品については体外診断薬全体として調査を受けなければならない。それ以外の医療機器については、製品群区分ごとに適合性調査を受ける。

ある医療機器 A について適合性調査を受け、「基準適合証」を交付されている場合、次に医療機器 B が医療機器 A と同じ製品群区分に該当し、かつ、同じ製造所で製造される医療機器である場合は、適合性調査を受ける必要はないわけだ。

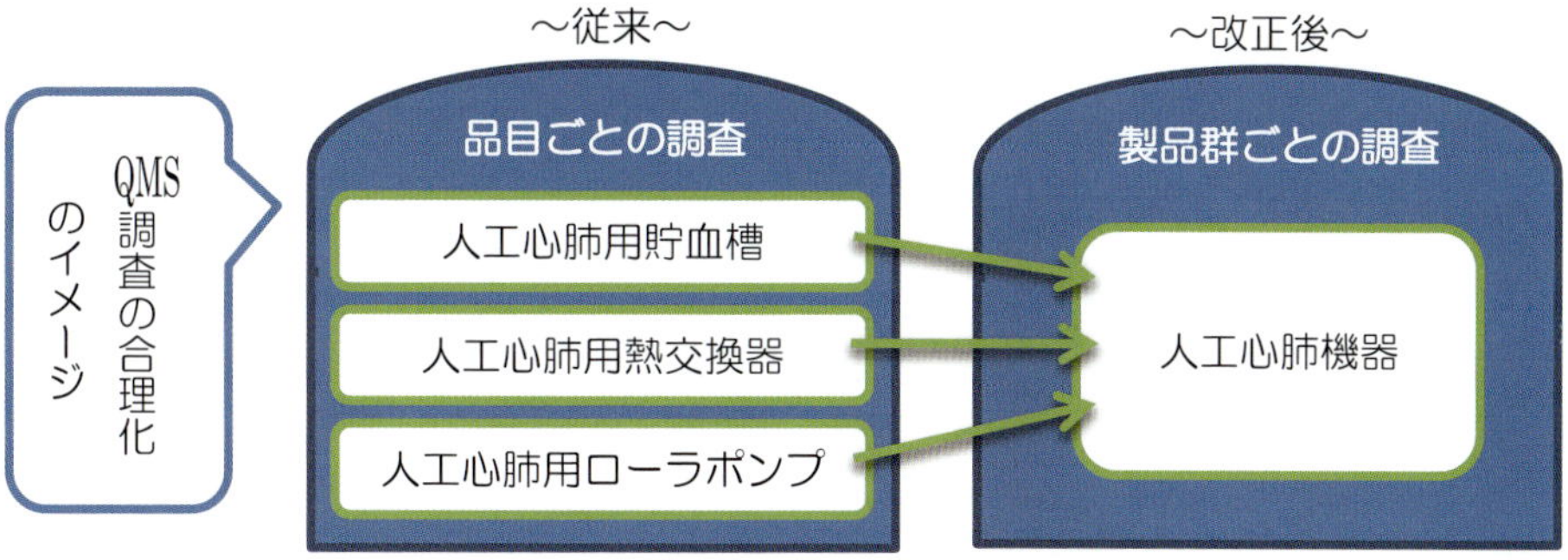

① 滅菌
② 最終製品の保管
③ その他厚生労働大臣が適当と認める製造工程

また、適合性調査はその医療機器等の登録された製造所の組み合わせごとに受けなければならないが、右については、異なる製造所であっても適合性調査を省略できることとされている。

なお、基準適合証の有効期間は「5 年」とされている（施行令第 37 条の 17)。承認後 5 年ごとに、適合性調査を受けることになっており、その都度、基準適合証も改めて発行されることになる。

このようにして医療機器等の品質を守りつつ、その手続きを簡素化することによって、医療機器の承認審査の円滑化が図られているのだ。

■製品群区分

品目調査医療機器等及び一般的名称調査医療機器等以外の医療機器の製品群区分は、前記の製品群省令により、下表（別表 1、別表 2）のように区分されている。

さらに、この区分は、医療機器にあっては次のⅰ）のイロハニに、体外診断用医薬品にあってはⅱ）のイロに細分される。ただし、例えば医療機器の場合、イの区分に係る基準適合証はロからニまでの区分、ロ又はハの区分に係る基準適合証はニの区分に係る基準適合証（区分以外の記載が同じもの）として利用できることとされている。

ⅰ）医療機器

イ　生物由来製品たる滅菌医療機器
ロ　滅菌医療機器（イに該当するものを除く。）
ハ　生物由来製品たる非滅菌医療機器
ニ　非滅菌医療機器（ハに該当するものを除く。）

ⅱ）体外診断用医薬品

イ　放射性医薬品たる体外診断用医薬品
ロ　体外診断用医薬品（イに該当するものを除く。）

製品群省令別表１（特定高度管理医療機器）

一	金属製のステント
二	ステント（前号に該当するものを除く）
三	ステントグラフト
四	人工血管
五	血管用パッチ
六	人工弁輪及び機械弁
七	体外循環装置
八	ペースメーカリード
九	植込み型の心臓ペースメーカ及び除細動器
十	植込み型の補助人工心臓
十一	補助人工心臓（前号に該当するものを除く）
十二	放射性同位元素治療装置及び密封線源
十三	電気刺激装置用リード
十四	植込み型の電気刺激装置

十五	電気刺激装置（前号に該当するものを除く）
十六	硬性内視鏡
十七	軟性内視鏡
十八	金属製のクリップ及び吻合連結器
十九	クリップ及び吻合連結器（前号に該当するものを除く）
二十	注射器具及び穿刺器具
二十一	能動機能を有するカテーテル
二十二	非能動機能を有するカテーテル
二十三	カテーテル（前二号に該当するものを除く）
二十四	カテーテルガイドワイヤ
二十五	ドレナージ用器具及びシャント用器具
二十六	縫合糸
二十七	人工骨
二十八	整形外科用器具
二十九	体内固定器具
三十	外科用手術の用に供するカフ
三十一	カフ（前号に該当するものを除く）
三十二	人工乳房
三十三	人工硬膜
三十四	組織代用皮膚
三十五	軟組織注入材
三十六	軟組織接合用接着材
三十七	止血材
三十八	歯科治療用材料

製品群省令別表２（別表１以外のもの）

（一般の非能動な非埋植医療機器）

一	麻酔、救急及び集中治療の用に供する非能動な非埋植医療機器
二	注射、点滴、輸血及び透析の用に供する非能動な非埋植医療機器
三	整形外科又はリハビリテーションの用に供する非能動な非埋植医療機器
四	測定機能を有する非能動な非埋植医療機器
五	眼科の用に供する非能動な非埋植医療機器
六	非能動な器具

七	避妊の用に供する非能動な非埋植医療機器
八	殺菌、洗浄又はすすぎの用に供する非能動な非埋植医療機器
九	体外受精又は補助生殖医療の用に供する非能動な非埋植医療機器
十	その他一般の非能動な非埋植医療機器（厚生労働大臣が認めるものに限る）

（非能動な埋植医療機器）

一	心臓又は血管の機能に関わる非能動な埋植医療機器
二	整形外科の用に供する非能動な埋植医療機器
三	身体の機能を代替する非能動な埋植医療機器
四	軟組織の機能を代替する非能動な埋植医療機器
五	その他非能動な埋植医療機器（厚生労働大臣が認めるものに限る）

（創傷手当の用に供する医療機器）

一	創傷被覆又は保護材
二	縫合材料又は鉗子
三	その他創傷手当の用に供する医療機器

（専ら歯科の用に供する非能動な医療機器）

一	歯科の用に供する非能動な器具
二	歯科用材料
三	歯科の用に供する非能動な埋植医療機器
四	その他歯科の用に供する非能動な非埋植医療機器（厚生労働大臣が認めるものに限る）

（一般の能動な医療機器）

一	体外循環、点滴又は血液フェレーシスの用に供する能動な医療機器
二	呼吸器用の能動な医療機器（酸素療法用の高圧チャンバー及び吸入麻酔用の機器を含む）
三	刺激又は抑制の用に供する能動な医療機器
四	外科の用に供する能動な医療機器
五	眼科の用に供する能動な医療機器
六	歯科の用に供する能動な医療機器
七	殺菌又は滅菌の用に供する能動な医療機器
八	リハビリテーションの用に供する能動な医療機器
九	患者の整位又は輸送の用に供する能動な医療機器
十	体外受精又は補助生殖医療の用に供する能動な医療機器
十一	自己検査の用に供する能動な医療機器
十二	補聴器
十三	マッサージ器、電気治療器、磁気治療器その他の理学診療の用に供する能動な医療機器

十四	プログラム
十五	その他一般の能動な医療機器（厚生労働大臣が認めるものに限る）

（能動な画像医療機器）

一	電離放射線を利用する能動な画像医療機器
二	非電離放射線を利用する能動な画像医療機器
三	その他能動な画像医療機器（厚生労働大臣が認めるものに限る）

（モニタリング医療機器）

一	生体信号に関わらない生理学的指標に係る能動なモニタリング医療機器
二	生体信号に関わる生理学的指標に係る能動なモニタリング医療機器

（放射線治療又は温熱治療の用に供する医療機器）

一	放射線治療又は温熱治療の用に供する電離放射線を利用する能動な医療機器
二	放射線治療又は温熱治療の用に供する非電離放射線を利用する能動な医療機器
三	温熱治療又は低体温法の用に供する能動な医療機器
四	体外からの衝撃波療法（砕石術を含む）の用に供する能動な医療機器
五	その他放射線治療又は温熱治療の用に供する医療機器（厚生労働大臣が認めるものに限る）

（体外診断用医薬品）

一	体外診断用医薬品

注：別表第一号及び別表第二号の区分については特例が設けられており（製品群区分省令第３）基準適合証の記載項目が同一である場合、上記の区分名が異なる場合であっても、同じ区分とみなされる場合がある。

（例）別表第一各号イ（生物由来製品たる滅菌器）については、「基準適合証」に記載された項目の内容が同一である場合には、当該各号ロ（滅菌医療機器）から二（非滅菌医療機器）までの区分と、同一の製品群区分とみなす。

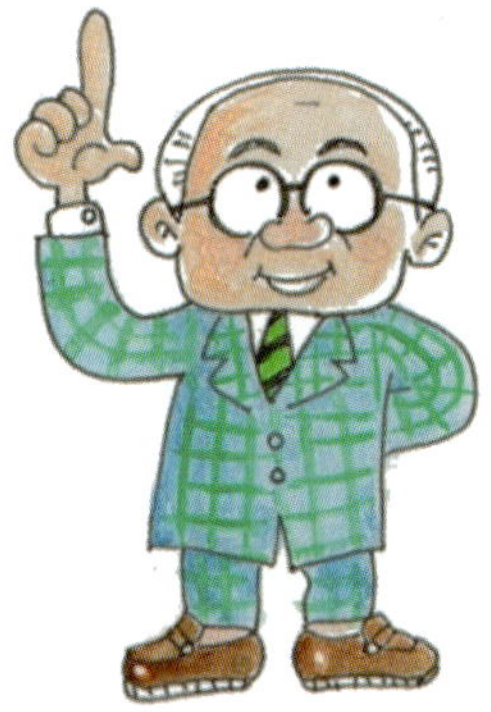

第7章　表示と添付文書

～添付文書はデータベース～

パソコンやスマートフォン、テレビなど最近の家電製品はいろいろな機能が仕込まれていて、それらの使い方に関する分厚いマニュアルが添付されている。これらの機器はマニュアルがないとどうにも使えない。医療機器、体外診断用医薬品も同じである。医療機器等の表示や添付文書などは、医療機器を適切、安全に使用するためにユーザーにとって大変重要なマニュアルである。

そこで薬機法では、医療機器の本体、容器、被包及び添付文書に記載すべき事項を定めている。なお、体外診断用医薬品の表示、添付文書については医薬品の項で規定しているので、医療機器とは別に説明する。

1　医療機器の容器、被包等への表示

まず、医療機器の容器や、被包等への表示義務事項である。次の条文を見てみよう。

薬機法

（直接の容器等の記載事項）

第六十三条

1　医療機器は、その医療機器又はその直接の容器若しくは直接の被包に、次に掲げる事項が記載されていなければならない。ただし、厚生労働省令で別段の定めをしたときは、この限りでない。

一　製造販売業者の氏名又は名称及び住所

二　名称

三　製造番号又は製造記号

四　厚生労働大臣の指定する医療機器にあつては、重量、容量又は個数等の内容量

五　第四十一条第三項の規定によりその基準が定められた医療機器にあつては、その基準においてその医療機器又はその直接の容器若しくは直接の被包に記載するように定められた事項

六　第四十二条第二項の規定によりその基準が定められた医療機器にあつては、その基準においてその医療機器又はその直接の容器若しくは直接の被包に記載するように定められた事項

七　厚生労働大臣の指定する医療機器にあつては、その使用の期限

八　前各号に掲げるもののほか、厚生労働省令で定める事項

製品の表示は、その製品の本質、品質、性能及びそれらに関する責任の所在などの基本的な事項を示すものである。

医療機器は、医療材料のように容器に入れて出荷される比較的小型のものや、CT、MRI のように梱包されて出荷される大型機械類もあり、それらに対する表示の仕方も様々である。

カテーテルやエックス線フィルムなど、被包や箱等に収められている医療材料などの場合は、表示はその容器・被包にすればよい。一方、機械類など搬送用段ボール箱などに梱包されているものの場合は、設置後すぐにその段ボールなどが廃棄されてしまうため、表示は機械類のボディ、本体そのものにした方がよい。

したがって、医療機器の場合は、薬機法第 63 条にあるように、「その医療機器本体」又は「その直接の容器若しくは直接の被包」に表示義務事項を記載することとされている。医薬品についても表示義務事項が定められているが、医薬品の場合は、必ず、ガラス瓶(びん)や紙箱、プラスチックの容器などに入っているため、「直接の容器、被包」への記載が原則である。

記載事項としては、医療機器の製造販売業者名、名称、製造番号・製造記号（製造時期、生産単位を特定するための記号)、内容量（重量、容量)、使用期限などの記載が義務付けられている。

これらの他、薬機法第 41 条第 3 項、第 42 条第 2 項に基づき定められた基準の中で、記載事項が定められている場合もある。

なお、上記の第 8 号の「厚生労働省令で定める事項」は、薬機法施行規則で次の通り定められている。

薬機法施行規則

（医療機器の直接の容器等の記載事項）

第二百二十二条

法第六十三条第一項第八号の厚生労働省令で定める事項は、次のとおりとする。

一　高度管理医療機器、管理医療機器又は一般医療機器の別

二　法第二十三条の二の十七第一項の承認を受けた医療機器にあつては、外国製造医療機器等特例承認取得者の氏名及びその住所地の国名並びに選任外国製造医療機器等製造販売業者の氏名及び住所

三　法第二十三条の二の二十三第一項の認証を受けた指定高度管理医療機器等(体外診断用医薬品を除く。)であつて本邦に輸出されるものにあつては、外国製造医療機器等特例認証取得者の氏名及びその住所地の国名並びに選任外国製造指定高度管理医療機器等製造販売業者の氏名及び住所

四　特定保守管理医療機器にあつては、その旨

五　単回使用の医療機器(一回限りの使用で使い捨てる医療機器をいう。)にあつては、その旨

■特定保守管理医療機器の「本体」への表示

また、第8章で説明するが、医療機器のうち、特に保守点検、修理などを必要とする医療機器を「特定保守管理医療機器」と指定している。この特定保守管理医療機器については、薬機法第63条の記載事項のうち、右の事項を、医療機器本体に記載することが義務付けられている。

① 製造販売業者の氏名又は名称及び住所
② 名称
③ 製造番号又は製造記号

また、前ページの施行規則第222条の記載事項を、医療機器の「本体」に記載することとされている（法第63条第2項）。特定保守管理医療機器は、医療施設に設置されており、保守点検や修理の際、必要に応じて製造販売業者に照会するときに便利だからだ。

なお、特定保守管理医療機器については、点検に必要な事項を容器や被包、添付文書（後述）に記載するよう定めている（規則第227条）。

■歯科金属の表示

歯科診療で用いる歯科用の金属については、上記の記載事項に加え、金、銀、白金、ルテニウム、ロジウム、パラジウム、オスミウム、イリジウム及びイリドスミンについては、金属成分や分量を記載することとされている（施行規則第223条）。これらの金属以外については5%（重量百分率）以下の場合は記載の必要はない（施行規則第223条）。

■表示事項の記載の省略（特例）

医療機器には、ピンセットやメスなどのような「鋼製小物」と呼ばれるものがある。また、直接の容器又は直接の被包の面積が著しく狭く、表示義務事項が書ききれないものもある。そのため表示義務事項のうちのある事項については、省略等ができる特例が定められている（施行規則第224条）。

<直接の容器等の表示省略が認められる例>

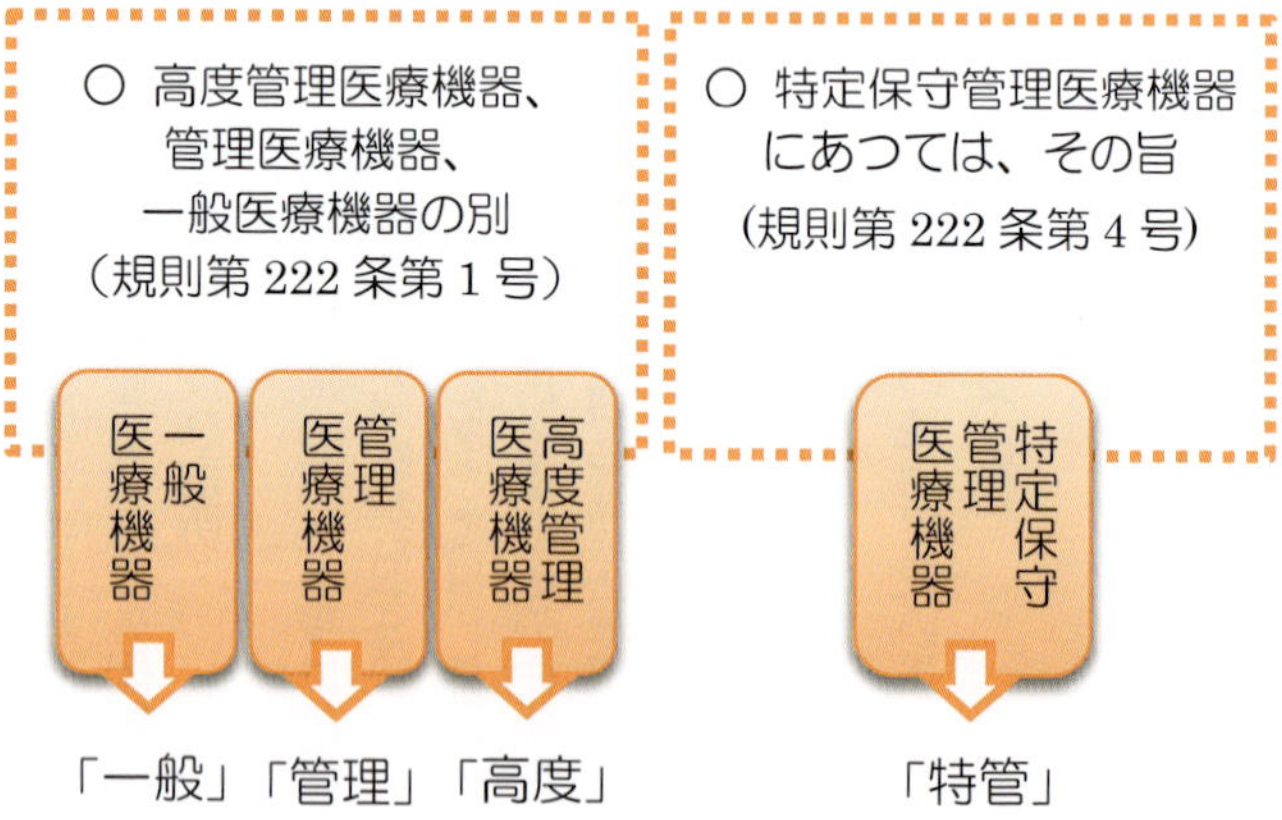

2　体外診断用医薬品の表示義務事項

体外診断用医薬品の表示については、医療機器ではなく、医薬品の規定が適用される。

薬機法

第五十条
　医薬品は、その直接の容器又は直接の被包に、次に掲げる事項が記載されていなければならない。ただし、厚生労働省令で別段の定めをしたときは、この限りでない。

一　製造販売業者の氏名又は名称及び住所
二　名称（日本薬局方に収められている医薬品にあつては日本薬局方において定められた名称、その他の医薬品で一般的名称があるものにあつてはその一般的名称）
三　製造番号又は製造記号
四　重量、容量又は個数等の内容量
五　日本薬局方に収められている医薬品にあつては、「日本薬局方」の文字及び日本薬局方において直接の容器又は直接の被包に記載するように定められた事項
六　要指導医薬品にあつては、厚生労働省令で定める事項
七　一般用医薬品にあつては、第三十六条の七第一項に規定する区分ごとに、厚生労働省令で定める事項
八　第四十一条第三項の規定によりその基準が定められた体外診断用医薬品にあつては、その基準において直接の容器又は直接の被包に記載するように定められた事項
九　第四十二条第一項の規定によりその基準が定められた医薬品にあつては、貯法、有効期間その他その基準において直接の容器又は直接の被包に記載するように定められた事項
十　日本薬局方に収められていない医薬品にあつては、その有効成分の名称（一般的名称があるものにあつては、その一般的名称）及びその分量（有効成分が不明のものにあつては、その本質及び製造方法の要旨）
十一　習慣性があるものとして厚生労働大臣の指定する医薬品にあつては、「注意―習慣性あり」の文字
十二　前条第一項の規定により厚生労働大臣の指定する医薬品にあつては、「注意―医師等の処方箋により使用すること」の文字
十三　厚生労働大臣が指定する医薬品にあつては、「注意―人体に使用しないこと」の文字
十四　厚生労働大臣の指定する医薬品にあつては、その使用の期限
十五　前各号に掲げるもののほか、厚生労働省令で定める事項

体外診断用医薬品は、体内に取り入れられるものではないので、前ページのすべてを記載する必要はない。前記のうち必要なものを記載することになる。

第8号の薬機法第41条第3項とは、体外診断用医薬品等について基準を定めることができることを定めた規定である。この規定に基づいて定められた基準において、記載するよう定められた事項を記載する。

3　医療機器の添付文書への記載

1）添付文書等記載事項

添付文書は、医療機器に添付されている資料である。医薬品の場合は、医薬品の効能効果や副作用など、医薬品の本質的な“性格”に関する情報が中心に記載されるが、医療機器の場合は、使用方法の過誤や保守点検が不十分なための不具合による事故を防ぐ意味合いから、使用方法や使用上の注意、取扱い上の注意などの記載が中心となる。

薬機法では次のように規定している。

薬機法

（添付文書等の記載事項）

第六十三条の二

1　医療機器は、これに添付する文書又はその容器若しくは被包（以下この条において「添付文書等」という。）に、当該医療機器に関する最新の論文その他により得られた知見に基づき、次に掲げる事項（次項及び次条において「添付文書等記載事項」という。）が記載されていなければならない。ただし、厚生労働省令で別段の定めをしたときは、この限りでない。

一　使用方法その他使用及び取扱い上の必要な注意

二　厚生労働大臣の指定する医療機器にあつては、その保守点検に関する事項

三　第四十一条第三項の規定によりその基準が定められた医療機器にあつては、その基準において添付文書等に記載するように定められた事項

四　第四十二条第二項の規定によりその基準が定められた医療機器にあつては、その基準において添付文書等に記載するように定められた事項

五　前各号に掲げるもののほか、厚生労働省令で定める事項

この添付文書等記載事項をさらに詳細に整理した記載要領が、平成26年10月2日薬食発1002第8号と同日付薬食安発1002第1号により示されている。

これらの通知では、下記のような事項を、この順番に従って記載するよう求めている。また、別に取扱説明書がある場合には、「取扱説明書を必ず参照する」旨記載することを求めている。

◆添付文書等記載事項

①作成又は改訂年月日
②承認番号等
③類別及び一般的名称
④販売名
⑤警告
⑥禁忌・禁止
⑦形状・構造及び原理等
⑧使用目的又は効果
⑨使用方法等
⑩使用上の注意
⑪臨床成績
⑫保管方法及び有効期間等
⑬取扱上の注意
⑭保守・点検に係わる事項
⑮承認条項
⑯主要文献及び文献請求先
⑰製造販売業者及び製造業者の氏名又は名称等

■使用上の注意の記載事項

添付文書で、医療機器の取扱方法と並んで重要な項目は、使用上の注意の記載だ。

この使用上の注意の記載については、平成26年10月2日薬食安発1002第5号により記載要領が示されている。使用上の注意の記載項目と、その記載順序を右の通りとしている。

◆使用上の注意の記載事項

①警告
②禁忌・禁止
③使用注意
④重要な基本的注意
⑤相互作用
（他の医薬品・医療機器との併用に関すること）
(ア) 併用禁忌(併用しないこと)
(イ) 併用注意(併用に注意すること)
⑥不具合・有害事象
(ア) 重大な不具合・有害事象
(イ) その他の不具合・有害事象
⑦高齢者への適用
⑧妊婦、産婦、授乳婦及び小児等への適用
⑨臨床検査結果に及ぼす影響
⑩過剰使用
⑪その他の注意

不具合・有害事象は、患者に健康被害を及ぼすおそれが高いことから、通知では詳細にその記載の仕方を説明しているので、記載要領からその部分を下記に抜粋しておこう。

①　医療機器の具合が悪くなる「不具合」と患者又は医療従事者等に健康被害を与える「有害事象」について、それぞれ小項目を挙げて記載すること。前段に「不具合」及び「有害事象」の発生状況の概要を記載すること。次いで医療機器の使用に伴って生じる不具合・有害事象等を「重大な不具合」及び「重大な有害事象」と「その他の不具合」及び「その他の有害事象」に区分して記載すること。

②　不具合及び有害事象の発生状況の記載に当たっては調査症例数、調査の情報源、記載時期(承認又は認証時、使用成績評価結果等)を明記すること。また発生頻度については調査症例数が明確な調査結果に基づいて記載すること。

③　「重大な不具合」及び「重大な有害事象」の記載に当たっては次の点に注意すること。

ア　当該不具合及び有害事象にとって、特に注意することがあるものを記載すること。

イ　不具合及び有害事象の発現機序、発生までの期間、具体的防止策、処置方法等が判明している場合には、その初期症状または前兆を括弧書きすること。

ウ　初期症状(臨床検査値の異常を含む。)又は前兆(アラーム等の表示を含む。)があり、その状況が認められた時点で使用を中止する等の措置をとることにより不具合又は有害事象の進展を防止できることが判明している場合には、その初期症状又は前兆を括弧書きすること。

エ　海外のみで知られている重大な不具合及び有害事象については、原則として、国内の不具合・有害事象に準じて記載すること。

オ　同種の医療機器で知られている重大な不具合及び有害事象については、必要に応じて本項に記載すること。

2）記載義務の例外

近年のインターネットの急速な発展により、ウェブサイトなどを使って安価かつ迅速に情報提供ができるようになり、また、誰しもがパソコン等の簡単な操作によって特定のウェブサイトを探し当て、その情報を閲覧できるようになった。

このように便利な情報インフラが整備されてくると、あえて添付文書という紙を介した情報提供にこだわらなくてもよいと思われてくる。薬機法はこういった情報インフラの状況をちゃんと条文に反映させている。

次の条文は、平成25年の法改正により新設された規定だが、まずは見てみよう。

薬機法

（添付文書等の記載事項）
第六十三条の二
2　医療機器の製造販売業者、製造業者、販売業者又は貸与業者が、医療機器を医療機器の製造販売業者、製造業者、販売業者若しくは貸与業者、医師、歯科医師若しくは獣医師又は病院、診療所若しくは飼育動物診療施設の開設者に販売し、貸与し、若しくは授与し、又は医療機器プログラムをこれらの者に電気通信回線を通じて提供する場合において、その販売し、貸与し、若しくは授与し、又は電気通信回線を通じて提供する時に、次の各号のいずれにも該当するときは、前項の規定にかかわらず、当該医療機器は、添付文書等に、添付文書等記載事項が記載されていることを要しない。
一　当該医療機器の製造販売業者が、当該医療機器の添付文書等記載事項について、厚生労働省令で定めるところにより、電子情報処理組織を使用する方法その他の情報通信の技術を利用する方法であつて厚生労働省令で定めるものにより提供しているとき。
二　当該医療機器を販売し、貸与し、若しくは授与し、又は医療機器プログラムをこれらの者に電気通信回線を通じて提供しようとする者が、添付文書等に添付文書等記載事項が記載されていないことについて、厚生労働省令で定めるところにより、当該医療機器を購入し、借り受け、若しくは譲り受け、又は電気通信回線を通じて提供を受けようとする者の承諾を得ているとき。

添付文書への記載が薬機法で義務付けられている事項は「添付文書等記載事項」と呼ばれるが、特定の場合にはこの義務を履行しなくてもよいこととされている。

特定の場合とは、下の二つの要件のいずれをも満たしている場合だ。

第一に　☆添付文書等記載事項をウェブサイトなどで提供しているとき

第二に　☆添付文書等記載事項を添付文書に記載していないことについて顧客の承諾を得ているとき

インターネット社会になったとはいえ、まだまだパソコン操作を難しく感じる人はいるだろうし、そもそもインターネット環境下にいない人もいる。また、どうしても紙の印刷物で欲しいという人もいるだろう。そういった事情から、添付文書等記載事項を添付文書の代わりにホームページなどを使って提供しようとする場合には、「顧客の承諾」を得ることが要件に加えられているのだ。

4　体外診断用医薬品の添付文書

体外診断用医薬品の添付文書の記載についても、医薬品としての記載事項が適用される。

薬機法

（添付文書等の記載事項）

第五十二条

医薬品は、これに添付する文書又はその容器若しくは被包（以下この条において「添付文書等」という。）に、当該医薬品に関する最新の論文その他により得られた知見に基づき、次に掲げる事項（次項及び次条において「添付文書等記載事項」という。）が記載されていなければならない。ただし、厚生労働省令で別段の定めをしたときは、この限りでない。

一　用法、用量その他使用及び取扱い上の必要な注意

二　日本薬局方に収められている医薬品にあつては、日本薬局方において添付文書等に記載するように定められた事項

三　第四十一条第三項の規定によりその基準が定められた体外診断用医薬品にあつては、その基準において添付文書等に記載するように定められた事項

四　第四十二条第一項の規定によりその基準が定められた医薬品にあつては、その基準において添付文書等に記載するように定められた事項

五　前各号に掲げるもののほか、厚生労働省令で定める事項

2　薬局開設者、医薬品の製造販売業者若しくは製造業者又は卸売販売業者が、体外診断用医薬品を薬剤師、薬局開設者、医薬品の製造販売業者若しくは製造業者、卸売販売業者、医師、歯科医師若しくは獣医師又は病院、診療所若しくは飼育動物診療施設の開設者に販売し、又は授与する場合において、その販売し、又は授与する時に、次の各号のいずれにも該当するときは、前項の規定にかかわらず、当該体外診断用医薬品は、添付文書等に、添付文書等記載事項が記載されていることを要しない。

一　当該体外診断用医薬品の製造販売業者が、当該体外診断用医薬品の添付文書等記載事項について、厚生労働省令で定めるところにより、電子情報処理組織を使用する方法その他の情報通信の技術を利用する方法であつて厚生労働省令で定めるものにより提供しているとき。

二　当該体外診断用医薬品を販売し、又は授与しようとする者が、添付文書等に添付文書等記載事項が記載されていないことについて、厚生労働省令で定めるところにより、当該体外診断用医薬品を購入し、又は譲り受けようとする者の承諾を得ているとき。

体外診断用医薬品の添付文書の記載要領については、厚生労働省医薬食品局長通知（平成 17 年 3 月 10 日薬食発第 03100006 号、平成 17 年 3 月 31 日薬食安発第 0331014 号）により、次のような事項を記載するよう定められている。

添付文書への記載の順番もこの番号順に記載することとされている。

体外診断用医薬品の添付文書記載事項

（1）作成・改訂年月日
（2）薬効分類名
（3）製造販売承認（認証）番号（又は自己認証番号）
（4）一般的注意事項
（5）一般的名称
（6）名称
（7）警告
（8）重要な基本的注意
（9）全般的な注意
（10）形状・構造等（キットの構成）
（11）使用目的
（12）測定原理
（13）操作上の注意
（14）用法・用量（操作方法）
（15）測定結果の判定方法
（16）臨床的意義
（17）性能
（18）使用上又は取扱上の注意
（19）貯蔵方法、有効期間
（20）包装単位
（21）主要文献
（22）問合せ先
（23）製造販売業者の氏名又は名称及び住所

医薬品と異なるのは、体外診断用医薬品の場合、医療機器に準じ、添付文書の記載事項情報をインターネット（電子情報処理組織）で公表しているときは、添付文書という紙媒体での情報提供はしなくてもよいこととされていることである。ただしその場合、その体外診断用医薬品の使用者の承諾が必要とされている。つまり、書面による添付文書を求められた場合、これを提供しなければならないということである。

5　一般用検査薬の容器包装の表示事項及び添付文書

体外診断用医薬品のうち、一般用検査薬として承認されているものがある。

現在は、尿糖・尿蛋白及び妊娠検査薬の 3 種類の一般用検査薬が認められている。一般用検査薬は疾病の「診断」に使用されるものではない。一般生活者が健康管理のため、あくまで参考のために使用するものであり、その分、薬局店頭における丁寧な説明が求められる。したがって、一般用検査薬も、体外診断用医薬品に属するが、「診断薬」ではなく、「検査薬」として別区分とされている。

その趣旨から一般用検査薬については、前述の体外診断用医薬品とは別に、容器包装の表示事項及び添付文書の記載要領が通知「一般用検査薬（尿糖、尿蛋白、妊娠検査）の添付文書等作成に関するガイドライン」により定められている（平成 13 年 4 月 24 日医薬安発第 83 号・医薬審発第 527 号・医薬監麻発第 494 号）。

1）直接の容器又は被包への記載事項

直接の容器又は直接の被包の記載事項については、前述の体外診断用医薬品の表示事項に準ずるが、それらに加え、右の注意事項を記載することとされている。

また、妊娠検査薬の場合は、外部の容器又は外部の被包に、下記事項を記載することとされている。

「確定診断は必ず医師にご相談下さい。」

「この検査薬は、妊娠の早期判定の補助として用いるものです。」

① 「小児の手の届かないところに保存すること」
② 「使用に際しては、添付文書をよく読むこと」
③ 「直射日光をさけ、なるべく(湿気の少ない)涼しい所に(密栓して)保管すること」

2）一般用検査薬の添付文書記載事項

同通知により、添付文書に以下の事項について、番号順に記載することとされている。

① 「一般用検査薬」である旨の記載
② 改訂年月
③ 添付文書の必読及び保存に関する事項
④ 一般的名称及び販売名
⑤ 製品の特徴
⑥ 使用上の注意
⑦ 使用目的
⑧ 使用方法
⑨ キットの内容及び成分・分量
⑩ 保管及び取扱い上の注意
⑪ 保管方法・有効期間
⑫ 包装単位
⑬ 消費者相談窓口
⑭ 製造販売業者及び販売業者の氏名又は名称及び住所

留意点

なお、一般用検査薬については、その広告についても、平成 3 年 4 月 6 日医薬食品局監視指導課事務連絡「一般用検査薬に係る広告について」により、以下のような留意点が示されている。

☆尿糖・尿蛋白検査薬

1　広告内容は、特に専門的知識を持たない者でも十分理解できるよう、正確かつ平易なものであること。

2　消費者が自ら使用し判断できる限度を明らかにするなど、消費者に誤解を与える表現は避けること。

3　疾病の診断、予防又は生体機能の診断に使用できる旨の表現は用いないこと。特に消費者自らが確定診断可能のような表現はしないこと。

4　正確度 100％等の表現はしないこと。

5　感度等について他社と比較することのないように特に留意すること。

妊娠検査薬についてはその特性を考慮し、尿糖・尿蛋白検査薬の取扱いに加え、下記事項が追加されている。

☆妊娠検査薬

1　テレビ・ラジオによる広告放送時間

①　実施時間帯の制限

②　子供番組及び当該検査薬に馴染まないと思われる番組における広告禁止

2　「使用上及び取扱い上の注意」の表現方法

①　テレビ・ラジオ広告における具体的な注意喚起及び表現内容

②　新聞・雑誌等活字媒体広告における具体的な注意喚起及び表現内容

3　子供向け雑誌における広告禁止

6　添付文書の届出義務

医療機器等の添付文書については、先に述べた通り、法令で定められた事項が通知による要領に基づいて記載されているが、最近の副作用事故に関する裁判事例においては、製造販売業者が副作用の危険性を添付文書にどのような形で記載していたかという部分に焦点があてられた。

そして、そのような重要な位置付けとなる添付文書であるのだから、もっと公的関与を深めるべきではないかという議論がなされ、添付文書の届出が義務付けられた。

平成 25 年の法改正により新設された、次ページの条文を見てみよう。

薬機法

（添付文書等記載事項の届出等）
第六十三条の三

1　医療機器の製造販売業者は、厚生労働大臣が指定する医療機器の製造販売をするときは、あらかじめ、厚生労働省令で定めるところにより、当該医療機器の添付文書等記載事項のうち使用及び取扱い上の必要な注意その他の厚生労働省令で定めるものを厚生労働大臣に届け出なければならない。これを変更しようとするときも、同様とする。

2　医療機器の製造販売業者は、前項の規定による届出をしたときは、直ちに、当該医療機器の添付文書等記載事項について、電子情報処理組織を使用する方法その他の情報通信の技術を利用する方法であつて厚生労働省令で定めるものにより公表しなければならない。

（添付文書等記載事項の届出等）
第五十二条の二

1　医薬品の製造販売業者は、厚生労働大臣が指定する医薬品の製造販売をするときは、あらかじめ、厚生労働省令で定めるところにより、当該医薬品の添付文書等記載事項のうち使用及び取扱い上の必要な注意その他の厚生労働省令で定めるものを厚生労働大臣に届け出なければならない。これを変更しようとするときも、同様とする。

2　医薬品の製造販売業者は、前項の規定による届出をしたときは、直ちに、当該医薬品の添付文書等記載事項について、電子情報処理組織を使用する方法その他の情報通信の技術を利用する方法であつて厚生労働省令で定めるものにより公表しなければならない。

これは添付文書の届出制度といわれる。

届出は、書面又は電磁的法法によって行う。なお、医療機器については、特定高度管理医療機器（クラスⅣ高度管理医療機器）が、届出義務の対象となっている。

（届出事項）

添付文書の記載事項のうち、機構に届け出なければならない事項は右の通りである。

第一に　☆当該医療機器（体外診断用医薬品）の名称

第二に　☆当該医療機器（体外診断用医薬品）に係る使用及び取扱い上の必要な注意

第8章　医療機器等を販売、貸与又は修理する

～貸与、修理にも許可が要る～

病院や診療所は多様な医療機器を設備しなければならないが、CT、MRI のような高額な ME 機器も増え、設備投資が大きくなって大変である。したがって、最近は、医療機関は医療機器販売業者から医療機器を購入して使用するのではなく、医療機器リース業者から医療機器を賃貸して使用するケースが普通になってきている。

また、病院や診療所に設置された医療機器が不具合を起こし、うまく作動しないというようなことも起きる。このような場合、専門家による的確な修理が必要である。このため、医療機器専門の修理業者も生まれている。

一方、医療機関ではナイフ、メスなどの鋼製小物、あるいは、耐久材である機械類だけでなく、消費材であるエックス線フィルムや衛生材料などの医療機器も使用されている。

また、一般生活者が日常的な生活の中で使用する眼鏡、血圧計、体温計など、街の薬局等で販売されている医療機器もある。最近は、糖尿病患者の血糖管理のための血糖測定器なども市販されている。

このように、高度管理医療機器から一般医療機器まで、様々な形で医療機器が流通し、販売され、またメンテナンスが行われているが、そうした過程での医療機器の管理のあり方が、その品質や性能に大きな影響を与える。このため、医療機器等の流通過程における品質、性能及び安全管理について、いろいろな制度が設けられている。

医療機器の流通規制の柱となるのは次の二つの制度である。

その1　医療機器のリスクに応じた販売業及び貸与業の許可又は届出制度

その2　医療機器販売業及び貸与業の営業所管理者制度

医療機器の製造段階での規制は QMS 制度が柱となっていたが、流通段階では、この二つの制度が柱となっている。

一方、体外診断用医薬品については、医薬品の販売規制の規定が適用される。

以下、医療機器、体外診断用医薬品の販売規制について見ていく。

1　医療機器のリスクに応じた販売業及び貸与業の許可又は届出制度

1）高度管理医療機器及び特定保守管理医療機器の販売業及び貸与業の許可

まず、医療機器販売業及び貸与業の許可制度である。

薬機法

（高度管理医療機器等の販売業及び貸与業の許可）

第三十九条

1　高度管理医療機器又は特定保守管理医療機器（以下「高度管理医療機器等」という。）の販売業又は貸与業の許可を受けた者でなければ、それぞれ、業として、高度管理医療機器等を販売し、授与し、若しくは貸与し、若しくは販売、授与若しくは貸与の目的で陳列し、又は高度管理医療機器プログラム（高度管理医療機器のうちプログラムであるものをいう。以下この項において同じ。）を電気通信回線を通じて提供してはならない。ただし、高度管理医療機器等の製造販売業者がその製造等をし、又は輸入をした高度管理医療機器等を高度管理医療機器等の製造販売業者、製造業者、販売業者又は貸与業者に、高度管理医療機器等の製造業者がその製造した高度管理医療機器等を高度管理医療機器等の製造販売業者又は製造業者に、それぞれ販売し、授与し、若しくは貸与し、若しくは販売、授与若しくは貸与の目的で陳列し、又は高度管理医療機器プログラムを電気通信回線を通じて提供するときは、この限りでない。

2　前項の許可は、営業所ごとに、その営業所の所在地の都道府県知事（その営業所の所在地が保健所を設置する市又は特別区の区域にある場合においては、市長又は区長。第三十九条の三第一項において同じ。）が与える。

この規定では、「高度管理医療機器又は特定保守管理医療機器」（高度管理医療機器等）については、販売し、授与（無償の譲渡）だけでなく、貸与し、又はそれらの目的で陳列する場合は、医療機器の販売業又は貸与業の許可を受けなければならない、と定めている。

また、高度管理医療機器のプログラムを、インターネット回線を通じてオンライン提供する場合も、医療機器の販売業の許可を受けなければならない。

レンタルされる医療機器は、通常、複数の医療機関で繰り返し使用されてきたものである場合が多く、その間、管理、メンテナンスが十分なされていない医療機器がレンタルされた場合、思わぬ事故や不具合が起きる可能性もあるところから、薬機法では貸与業も許可制としている。

なお、貸与は、賃貸(有償)で行う場合だけでなく、無償で行う場合も業許可が必要である。

プログラムは、かつては医療機器と一体となって提供されていたが、現在では、プログラム単体としてCD-ROM等によるほか、オンラインによる提供も普及している。このオンラインによる提供も業許可が必要だ。

なお、高度管理医療機器等の製造販売業者が、他の高度管理医療機器等の製造販売業者、製造業者や販売業者、貸与業者に販売、貸与をする場合は、許可を受ける必要はない。製造販売業者としての許可の範囲であるということだ。

■特定保守管理医療機器

第39条に出てくる「特定保守管理医療機器」は、薬機法では次のように定義されている。

薬機法

第二条（定義）

8　この法律で「特定保守管理医療機器」とは、医療機器のうち、保守点検、修理その他の管理に専門的な知識及び技能を必要とすることからその適正な管理が行われなければ疾病の診断、治療又は予防に重大な影響を与えるおそれがあるものとして、厚生労働大臣が薬事・食品衛生審議会の意見を聴いて指定するものをいう。

つまり・・・

「特定保守管理医療機器」とは

○　保守点検、修理その他の管理に専門的な知識及び技能を必要とすること

○　したがって、その適正な管理が行われなければ疾病の診断、治療又は予防に重大な影響を与えるおそれがあるものであるとして、厚生労働大臣が薬事・食品衛生審議会の意見を聴いて指定するものである。

特定保守管理医療機器は、平成16年厚生労働省告示第297号により、平成27年5月現在、1203品目が指定されている。例えば右のような医療機器が特定保守管理医療機器に指定されている。

○　エックス線診断装置
○　核医学診断用ガンマカメラ
○　超音波画像診断装置
○　MR装置
○　CT装置
○　心電計
○　新生児モニタ

特定保守管理医療機器は、高度管理医療機器とは限らない。管理医療機器や一般医療機器の中にも特定保守管理医療機器に指定されているものがある。後述するように、原則的には管理医療機器を販売若しくは貸与する場合は届出が必要であり、また一般医療機器の販売若しくは貸与については原則として、許可も届出も必要ないが、特定保守管理医療機器に指定されている管理医療機器、一般医療機器の場合は、販売業若しくは貸与業の許可が必要である。

＜設置管理医療機器＞

医療機器の中には、医療機関に持ち込んで組立て、設置して完成品となるものもある。このような医療機器は、その組立てや設置が完了して初めて医療機関への引渡しが完了するわけだから、この場合は、医療機器の製造販売業者が責任をもって納入し、設置する必要がある。

そこで、薬機法施行規則では、特定保守管理医療機器のうち、そのような医療機器のことを、「設置管理医療機器」という区分でくくり、その製造販売にあたっての特別の規定を設けている。

薬機法施行規則第114条の55より

○ 設置管理医療機器の製造販売業者は、その組立方法、品質の確認方法について、設置管理基準書を作らなければならない。

○ その設置管理基準書を、販売業者、貸与業者に交付しなければならない。

＜医療法と医療機器＞

医療機関での医療機器の保守管理について、もう一つ他の法律を理解しておこう。それは、「医療法」という法律だ。

医療法は、病院や診療所等の管理や施設、人等の整備について定めている法律である。

医療法第15条の2及び
医療法施行令第4条の7より

この法律に基づいて医療機器の保守点検を外部に委託して行う場合は、医療機関は、医療機器の保守点検の業務を適正に行う能力がある者として厚生労働省令で定める基準に適合するものに委託しなければならない。

この規定に基づいて従わなければならない医療機器は、例えば、左のようなものがある。

○ 麻酔器
○ 人工呼吸器
○ 人工腎臓装置
○ 人工心肺装置
○ エックス線診断装置
○ 手術台

2）管理医療機器の販売業及び貸与業の届出制度

次に、「管理医療機器」の販売業及び貸与業については、営業所の所在地の都道府県知事に届け出なければならないとされている（次ページ）。

薬機法

（管理医療機器の販売業及び貸与業の届出）

第三十九条の三

1　管理医療機器（特定保守管理医療機器を除く。以下この節において同じ。）を業として販売し、授与し、若しくは貸与し、若しくは販売、授与若しくは貸与の目的で陳列し、又は管理医療機器プログラム（管理医療機器のうちプログラムであるものをいう。以下この項において同じ。）を電気通信回線を通じて提供しようとする者（第三十九条第一項の許可を受けた者を除く。）は、あらかじめ、営業所ごとに、その営業所の所在地の都道府県知事に厚生労働省令で定める事項を届け出なければならない。ただし、管理医療機器の製造販売業者がその製造等をし、又は輸入をした管理医療機器を管理医療機器の製造販売業者、製造業者、販売業者又は貸与業者に、管理医療機器の製造業者がその製造した管理医療機器を管理医療機器の製造販売業者又は製造業者に、それぞれ販売し、授与し、若しくは貸与し、若しくは販売、授与若しくは貸与の目的で陳列し、又は管理医療機器プログラムを電気通信回線を通じて提供しようとするときは、この限りでない。

管理医療機器の販売については届出のみで販売できるが、前述したように、特定保守管理医療機器に指定されているものについては、販売業の許可が必要であり、貸与する場合は、医療機器貸与業の許可が必要である。

3）一般医療機器の販売業及び貸与業

一般医療機器の販売業及び貸与業については、薬機法では特に許可又は届出の規定はない。つまり、自由に販売、貸与ができる。ただし、「特定保守管理医療機器」に指定されているものについては、許可が必要である。以上を整理すると、下図のようになる。

❖ 高度管理医療機器（特定保守管理医療機器を除く）	☆都道府県知事*による営業所ごとの許可
❖ 管理医療機器（特定保守管理医療機器を除く）	☆都道府県知事*への営業所ごとの届出
❖ 一般医療機器（特定保守管理医療機器を除く）	☆許可・届出不要。ただし厚生労働省令で定める品質確保の方法の遵守義務がある
❖ 特定保守管理医療機器	☆都道府県知事*による営業所ごとの許可

*営業所の所在地が保健所設置市又は特別区の区域にある場合は、市長又は区長となる。

2　医療機器の販売業及び貸与業における許可要件

1）高度管理医療機器又は特定保守管理医療機器の販売業又は貸与業

高度管理医療機器又は特定保守管理医療機器の販売業又は貸与業の許可を受けることが必要であるが、その許可を受けるためには、次の二つの要件を満たす必要がある。

第一に
営業所の構造設備が、厚生労働省令で定めた基準に適合していること。
（法第 39 条第 3 項）

省令「薬局等構造設備規則」で定められている

第二に
営業所ごとに管理者を配置すること。

法第 39 条の 2 で定められている

■販売業及び貸与業の営業所構造設備基準

まず第一は、

薬局等構造設備規則について。

薬局等構造設備規則は、医療機器販売業だけでなく、薬局、医薬品販売業、再生医療等製品販売業などの店舗、医薬品、再生医療等製品の製造所の構造設備などの基準を定めた省令である（昭和 36 年 2 月 1 日厚生省令第 2 号）。その第 4 条に、右のように医療機器の販売業及び貸与業の営業所の基準が定められている。

なお、医療機器の製造所の構造設備は、QMS 省令により定められている。

省令

（医療機器の販売業及び貸与業の営業所の構造設備）
第四条
法第三十九条第一項に規定する**高度管理医療機器又は特定保守管理医療機器の販売業及び貸与業**並びに法第三十九条の三第一項に規定する**管理医療機器の販売業及び貸与業の営業所の構造設備の基準**は、次のとおりとする。
一　採光、照明及び換気が適切であり、かつ、清潔であること。
二　常時居住する場所及び不潔な場所から明確に区別されていること。
三　取扱品目を衛生的に、かつ、安全に貯蔵するために必要な設備を有すること。

■営業所管理者の設置

第二は、

営業所の管理者の設置について。

医薬品の場合、医薬品の専門家である薬剤師、そして医薬品の知識等に関する試験に合格した「登録販売者」が、その販売、情報提供・指導に当たる、という仕組みが作られている。

これに対し医療機器では、高度管理医療機器等販売業者又は貸与業者は、営業所を管理させるための「営業所管理者」を設置しなければならないと定められている。

薬機法

（管理者の設置）
第三十九条の二
1　前条第一項の許可を受けた者は、厚生労働省令で定めるところにより、高度管理医療機器等の販売又は貸与を実地に管理させるために、営業所ごとに、厚生労働省令で定める基準に該当する者（次項において「高度管理医療機器等営業所管理者」という。）を置かなければならない。

2）管理医療機器の販売業及び貸与業の届出の要件

管理医療機器については届出制度であり、届出の時点で審査を受けることはないが、薬機法では、二つの要件を定めている。

その1

営業所の構造設備が厚生労働省令で定める基準に適合していること。

その2

特定管理医療機器販売営業所については、管理者を配置すること（薬機法施行規則第175条）。

管理医療機器のうち「特定管理医療機器」については、営業所に管理者を配置することとされている。「特定管理医療機器」については、後述する。

管理医療機器の販売業の構造設備についても、「薬局等構造設備規則」によって定められており、その内容は、前ページの高度管理医療機器等の基準と同じ規定が適用される。

薬機法

第三十九条の三
2　厚生労働大臣は、厚生労働省令で、管理医療機器の販売業者又は貸与業者に係る営業所の構造設備の基準を定めることができる。

3　営業所管理者の配置

1）高度管理医療機器等の営業所管理者

法第 39 条の 2（前ページに掲載）の規定に基づいて、薬機法施行規則第 162 条第 1 項では、高度管理医療機器等の販売又は貸与を行う場合の管理者の基準を以下のように定めている。

薬機法施行規則

（管理者の基準）
第百六十二条
1　法第三十九条の二に規定する厚生労働省令で定める基準は、次の各号のいずれかに該当する者であることとする。
一　高度管理医療機器等の販売等に関する業務（令別表第一機械器具の項第七十二号に掲げる視力補正用レンズ及び同表第七十二号の二に掲げるコンタクトレンズ（視力補正用のものを除く。）のうち厚生労働大臣が指定するもの（以下「指定視力補正用レンズ等」という。）並びにプログラム高度管理医療機器のみの販売等を行う業務を除く。）に三年以上従事した後、別に厚生労働省令で定めるところにより厚生労働大臣の登録を受けた者が行う基礎講習を修了した者
二　厚生労働大臣が前号に掲げる者と同等以上の知識及び経験を有すると認めた者

一 は　高度管理医療機器等の販売等に関する業務に 3 年以上従事した後、別に厚生労働省令で定める基礎講習を終了した者

厚生労働省令で定める基礎講習を行う者の登録については、平成16年厚生労働省令第62号が公布されている（医療機器の製造業の責任技術者、医療機器の修理業の責任技術者、医薬部外品の製造業の責任技術者の資格に必要な基礎講習を行う者の登録と同じ省令）。

同省令では、基礎講習会を行おうとする者は、厚生労働大臣に申請書を提出して登録を受けなければならないとしている。

この省令に基づいて、財団法人医療機器センター、財団法人総合健康推進財団、社団法人日本ホームヘルス機器協会が登録を受け、定期的に基礎講習を開催している。

この高度管理医療機器等営業所管理者については、毎年、厚生労働大臣に届出を行った者（基礎講習を行う者として登録した団体等）の行う研修を継続して受けなければならない（施行規則第 168 条高度管理医療機器等営業所管理者の継続的研修）。

二　は　厚生労働大臣が一に掲げる者と同等以上の知識を有すると認めた者

「厚生労働大臣が前号に掲げる者と同等以上の知識及び経験を有すると認めた者」については、厚労省の通知によって次のように定められている（平成 27 年 4 月 10 日薬食機発 0410 第 1 号厚生労働省大臣官房参事官(医療機器・再生医療等製品審査管理担当)通知）。

（1）医師、歯科医師、薬剤師の資格のある者
（2）医療機器の第一・二種製造販売業の総括製造販売管理者の要件を満たす者
（3）医療機器製造業責任技術者の要件を満たす者（「大学等で、物理学、化学、生物学、工学、情報学、金属学、電気学、機械学、薬学、医学又は歯学に関する専門の課程を修了した者」を指す）
（4）医療機器修理業責任技術者の要件を満たす者
（5）改正法附則第 7 条の規定により薬事法（昭和 35 年法律第 145 号）第 36 条の 4 第 1 項に規定する試験に合格したとみなされたもののうち、同条第 2 項の登録を受けた者
（6）公益財団法人医療機器センター及び日本医科器械商工団体連合会が共催で実施した医療機器販売適正事業所認定制度「販売管理責任者講習」を修了した者

この「基礎講習」は、高度管理医療機器等（特定保守管理医療機器を含む）だけでなく、プログラム高度管理医療機器、特定管理医療機器、プログラム特定管理医療機器、補聴器及び家庭用電気治療器の販売業及び貸与業の営業所管理者の資格要件の一つとして実施されるものである。

また、(5) の薬事法第 36 条の 4 第 1 項に規定する試験に合格したとみなされたもののうち、同条第 2 項の登録を受けた者とは、改正法以前に薬種商であった者のうち一般用医薬品の販売に従事することのできる「登録販売者」を指しており、現行法第 36 条の 8 で規定されている。

（1）高度管理医療機器等を販売等する営業所の管理者

高度管理医療機器及び特定保守管理医療機器を販売等する営業所の管理者は、すべての高度管理医療機器等を取扱うことができる。

（2）指定視力補正用レンズのみを販売等する営業所の管理者

指定視力補正用レンズも高度管理医療機器等営業管理者であれば販売等が可能である。

ただし、「指定視力補正用レンズのみを販売等する営業所」については、専門の管理者の設置が認められている。この管理者は、特定保守管理医療機器を除く管理医療機器の取扱いもできる。

薬機法施行規則

（管理者の基準）

第百六十二条

2　指定視力補正用レンズ等のみを販売等する営業所における法第三十九条の二に規定する厚生労働省令で定める基準は、前項の規定にかかわらず、同項各号のいずれか又は次の各号のいずれかに該当する者であることとする。

一　高度管理医療機器等（プログラム高度管理医療機器を除く。）の販売等に関する業務に一年以上従事した後、別に厚生労働省令で定めるところにより厚生労働大臣の登録を受けた者が行う基礎講習を修了した者

二　厚生労働大臣が前号に掲げる者と同等以上の知識及び経験を有すると認めた者

指定視力補正用レンズ等

（平成18年厚生労働省告示第69号）

○　再使用可能な視力補正用色付コンタクトレンズ

○　再使用可能な視力補正用コンタクトレンズ

○　単回使用視力補正用コンタクトレンズ

○　単回使用視力補正用色付コンタクトレンズ

○　再使用可能な非視力補正用色付コンタクトレンズ

○　単回使用非視力補正用色付コンタクトレンズ

2）管理医療機器の営業所管理者

管理医療機器（特定保守管理医療機器を除く）のうち、「特定管理医療機器」の販売等を行うものは、薬機法施行規則により、次のように営業所管理者の配置をしなければならないと定められている。

薬機法施行規則

（特定管理医療機器の販売業者等の遵守事項）

第百七十五条　特定管理医療機器（専ら家庭において使用される管理医療機器であつて厚生労働大臣の指定するもの以外の管理医療機器をいう。以下同じ。）の販売業者等（法第三十九条第一項の許可を受けた者を除く。以下この条及び第百七十八条第二項において同じ。）は、特定管理医療機器の販売提供等を実地に管理させるために、特定管理医療機器を販売提供等する営業所ごとに、高度管理医療機器等の販売等に関する業務に一年以上若しくは特定管理医療機器（令別表第一機械器具の項第七十三号に掲げる補聴器（以下「補聴器」という。）、同項第七十八号に掲げる家庭用電気治療器（以下「家庭用電気治療器」という。）及びプログラム特定管理医療機器（特定管理医療機器のうちプログラムであるもの及びこれを記録した記録媒体たる医療機器をいう。以下同じ。）を除く。）の販売等に関する業務に三年以上従事した後、別に厚生労働省令で定めるところにより厚生労働大臣の登録を受けた者が行う基礎講習を修了した者又は当該者と同等以上の知識及び経験を有すると厚生労働大臣が認めた者（以下「特定管理医療機器営業所管理者」という。）を置かなければならない。ただし、次の各号に掲げる営業所にあつては、特定管理医療機器営業所管理者に代え、それぞれ当該各号に掲げる者を置けば足りる。

管理医療機器	
特定管理医療機器（特定保守管理医療機器を除く）	厚生労働大臣の指定した家庭用の管理医療機器（28品目）

条文では、「特定管理医療機器販売営業管理者」を置かなければならないとされているが、この特定管理医療機器とは、「専ら家庭において使用される管理医療機器であって厚生労働大臣の指定するもの以外の管理医療機器」と定義されている。

つまり、「厚生労働大臣が指定した家庭用の管理医療機器以外の管理医療機器」ということである。

その「厚生労働大臣が指定した家庭用の管理医療機器」としては次のようなものがあり、これらを除いた管理医療機器(特定保守管理医療機器を除く)のすべてが、「特定管理医療機器」である。

右は、厚生労働大臣が指定した家庭用の管理医療機器である（平成18年厚生労働省告示第68号）。

義歯床安定用糊材　粘着型義歯床安定用糊材　密着型義歯床安定用糊材
家庭用電気マッサージ器　家庭用エアマッサージ器　家庭用吸引マッサージ器
針付バイブレータ　家庭用温熱式指圧代用器　家庭用ローラー式指圧代用器
家庭用エア式指圧代用器　家庭用超音波気泡浴装置　家庭用気泡浴装置
家庭用過流浴装置　家庭用水中マッサージ療法向け浴槽　家庭用電気磁気治療器
家庭用永久磁石磁気治療器　温灸器　家庭用超音波吸入器　家庭用電動式吸入器
家庭用電熱式吸入器　貯槽式電解水生成器　連続式電解水生成器
家庭用創傷パッド　家庭向け鍼用器具　膣洗浄器　避妊用ミクロコンドーム
家庭用マッサージ器用プログラム　針付バイブレータ用プログラム

その営業所管理者としての資格要件は、前ページ掲載の施行規則第175条により定められている。それらを整理してみると以下のとおりである。

◆「特定管理医療機器営業所管理者」の資格要件

特定管理医療機器を販売する営業所は、原則として、右の要件を満たしている者を、「特定管理医療機器営業所管理者」として「配置」しなければならない。

（i）高度管理医療機器等の販売等に関する業務に一年以上従事、若しくは特定管理医療機器（補聴器、家庭用電気治療器、及びプログラム特定管理医療機器を除く。）の販売等に関する業務に三年以上従事した後、基礎講習を修了した者

又は・・・

（ii）当該者と同等以上の知識及び経験を有すると厚生労働大臣が認めた者

ただし、施行規則第175条では、そのただし書きで、「次の各号に掲げる営業所にあつては、特定管理医療機器営業所管理者に代え、それぞれ当該各号に掲げる者を置けば足りる」としている。

その「各号」では、次のように管理医療機器の種類に応じて、営業所管理者を定めている。

＝いろいろな管理者＝

【施行規則第 175 条第 1 項第 1 号】

（ⅰ）特定管理医療機器（家庭用電気治療器及びプログラム特定管理医療機器を除く。）の販売等に関する業務に一年以上従事した後、厚生労働大臣の登録を受けた者が行う基礎講習を修了した者

又は・・・

（ⅱ）当該者と同等以上の知識及び経験を有すると厚生労働大臣が認めた者

補聴器のみを販売等する営業所の管理者（補聴器営業所管理者）

【施行規則第 175 条第 1 項第 2 号】

（ⅰ）特定管理医療機器（補聴器及びプログラム特定管理医療機器を除く。）の販売等に関する業務に一年以上従事した後、厚生労働大臣の登録を受けた者が行う基礎講習を修了した者

又は・・・

（ⅱ）当該者と同等以上の知識及び経験を有すると厚生労働大臣が認めた者

家庭用電気治療器のみを販売等する営業所の管理者（家庭用電気治療器営業所管理者）

【施行規則第 175 条第 1 項第 3 号】

（ⅰ）厚生労働大臣の登録を受けた者が行う基礎講習を修了した者

又は・・・

（ⅱ）当該者と同等以上の知識及び経験を有すると厚生労働大臣が認めた者

プログラム特定管理医療機器のみを販売提供等する営業所の管理者（プログラム特定管理医療機器営業所管理者）

なお、管理医療機器のうち、厚生労働大臣の指定した 28 品目の家庭用の管理医療機器（前々ページに掲載）を販売等する営業所については営業所管理者を設置する必要はない。

◆特定管理医療機器の販売業者等の営業所管理者の継続研修

医療機器の性能や品質は々改良されており、そのスピードは速い。そこで薬機法では、特定管理医療機器の販売業者等は、届出した営業所管理者に対し、毎年度研修を受けさせるよう努めなければならないと定めている。

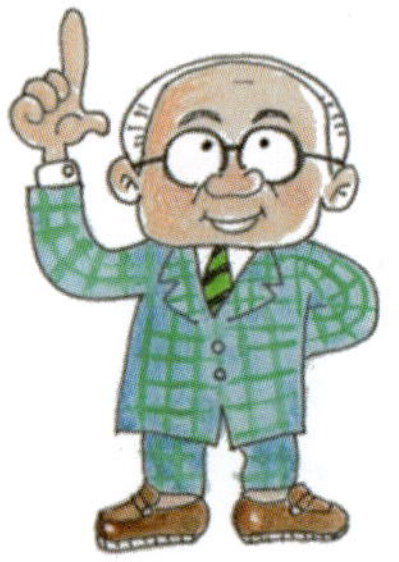

薬機法施行規則

第百七十五条

2　特定管理医療機器の販売業者等は、特定管理医療機器営業所管理者、補聴器営業所管理者、家庭用電気治療器営業所管理者及びプログラム特定管理医療機器営業所管理者(以下「特定管理医療機器営業所管理者等」という。)に、厚生労働省令で定めるところにより厚生労働大臣に届出を行つた者が行う研修を毎年度受講させるよう努めなければならない。

（医療機器の販売業・貸与業と管理者の設置）

<table>
<tr><th>業の種類</th><th>許可又は届出</th><th colspan="3">取り扱う医療機器</th><th>管理者の設置</th><th>構造設備基準</th></tr>
<tr><td rowspan="2">高度管理医療機器販売業・貸与業</td><td rowspan="2">許可</td><td colspan="2" rowspan="2">高度管理医療機器</td><td>高度管理医療機器</td><td rowspan="2">○</td><td rowspan="2">有り</td></tr>
<tr><td>コンタクトレンズのみ</td></tr>
<tr><td>特定保守管理医療機器販売業・貸与業</td><td>許可</td><td colspan="3">特定保守管理医療機器</td><td>○</td><td>有り</td></tr>
<tr><td rowspan="4">管理医療機器販売業・貸与業</td><td rowspan="4">届出</td><td rowspan="4">管理医療機器
（特定保守管理医療機器を除く）</td><td rowspan="3">特定管理医療機器</td><td>医療機関向け管理医療機器</td><td>○</td><td rowspan="4">有り</td></tr>
<tr><td>補聴器のみ</td><td>○</td></tr>
<tr><td>家庭用電気治療器のみ</td><td>○</td></tr>
<tr><td colspan="2">それ以外の管理医療機器</td><td>×</td></tr>
<tr><td>一般医療機器販売業・貸与業</td><td>—</td><td colspan="3">一般医療機器
（特定保守管理医療機器を除く）</td><td>×</td><td>無し</td></tr>
</table>

注：高度管理医療機器等の製造販売業者がその製造、輸入した医療機器を、他の製造販売業者、製造業者、販売業者、貸与業者に販売等する場合、許可は不要とされている。同様に、高度管理医療機器等の製造業者がその製造した医療機器を、製造販売業者又は他の製造業者に販売等する場合も許可を受ける必要はない(法第 39 条第 1 項但書)。

4　医療機器の修理業

医療材料のようなものは別として、医療機器は医療機関に納品された後も長期に渡って使用されるものだ。だから、その保守管理はとても重要である。メンテナンスが悪くて医療機器が不具合や故障を起こしたら、患者の生命にかかわってくる場合もある。

だからこそ、薬機法は「特定保守管理医療機器」を規定し、また、医療法でも医療機器の保守管理を厳重に行うよう求めているのだ（次ページの条文）。

薬機法

（医療機器の修理業の許可）
第四十条の二
1　医療機器の修理業の許可を受けた者でなければ、業として、医療機器の修理をしてはならない。
2　前項の許可は、修理する物及びその修理の方法に応じ厚生労働省令で定める区分（以下「修理区分」という。）に従い、厚生労働大臣が修理をしようとする事業所ごとに与える。
3　第一項の許可は、三年を下らない政令で定める期間ごとにその更新を受けなければ、その期間の経過によつて、その効力を失う。
4　次の各号のいずれかに該当するときは、第一項の許可を与えないことができる。
一　その事業所の構造設備が、厚生労働省令で定める基準に適合しないとき。
二　申請者が、第五条第三号イからへまでのいずれかに該当するとき。

「修理」とは、医療機器の故障、破損、劣化等の箇所を本来の状態・機能に復帰させること（当該箇所の交換を含む）をいうが、薬機法では、医療機器の修理業を「許可制」とし、次のようなことを定めている。

①　修理するもの、修理の方法に応じて厚生労働省令で定める区分に従って、事業所ごとに、都道府県知事が与えること
②　許可は更新とすること
③　事業所の構造設備は厚生労働省令（薬局等構造設備規則）で定める基準に適合していること

◆修理区分ごとの許可

修理業の許可は、修理区分ごとに受けなければならない。修理区分は、特定保守管理医療機器（特管）の修理が 9 区分、特定保守管理医療機器以外の医療機器（非特管）の修理が 9 区分で、合計 18 区分に分かれている（施行規則第 181 条、別表第二）。

薬機法施行規則

（医療機器の修理区分）
第百八十一条
法第四十条の二第二項に規定する厚生労働省令で定める区分（以下「修理区分」という。）は、特定保守管理医療機器及び特定保守管理医療機器以外の医療機器について、それぞれ別表第二のとおりとする。

（医療機器修理業の区分）

特定保守管理医療機器の修理		特定保守管理医療機器以外の医療機器の修理	
特管第１区分	画像診断システム関連	非特管第１区分	画像診断システム関連
特管第２区分	生体現象計測・監視システム	非特管第２区分	生体現象計測・監視システム
特管第３区分	治療用・施設用機器関連	非特管第３区分	治療用・施設用機器関連
特管第４区分	人工臓器関連	非特管第４区分	人工臓器関連
特管第５区分	光学機器関連	非特管第５区分	光学機器関連
特管第６区分	理学療法用機器関連	非特管第６区分	理学療法用機器関連
特管第７区分	歯科用機器関連	非特管第７区分	歯科用機器関連
特管第８区分	検体検査用機器関連	非特管第８区分	検体検査用機器関連
特管第９区分	鋼製器具・家庭用医療機器関連	非特管第９区分	鋼製器具・家庭用医療機器関連

5　体外診断用医薬品の販売規制

体外診断用医薬品はその定義（法第２条第14項）にあるように、本来「医薬品」に属している。したがって、体外診断用医薬品の販売には、次の規定が適用される。

薬機法

（医薬品の販売業の許可）

第二十四条

薬局開設者又は医薬品の販売業の許可を受けた者でなければ、業として、医薬品を販売し、授与し、又は販売若しくは授与の目的で貯蔵し、若しくは陳列（配置することを含む。以下同じ。）してはならない。ただし、医薬品の製造販売業者がその製造等をし、又は輸入した医薬品を薬局開設者又は医薬品の製造販売業者、製造業者若しくは販売業者に、医薬品の製造業者がその製造した医薬品を医薬品の製造販売業者又は製造業者に、それぞれ販売し、授与し、又はその販売若しくは授与の目的で貯蔵し、若しくは陳列するときは、この限りでない。

このように、医薬品については、薬局又は医薬品販売業の許可を受けた者でなければ販売できない。

薬機法

（医薬品の販売業の許可の種類）
第二十五条
　医薬品の販売業の許可は、次の各号に掲げる区分に応じ、当該各号に定める業務について行う。
一　店舗販売業の許可　要指導医薬品（第四条第五項第三号に規定する要指導医薬品をいう。以下同じ。）又は一般用医薬品を、店舗において販売し、又は授与する業務
二　配置販売業の許可　一般用医薬品を、配置により販売し、又は授与する業務
三　卸売販売業の許可　医薬品を、薬局開設者、医薬品の製造販売業者、製造業者若しくは販売業者又は病院、診療所若しくは飼育動物診療施設の開設者その他厚生労働省令で定める者（第三十四条第三項において「薬局開設者等」という。）に対し、販売し、又は授与する業務

医薬品販売業について、第二十五条では左のように定めている。

医薬品販売業として三つの業態が挙げられている

☆店舗販売業
☆配置販売業
☆卸売販売業

すなわち、医薬品を販売するには、薬局若しくは医薬品販売業の許可を得なければならない。医薬品販売業のうち、店舗販売業と配置販売業は、医薬品の小売販売業である。

店舗販売業は、市中に見られる「薬店」であるが、医薬品の場合、医療用医薬品と一般用医薬品に大別される。医療用医薬品とは、薬機法上の定義はないが、次のように通知により定義されている。

平成 26 年 11 月 21 日薬食発 1121 第 2 号医薬食品局長通知より抜粋

医療用医薬品とは、医師若しくは歯科医師によって使用され又はこれらの者の処方箋若しくは指示によって使用されることを目的として供給される医薬品をいう。
　また、次のいずれかに該当する医薬品は、原則として医療用医薬品として取扱うものとする。

ア　処方箋医薬品、毒薬又は劇薬。ただし、毒薬、劇薬のうち、人体に直接使用しないもの（殺虫剤等）を除く。

イ　医師、歯科医師が自ら使用し、又は医師、歯科医師の指導監督下で使用しなければ重大な疾病、障害若しくは死亡が発生するおそれのある疾患を適応症にもつ医薬品

ウ　その他剤形、薬理作用等からみて、医師、歯科医師が自ら使用し、又は医師、歯科医師の指導監督下で使用することが適当な医薬品

一方、一般用医薬品は、薬機法により次のように定義されている。

薬機法

第四条第五項

四　一般用医薬品　医薬品のうち、その効能及び効果において人体に対する作用が著しくないものであつて、薬剤師その他の医薬関係者から提供された情報に基づく需要者の選択により使用されることが目的とされているもの（要指導医薬品を除く。）をいう。

体外診断用医薬品の場合、基本的に医療用医薬品である。したがって、医療用医薬品である体外診断用医薬品が、処方箋を持たない一般消費者に販売されることは原則的にない。

すなわち、体外診断用医薬品は、医薬品販売業のうち、卸売販売業によって医療機関に販売されることとなる。

ただし、一部の体外診断用医薬品が一般用医薬品として承認されている。それらを「一般用検査薬」と呼んでいる。

一般用医薬品は、薬機法では、その副作用などのリスクに応じて、次のように三つの区分に分けられている。

薬機法

第三十六条の七

一般用医薬品（専ら動物のために使用されることが目的とされているものを除く。）は、次のように区分する。

一　第一類医薬品　その副作用等により日常生活に支障を来す程度の健康被害が生ずるおそれがある医薬品のうちその使用に関し特に注意が必要なものとして厚生労働大臣が指定するもの及びその製造販売の承認の申請に際して第十四条第八項に該当するとされた医薬品であつて当該申請に係る承認を受けてから厚生労働省令で定める期間を経過しないもの

二　第二類医薬品　その副作用等により日常生活に支障を来す程度の健康被害が生ずるおそれがある医薬品（第一類医薬品を除く。）であつて厚生労働大臣が指定するもの

三　第三類医薬品　第一類医薬品及び第二類医薬品以外の一般用医薬品

～前ページの条文をまとめてみると次のようになる～

第一類医薬品は	その副作用等について、特に注意が必要なもの、つまり一般用医薬品としては最もリスクの高いものとして厚生労働大臣が指定するものである
第二類医薬品は	その副作用について、第一類医薬品に次いでリスクの高いものとして厚生労働大臣が指定するものである
第三類医薬品は	第一類医薬品及び第二類医薬品以外の医薬品で、比較的安全性の高いと認められるものである

この条文に基づいて、次の告示により、「一般用医薬品の区分リスト」が示されている。

「医薬品、医療機器等の品質、有効性及び安全性の確保等に関する
法律第 36 条の 7 第 1 項第 1 号及び第 2 号の規定に基づき
厚生労働大臣が指定する第一類医薬品及び第二類医薬品」（指定告示）

このうち、第二類医薬品については次のようなものが指定されており、体外診断用医薬品、すなわち一般用検査薬は、この第二類医薬品に区分されている。

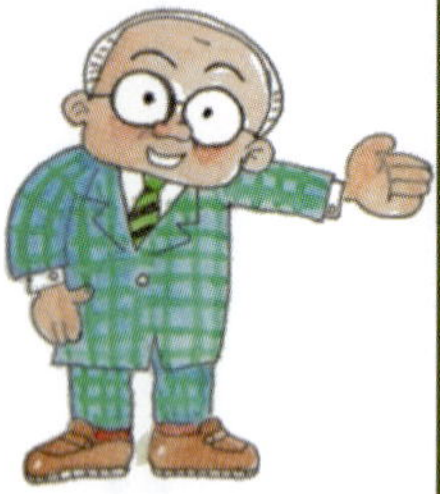

指定告示

第二類医薬品

（1）専らねずみ、はえ、蚊、のみその他これらに類する生物の防除のために使用されることが目的とされる医薬品のうち、人の身体に直接使用されることのないもの（第一類医薬品及び毒薬又は劇薬を除く。）

（2）専ら滅菌又は消毒に使用されることが目的とされている医薬品のうち、人の身体に直接使用されることのないもの

（3）体外診断用医薬品

（4）下記に掲げる漢方処方に基づく医薬品及びこれを有効成分として含有する製剤

表略

◆一般用医薬品の販売

次に、薬機法では、一般用医薬品の販売に従事する者を定めている。

（登録販売者）

右の条文中の「登録販売者」とは、薬剤師とは別に、一般用医薬品の販売に従事することが認められている者で、薬機法では以下のように定めている。

薬機法

（一般用医薬品の販売に従事する者）
第三十六条の九
　薬局開設者、店舗販売業者又は配置販売業者は、厚生労働省令で定めるところにより、一般用医薬品につき、次の各号に掲げる区分に応じ、当該各号に定める者に販売させ、又は授与させなければならない。
一　第一類医薬品　薬剤師
二　第二類医薬品及び第三類医薬品　薬剤師又は登録販売者

薬機法

第四条
5　この条において、次の各号に掲げる用語の意義は、当該各号に定めるところによる。
一　登録販売者　第三十六条の八第二項の登録を受けた者をいう。

薬機法第36条の8では、次のように定めている。

薬機法

（資質の確認）
第三十六条の八
　都道府県知事は、一般用医薬品の販売又は授与に従事しようとする者がそれに必要な資質を有することを確認するために、厚生労働省令で定めるところにより試験を行う。
2　前項の試験に合格した者又は第二類医薬品及び第三類医薬品の販売若しくは授与に従事するために必要な資質を有する者として政令で定める基準に該当する者であつて、医薬品の販売又は授与に従事しようとするものは、都道府県知事の登録を受けなければならない。

つまり、「登録販売者」とは、都道府県知事が行う試験に合格し、かつ、医薬品の販売又は授与に従事する者として都道府県知事の登録を受けたものである。

（薬機法施行規則第 159 条の 3 より）

○ 医薬品に共通する特性と基本的な知識
○ 人体の働きと医薬品
○ 主な医薬品とその作用
○ 薬事に関する法規と制度
○ 医薬品の適正使用と安全対策

登録販売者試験は、各都道府県において少なくとも年 1 回、実施される。

試験は、左のような事項について行われる。

この試験に合格した者は、自分が一般用医薬品の販売に従事しようとする薬局、店舗販売業、配置販売業者の所在する都道府県知事に申請し、登録を受けなければならない（施行規則第 159 条の 7）。

（販売従事登録の申請）
第百五十九条の七

法第三十六条の四第二項の規定による登録（以下「販売従事登録」という。）を受けようとする者は、様式第八十六の二による申請書を医薬品の販売又は授与に従事する薬局又は医薬品の販売業の店舗の所在地の都道府県知事（配置販売業にあつては、配置しようとする区域をその区域に含む都道府県知事。以下、この条において同じ。）に提出しなければならない。

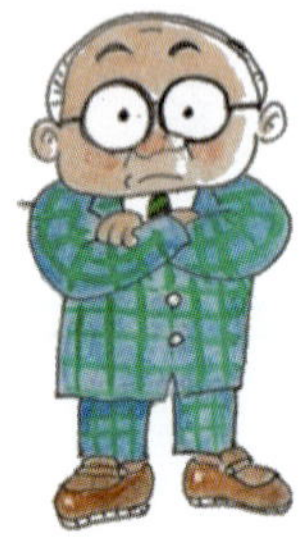

体外診断用医薬品のうち、一般用の体外検査薬については、薬局、店舗販売業及び配置販売業において、薬剤師又は登録販売者が販売することが可能である。

第9章　医療機器の安全を守る

～製造販売後の安全対策～

1　不具合・副作用・感染症

「手術中に人工呼吸器の管が外れ、患者が死亡。呼吸器の管が外れているのが見過ごされていた」あるいは「心臓ペースメーカに不良品が見つかり、回収された」など、医療機器の誤操作や不具合などによる事故や不良品の回収のニュースが時に流れる。

医薬品の場合、安全性の問題が起きる原因は、その医薬品の副作用による場合、品質不良による場合、病原微生物による汚染、誤使用等が考えられる。医療機器による安全性の問題は、医療機器が多様であるだけ、もう少し多様である。

医療機器の安全が問題となるのは、大きく分ければ右の三つの場合が考えられる。

それぞれの原因は、次のようなものが考えられる。

（一）医療機器の不具合による場合

（二）医療機器の副作用による場合

（三）医療機器の誤使用による場合

（一）の不具合は・・・

❖医療機器そのものの設計ミスによって起こる場合
❖医療機器の品質不良によって起こる場合
❖医療機器の故障によって起こる場合
❖医療機器が古くなったため起こる場合

これらは主に機械的な医療機器によって起きがちな不具合だ。

（二）の副作用は・・・

❖ラテックスやプラスチック、生物由来製品など素材によるアレルギー等

これは、医薬品の副作用と同様、発生率は低くても、ある一定の割合で起こってしまうものだ。

（三）の誤使用は・・・

❖医療機器の操作を正しく行わなかったために起こる事故

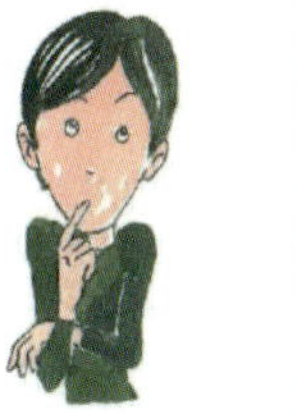

❖使用者の不注意によるもの
❖使用方法を熟知していなかったことによるもの
❖間違いを起こしやすい構造になっていることによるもの
❖安全装置がついていなかったなど、設計上に原因があるもの
❖外部からの電磁波により誤作動を起こすもの
（心臓のペースメーカや点滴装置等）　等

医療機器は、不具合や副作用などが起きないよう、有効性や安全性データを集めて厳しい審査を受けているはずだ。にもかかわらず、「病院で使用して初めて不具合がわかった」というような場合も少なくない。どうしてそのようなことが起きるのだろう。

医療機器の治験で集められる症例数は、百例前後の規模であることも多く、治験では把握できない発現率の低い不具合や副作用も起こり得る。また、治験の場合と、実際に病院で医療機器が使用される場合とでは使用の条件が違うことも少なくない。

そこで医療機器の安全を守るためには、限られた治験の範囲ではなく、市販後、実際の医療の場で広く使用された場合の不具合や副作用等の発現状況を的確に把握できる体制を作ることが極めて重要だ。

■生物由来製品

医療機器というと金属製又はプラスチック製のものを思い浮かべるが、実は、動物や人の臓器を原材料として使用したもの（生物由来製品）もある。医療機器の生物由来製品としては、ブタ心臓弁、ウシ心のう膜、ヘパリンなどを原材料とする製品が指定されている。実際の製品（一般的名称）としては、ウシ心のう膜弁、ヘパリン使用体外式膜型人工肺などがある。

生物由来の医薬品では、血液製剤によるHIV（Human Immunodeficiency Virus；ヒト免疫不全ウイルス）が社会的問題となった。また、最近では、牛から採取したゼラチンを原料とするカプセルが、BSE(Bovine Spongiform Encephalopathy;牛海綿状脳症)との関連から問題となった。

感染症は、その疾患によっては、医療機器を使用した人だけでなく、周辺の人々への二次感染の可能性もあり、社会的な影響は副作用より大きいともいえる。

こうした感染症を防ぐためには、病原菌に汚染された原材料が使用されることのないような管理体制を確立すること、製造過程のウィルス等の除去処理の方法を確立することが重要であるが、万が一汚染された製品が出荷されてしまった場合、感染症の広がりを最小限に留めるための緊急的な措置がとれる態勢を構築しなければならない。

そのためには、製造販売後の情報を速やかにキャッチできるシステムが不可欠だ。「感染症対策については、副作用にもまして、製造販売後の安全対策が重要である」という考え方が、近年一般化してきている。

そこで薬機法では、人や動物の組織、臓器等に由来する原料を用いた医療機器等を右のように、「生物由来製品」として特別の枠組みをつくり、一般の医療機器等に対する安全対策に加え、生物由来製品としての安全対策を上積みしている。それらの規定については後述しよう。

薬機法

第二条（定義）

10　この法律で「生物由来製品」とは、人その他の生物（植物を除く。）に由来するものを原料又は材料として製造をされる医薬品、医薬部外品、化粧品又は医療機器のうち、保健衛生上特別の注意を要するものとして、厚生労働大臣が薬事・食品衛生審議会の意見を聴いて指定するものをいう。

2　製造販売後の安全対策

広い意味で市販後調査（PMS：Post Marketing Surveillance）といった場合、薬機法では、大きく分けて次の二つの制度がある。

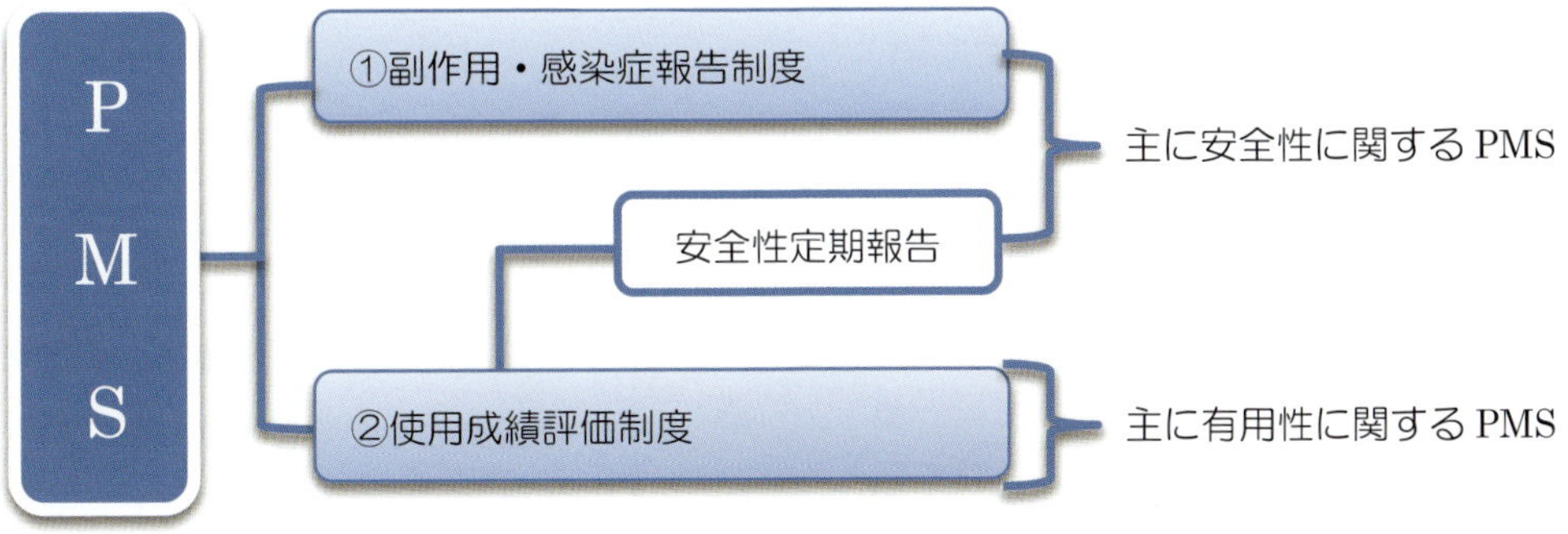

そしてこの PMS には、大きく二つの目的がある。

・第一に　医療機器の不具合、副作用、感染症などの安全性に関する問題の発生状況の確認と必要な対策についての調査

・第二に　医療機器が医療の現場で使用されたとき、期待された性能や効果を発揮しているかどうか、有用性についての調査

この章では、「第一」の目的である「医療機器の不具合、副作用、感染症などの安全性」に関する PMS 制度を説明していこう。

1）安全確保のためのサークル

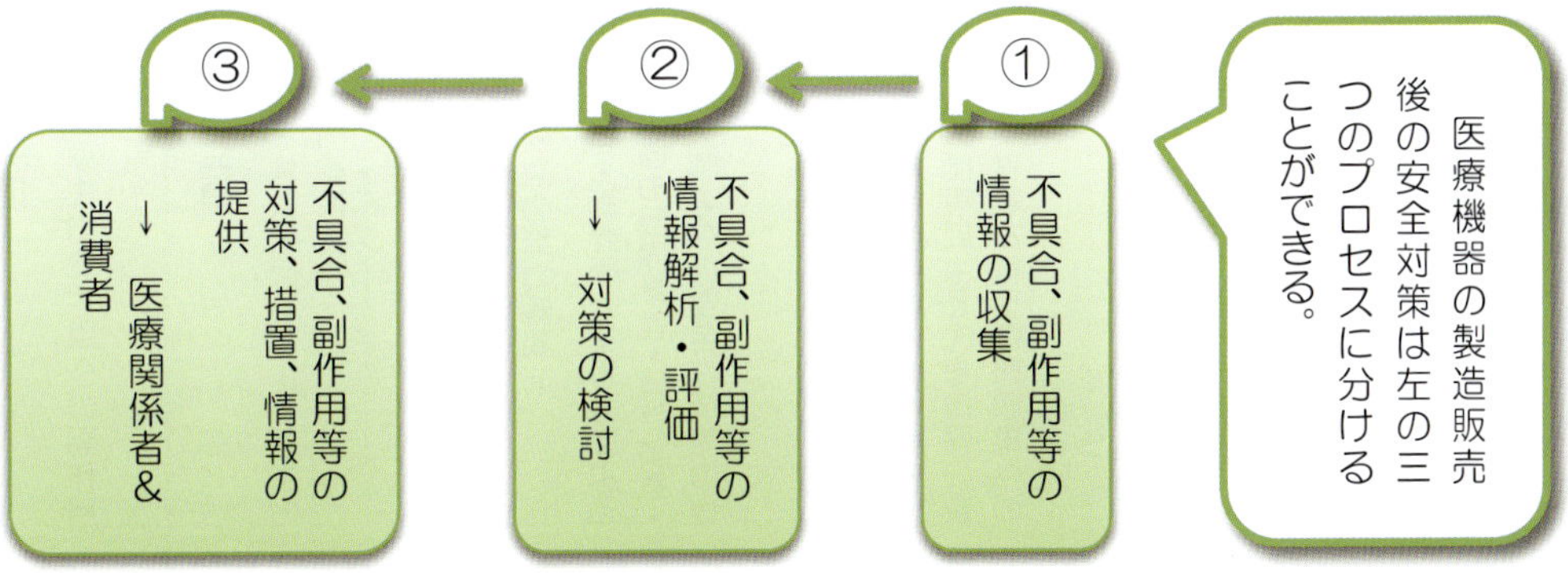

前述したように、治験で確認される不具合、副作用等の情報は限られている。市販から何十年も経て使用経験を積んだ医療機器であれば、使用にあたっての問題点や副作用に関する情報も蓄積され、使用上の注意や取扱上の注意に追記されてきたであろう。

しかしそのような医療機器であっても、新たな注意すべき事項や副作用が見つかることもある。まして新しい医療機器の場合は使用実績が少ないだけに、使用上の注意に記載されていない、思いがけない問題が新たに見つかることは少なくない。

だから医療機器の安全対策は、製造販売業者が治験で情報を集めて、発売の際に一度、添付文書の使用上の注意に書き込めばそれで終わり、というわけにはいかないのだ。

製造販売後の安全対策の本来の目的は、以下のとおりだ。

❖ 医療機器の不具合、副作用、感染症を未然に防止すること

❖ 使用情報をもとに、不具合等の早期発見に努め、広範化、重篤化することを防ぐこと

❖ その医療機器による副作用が出やすい患者(ハイリスクの患者)には、他の治療法等の対策を講ずること

❖ 不幸にして発症してしまった場合、症状が悪化しないような万全の医療措置を施すこと

そのためには、医療機関、薬局又は医療機器の販売業者等は、既に知らされている不具合、副作用等でも予想以上に重篤な場合や発生頻度が高いと思われるときは、厚生労働省や製造販売業者に報告する。さらには、未知の不具合や副作用の発見にも注意を配り、必要な場合、それらについても報告する。

一方、医療機器の製造販売業者及び厚生労働省は、常に医療機器の使用情報を集め、いち早く対策を検討し、医療関係者にフィードバックする。

これら関係者の一連の情報収集・伝達サークル(次ページ図参照)がスムーズに機能する必要がある。そのための規定として、薬機法には以下のような条文が定められている。

(1) 第六十八条の十第一項
製造販売業者等による厚生労働大臣への副作用情報の報告義務

(2) 第六十八条の十第二項
医療機関、薬局、医師・歯科医師等による厚生労働大臣への副作用情報の報告義務

(3) 第六十八条の二第一項
医療機器の製造販売業者・卸売販売業者等による安全性情報の収集及び検討の努力義務
医療機器の製造販売業者・卸売販売業者等による医療機関、薬局、医療機器の販売業者・貸与業者・修理業者、医師・歯科医師等への安全性情報の提供の努力義務

(4) 第六十八条の二第二項
医療機関、薬局、医療機器販売業者・貸与業者・修理業者、医師・歯科医師等による医療機器の製造販売業者・卸売販売業者等が行う情報収集への協力の努力義務

(5) 第六十八条の二第三項
医療機関、薬局、医師・歯科医師等による情報(医療機器の保守点検に必要な情報等を含む。)の収集、検討及び利用の努力義務

(6) 第四十条の四
医療機器の販売業者・貸与業者・修理業者による一般の購入者・使用者への情報提供の努力義務

＜不具合、副作用等の情報収集・伝達サークル図＞

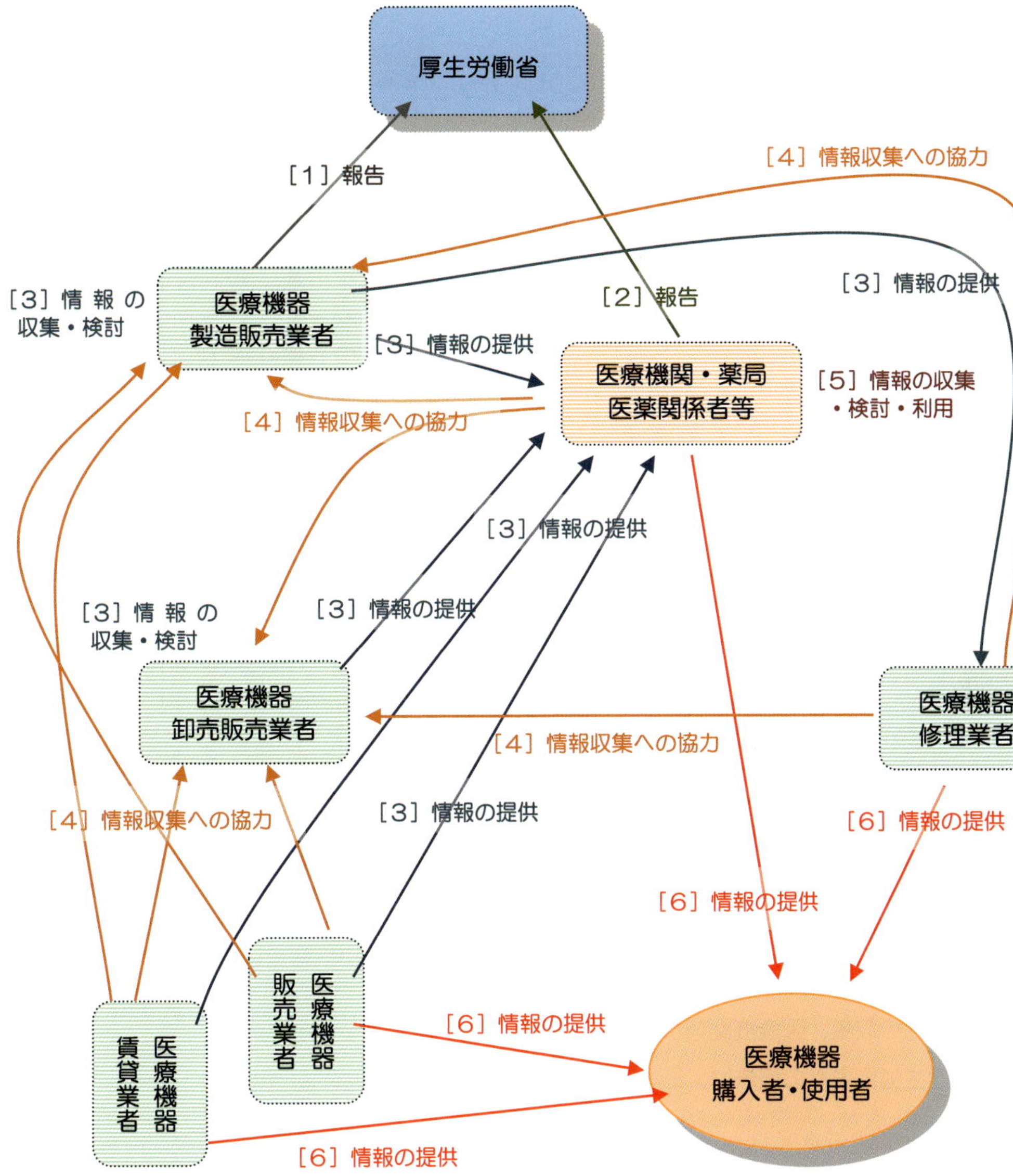
厚生労働省
［1］報告
［2］報告
［4］情報収集への協力
［3］情報の提供
［3］情報の収集・検討
医療機器製造販売業者
［3］情報の提供
医療機関・薬局
医薬関係者等
［5］情報の収集・検討・利用
［4］情報収集への協力
［3］情報の提供
［3］情報の収集・検討
［3］情報の提供
医療機器卸売販売業者
医療機器修理業者
［4］情報収集への協力
［4］情報収集への協力
［3］情報の提供
［6］情報の提供
［6］情報の提供
医療機器販売業者
医療機器賃貸業者
［6］情報の提供
医療機器購入者・使用者
［6］情報の提供

2）安全対策に関する各種制度

では、これらの条文に従って、実際にどのような制度が動いているのか見ていこう。

(1) 情報の収集と報告

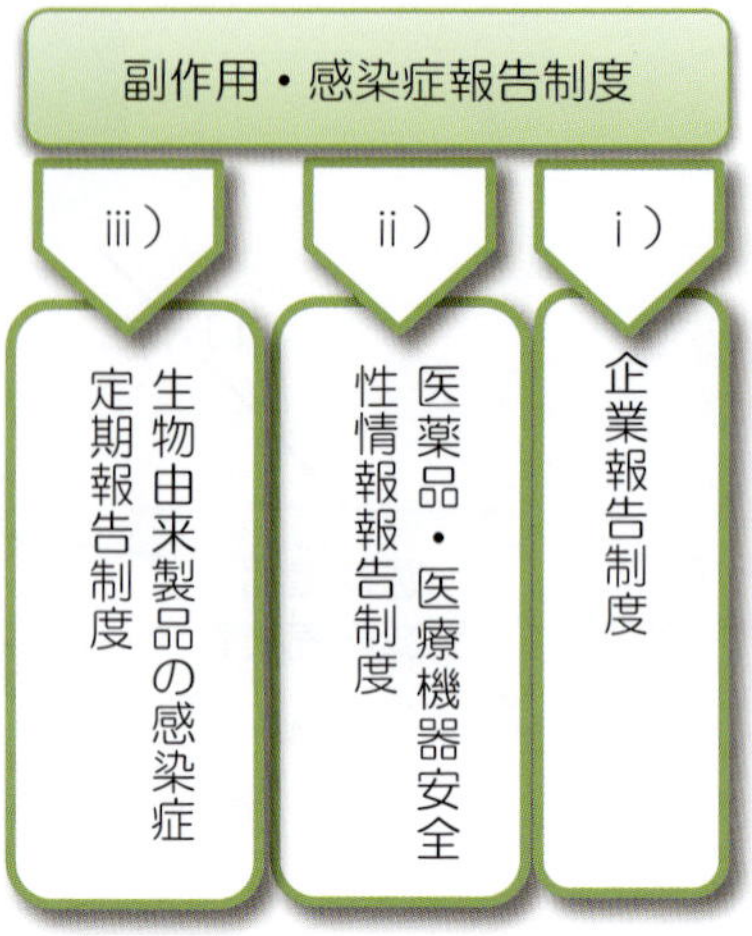

安全対策に関する制度の第一歩は、前述したように「不具合、副作用、感染症情報の収集」だ。

厚生労働省は、現在、広範な医療機器の不具合等の情報の収集・報告体制を設けている。

これらのうち、厚生労働省への情報報告制度として、主に右の三つがある。

以下、詳しく述べてみる。

i）企業報告制度

医療機器の品質、有効性及び安全性について責任を中心的に負っているのは、いうまでもなく製造販売業者だ。

製造販売業者は、医療機器の製造を他の製造業者に全面委託することができる。しかし、その医療機器の品質、有効性及び安全性については、医療機器を実際に製造した「製造業者」ではなく、元売業者たる「製造販売業者」が責任を負わなければならない。そして、その責任の中でも、医療機器の不具合等の情報の収集、医療機関等への提供、そして厚生労働省への報告は、最も重要な責任だ。

薬機法第68条の10第1項は、医療機器の製造販売業者が、医療機関や薬局から直接、又は医療機器の販売業者・貸与業者・修理業者等を通じて、あるいは学術文献や海外情報などから入手した不具合、副作用、感染症等に関する情報について、厚生労働大臣への報告義務を定めた規定である。

薬機法

（副作用等の報告）
第六十八条の十
　医薬品、医薬部外品、化粧品、医療機器若しくは再生医療等製品の製造販売業者又は外国特例承認取得者は、その製造販売をし、又は第十九条の二、第二十三条の二の十七若しくは第二十三条の三十七の承認を受けた医薬品、医薬部外品、化粧品、医療機器又は再生医療等製品について、当該品目の副作用その他の事由によるものと疑われる疾病、障害又は死亡の発生、当該品目の使用によるものと疑われる感染症の発生その他の医薬品、医薬部外品、化粧品、医療機器又は再生医療等製品の有効性及び安全性に関する事項で厚生労働省令で定めるものを知つたときは、その旨を厚生労働省令で定めるところにより厚生労働大臣に報告しなければならない。

「企業報告制度」は、この規定を具体化したものだ。

そこで、製造販売業者は、常時、自社製品を納入している医療機関、薬局又は医療機器の販売業者・貸与業者等から、不具合、副作用等に関する情報を収集することのできる体制を整備しなければならない。

次の第 68 条の 2 の第 1 項の前段は、医療機器の製造販売業者及び卸売販売業者等に対して、情報を収集し、検討することを求めた規定だ。

薬機法

（情報の提供等）
第六十八条の二

医薬品、医療機器若しくは再生医療等製品の製造販売業者、卸売販売業者、医療機器卸売販売業者等（医療機器の販売業者又は貸与業者のうち、薬局開設者、医療機器の製造販売業者、販売業者若しくは貸与業者若しくは病院、診療所若しくは飼育動物診療施設の開設者に対し、業として、医療機器を販売し、若しくは授与するもの又は薬局開設者若しくは病院、診療所若しくは飼育動物診療施設の開設者に対し、業として、医療機器を貸与するものをいう。次項において同じ。）、再生医療等製品卸売販売業者（再生医療等製品の販売業者のうち、再生医療等製品の製造販売業者若しくは販売業者又は病院、診療所若しくは飼育動物診療施設の開設者に対し、業として、再生医療等製品を販売し、又は授与するものをいう。同項において同じ。）又は外国製造医薬品等特例承認取得者、外国製造医療機器等特例承認取得者若しくは外国製造再生医療等製品特例承認取得者（以下「外国特例承認取得者」と総称する。）は、医薬品、医療機器又は再生医療等製品の有効性及び安全性に関する事項その他医薬品、医療機器又は再生医療等製品の適正な使用のために必要な情報（第六十三条の二第一項第二号の規定による指定がされた医療機器の保守点検に関する情報を含む。次項において同じ。）を収集し、及び検討するとともに、薬局開設者、病院、診療所若しくは飼育動物診療施設の開設者、医薬品の販売業者、医療機器の販売業者、貸与業者若しくは修理業者、再生医療等製品の販売業者又は医師、歯科医師、薬剤師、獣医師その他の医薬関係者に対し、これを提供するよう努めなければならない。

重要なことは、不具合、副作用及び感染症に関する情報源は、医療機関、薬局又は医療機器の販売業者・貸与業者・修理業者だけではなく、医学関係の学会、国内外の学術文献、外国政府の情報、新聞報道など多様だということだ。

前ページの条文は、そのような多様な情報源に製造販売業者等は目を光らせ、情報収集に努めるよう求めているのだ。

一方、医療機関等に対し、「医療機器の製造販売業者等が行う情報収集に協力するよう努めなければならない」と、次ページの薬機法第 68 条の 2 第 2 項は定めている。

薬機法

（情報の提供等）
第六十八条の二
2　薬局開設者、病院、診療所若しくは飼育動物診療施設の開設者、医薬品の販売業者、医療機器の販売業者、貸与業者若しくは修理業者、再生医療等製品の販売業者又は医師、歯科医師、薬剤師、獣医師その他の医薬関係者は、医薬品、医療機器若しくは再生医療等製品の製造販売業者、卸売販売業者、医療機器卸売販売業者等、再生医療等製品卸売販売業者又は外国特例承認取得者が行う医薬品、医療機器又は再生医療等製品の適正な使用のために必要な情報の収集に協力するよう努めなければならない。

◆**厚生労働大臣への副作用情報の報告**

そして、医療機関又は薬局等から集めた副作用や不具合等によると疑われる健康被害に関する情報は、厚生労働省に報告しなければならない。

国は、医療機器の製造販売業者からの情報を踏まえ、必要あれば、全国くまなくその情報が伝わるよう対策を取らなければならない。ではどのような場合に、製造販売業者は、厚生労働大臣に報告しなければならないか。

薬機法施行規則第228条の20第2項では、副作用や不具合等によると疑われる健康被害又は感染症を症状の重さや発生頻度等によって、緊急（15日以内）に報告すべきものと、それ以外のものとに分けて、次のように基準を定めている。

【Ⅰ】15日以内に報告しなければならないもの

（イ）死亡の発生のうち、当該医療機器の不具合による影響であると疑われるもの
（ロ）死亡の発生のうち、当該医療機器と同じものと認められる外国で使用されている医療機器の不具合による影響であると疑われるもので、かつ、当該医療機器の使用上の注意等から予測することができないもの
（ハ）下記の①から⑤までに掲げる症例等の発生のうち、当該医療機器又は外国医療機器の不具合による影響であると疑われるものであって、当該医療機器の使用上の注意等から予測することができないもの
①　障害
②　死亡又は障害につながるおそれのある症例
③　治療のために病院又は診療所への入院又は入院期間の延長が必要とされる症例（②に掲げる事項を除く。）
④　死亡又は①から③までに掲げる症例に準じて重篤である症例
⑤　後世代における先天性の疾病又は異常
（ニ）死亡若しくはハの①から⑤までの症例等の発生又はそれらのおそれに係る不具合で、あらかじめ把握した不具合の発生率を上回ったもの

・・・次ページへ表続く

・・・前ページから表続く

(ホ)ハの①から⑤までに掲げる症例等で、当該医療機器の使用上の注意等から予測することができるもの、次のいずれかに該当するもの

①発生傾向を当該医療機器の使用上の注意等から予期することができないもの

②発生傾向の変化が保健衛生上の危害の発生又は拡大のおそれを示すもの

(ヘ)外国医療機器で製造販売業者、外国特例承認取得者があらかじめ把握した当該医療機器に係る不具合の発生率を上回つたもの

(ト)当該医療機器の使用によるものと疑われる感染症による症例等の発生のうち、当該医療機器の使用上の注意等から予測することができないもの

(チ)当該医療機器又は外国医療機器の使用によるものと疑われる感染症による死亡又はハの①から⑤までに掲げる症例等の発生(トに掲げる事項を除く。)

(リ)外国医療機器に係る製造、輸入又は販売の中止、回収、廃棄その他保健衛生上の危害の発生又は拡大を防止するための措置の実施

【Ⅱ】30 日以内に報告しなければならないもの

(イ)死亡又は[Ⅰ]の(ハ)の①から⑤までに掲げる症例等のうち、当該医療機器又は外国医療機器の不具合による影響であると疑われるもの

(ロ)当該医療機器又は外国医療機器の不具合の発生であつて、当該不具合によつて死亡又は[Ⅰ]の(ハ)①から⑤までに掲げる症例等が発生するおそれがあるもの([Ⅰ]の(ニ)及び(ヘ)、並びに[Ⅲ]の(イ)に掲げる事項を除く。)

(ハ)当該医療機器若しくは外国医療機器の不具合若しくはそれらの使用による感染症により、がんその他の重大な疾病、障害若しくは死亡が発生するおそれがあること、それらの発生傾向が著しく変化したこと、又は当該医療機器が承認を受けた効能若しくは効果を有しないことを示す研究報告

【Ⅲ】製造販売の承認を受けた日から 1 年ごとに、その期間の満了後 2 ヵ月以内に報告しなければならないもの

(イ)[Ⅰ]の(ニ)に規定する医療機器の不具合の発生であつて、当該不具合の発生によつて、死亡若しくは、[Ⅰ]の(ハ)①から⑤までに掲げる症例等の発生又はこれらの症例等が発生するおそれがあることが予想されるもの([Ⅰ]の(イ)及び(ニ)に掲げる事項を除く。)

(ロ)死亡及び[Ⅰ]の(ハ)の①から⑤までに掲げる症例等以外の症例の発生のうち、当該医療機器の不具合による影響であると疑われるものであつて、当該医療機器の使用上の注意等から予測することができないもの

(ハ)当該医療機器の不具合の発生のうち、当該不具合の発生によつて死亡及び[Ⅰ]の(ハ)の①から⑤までに掲げる症例等以外の症例等が発生するおそれがあるものであつて、使用上の注意等から予測することができないもの

ある医療機器を使用し、その医療機器の副作用や不具合等によると疑われる健康被害又は感染症があっても、1例、2例という段階ではその医療機器が原因かどうか判断が難しい場合もある。

しかし、ある製造販売業者では1例しか把握していなくても、同じ医療機器のいくつかの製造販売業者が同じような事例を把握しているかもしれない。だから、たとえ1例でも報告しなければならない。

製造販売業者としては、幅広い情報収集体制を整備し、また、安全情報に対する感性を磨いておくことがとても大切である。

ⅱ）医薬品・医療機器等安全性情報報告制度

厚生労働省への情報報告の二番目の制度は、「医薬品・医療機器等安全性情報報告制度」だ。

前述した「企業報告制度」が医療機器の製造販売業者に課せられた報告制度であったのに対し、この制度は、医療機関、薬局又は医師・歯科医師等に協力してもらって安全性情報を集める制度(モニタリング制度)だ。

次の条文をご覧いただこう。

薬機法

（副作用等の報告）
第六十八条の十

2　薬局開設者、病院、診療所若しくは飼育動物診療施設の開設者又は医師、歯科医師、薬剤師、登録販売者、獣医師その他の医薬関係者は、医薬品、医療機器又は再生医療等製品について、当該品目の副作用その他の事由によるものと疑われる疾病、障害若しくは死亡の発生又は当該品目の使用によるものと疑われる感染症の発生に関する事項を知つた場合において、保健衛生上の危害の発生又は拡大を防止するため必要があると認めるときは、その旨を厚生労働大臣に報告しなければならない。

この制度では、医療機関又は薬局から、あるいはその施設の医師、歯科医師等から、それぞれの施設の患者が経験した副作用、不具合等によると疑われる健康被害等について、厚生労働省に報告してもらうこととしている。

医療機関や医師等からの情報は、直接、患者の訴えを聞き、あるいは症状を観察したものであるだけに重要な情報だ。

以前は任意の報告制度であったが、情報の報告者が、安全性問題に関心の強い特定の医療機関に限られる傾向があったため、平成14年の法改正によって義務化されたのだ。

ⅲ）生物由来製品の感染症定期報告制度

感染症定期報告制度は、生物由来製品の製造販売業者に義務付けられているもので、生物由来製品の原料や材料による感染症に関する論文その他の情報を評価して、年２回厚生労働大臣に報告することとされている。

（2）情報の解析・評価

さて、以上のような情報報告制度によって、企業や医療機関、あるいは海外からの情報を入手した厚生労働省は、どのような対策をとるか等を検討しなければならない。

副作用や感染症のことであるだけに、緊急を要する。また、行政官だけの判断でなく、当然、専門家の意見も必要である。

厚生労働省の薬事・食品衛生審議会には、専門家で構成される「安全対策部会」が設けられており、各方面から集められた重要な副作用等の情報は、同審議会に諮《はか》られる。そして、概ねその内容によって、次のような措置が検討されることになる。

主な安全対策

① 報告された不具合、副作用、感染症等の状況から、その医療機器について、販売停止や回収の措置が必要であるか

② 緊急に情報を医療関係者に伝える必要があるか

③ 使用上の注意の改訂を命じ、また医療機関に周知させる必要があるか

④ 症例が少ない等により原因を断定することはできないが、同様の症例がないか、再調査を命じる必要があるか

⑤ とりあえず、自主的な措置を検討させることでよいか

３）情報、措置等の伝達

次ページに挙げるのは、薬機法第68条の２第１項の抜粋であるが、ここでは、医療機器の製造販売業者及び卸売販売業者等は、その適正な使用のために必要な情報について、医療機関、薬局、医療機器の販売業者・貸与業者・修理業者、医師・歯科医師等に提供するよう努めなければならないと定めている。

薬機法

（情報の提供等）
第六十八条の二
　医薬品、医療機器若しくは再生医療等製品の製造販売業者、卸売販売業者、医療機器卸売販売業者等（中略）は、医薬品、医療機器又は再生医療等製品の有効性及び安全性に関する事項その他医薬品、医療機器又は再生医療等製品の適正な使用のために必要な情報（第六十三条の二第一項第二号の規定による指定がされた医療機器の保守点検に関する情報を含む。次項において同じ。）を収集し、及び検討するとともに、薬局開設者、病院、診療所若しくは飼育動物診療施設の開設者、医薬品の販売業者、医療機器の販売業者、貸与業者若しくは修理業者、再生医療等製品の販売業者又は医師、歯科医師、薬剤師、獣医師その他の医薬関係者に対し、これを提供するよう努めなければならない

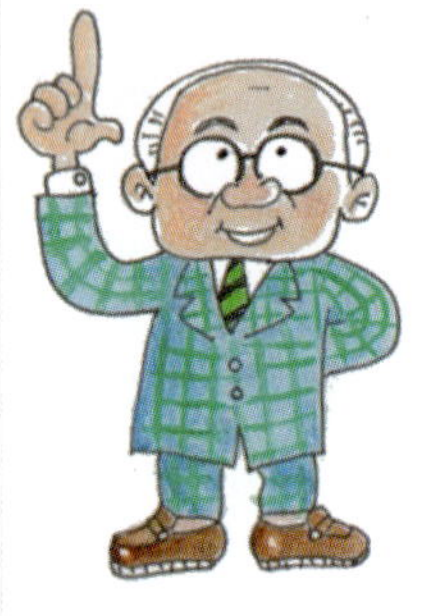

薬機法

（危害の防止）
第六十八条の九
　医薬品、医薬部外品、化粧品、医療機器若しくは再生医療等製品の製造販売業者又は外国特例承認取得者は、その製造販売をし、又は第十九条の二、第二十三条の二の十七若しくは第二十三条の三十七の承認を受けた医薬品、医薬部外品、化粧品、医療機器又は再生医療等製品の使用によつて保健衛生上の危害が発生し、又は拡大するおそれがあることを知つたときは、これを防止するために廃棄、回収、販売の停止、情報の提供その他必要な措置を講じなければならない。

　他方、厚生労働省は、報告された情報に関する対策が決まると、その医療機器の製造販売業者に対し、検討の結果を伝え、必要な対策をとるよう指示するか、自主的な対策をとるよう指導する。また、必要に応じて使用上の注意の改訂等を指示する。
　さらには、医療機器の使用による保健衛生上の危害を防止するために、左の条文のように、場合によっては製品の回収、販売の停止、情報の提供、あるいは追跡調査を命ずるなどの措置がとられる。

◆医療機関等への情報伝達

安全性情報の伝達方法は、情報の内容によって異なるが、主なものは次のとおりである。

(1) 緊急安全性情報（イエローレター）

医療機器の重要な不具合はじめ、感染症の発生、症状が極めて重い副作用、頻度が極めて高い副作用など、緊急に医師等に知らせる必要がある場合、医療機関又は薬局等に直接伝達される。緊急安全性情報の伝達は、厚生労働省の指示で行われるか、あるいは製造販売業者の自主判断により行われる。

(2) 安全性速報（ブルーレター）

緊急安全性情報に準じ、一般的な使用上の注意の改訂情報よりも迅速な安全対策措置をとる必要があると判断された場合に、厚生労働省からの配布指示に基づき、製造販売業者が作成する情報。

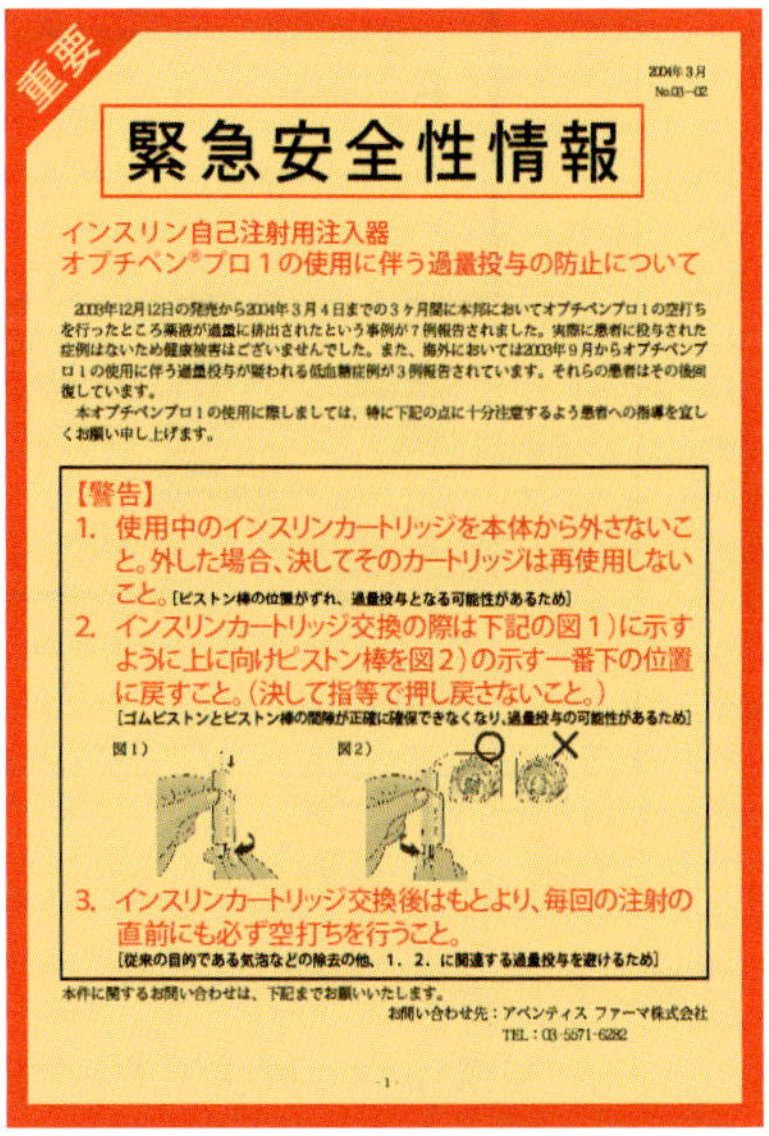
重要

2004年３月
No.03－02

緊急安全性情報

インスリン自己注射用注入器
オプチペン®プロ１の使用に伴う過量投与の防止について

2003年12月12日の発売から2004年３月４日までの３ヶ月間に本邦においてオプチペンプロ１の空打ちを行ったところ薬液が過量に排出されたという事例が７例報告されました。実際に患者に投与された症例はないため健康被害はございませんでした。また、海外においては2003年９月からオプチペンプロ１の使用に伴う過量投与が疑われる低血糖症例が３例報告されています。それらの患者はその後回復しています。

本オプチペンプロ１の使用に際しましては、特に下記の点に十分注意するよう患者への指導を宜しくお願い申し上げます。

【警告】

1. 使用中のインスリンカートリッジを本体から外さないこと。外した場合、決してそのカートリッジは再使用しないこと。［ピストン棒の位置がずれ、過量投与となる可能性があるため］
2. インスリンカートリッジ交換の際は下記の図１）に示すように上に向けピストン棒を図２）の示す一番下の位置に戻すこと。（決して指等で押し戻さないこと。）［ゴムピストンとピストン棒の間隙が正確に確保できなくなり、過量投与の可能性があるため］

図１）　図２）　○　×

3. インスリンカートリッジ交換後はもとより、毎回の注射の直前にも必ず空打ちを行うこと。［従来の目的である気泡などの除去の他、１．２．に関連する過量投与を避けるため］

本件に関するお問い合わせは、下記までお願いいたします。

お問い合わせ先：アベンティス ファーマ株式会社
TEL：03-5571-6282

-1-

(3) 使用上の注意の改訂

新たな不具合の発生、あるいは既知だが発生頻度が高くなっている不具合がある場合などには、使用上の注意が随時改訂される。これは厚生労働省の指示、又は医療機器の製造販売業者の自主判断で行われる。

使用上の注意については、基本的に製造販売業者の自主判断で作成され、必要に応じて改訂されるものとされているため、厚生労働省からの指示がなくても、「自主改訂」という形で改訂されるケースは少なくない。ただし、使用上の注意は添付文書に記載されるが、その記載内容（使用上の注意、取扱い上の注意等）については医療機器等の製造販売承認申請に際し、厚生労働大臣に届出することとされており（薬機法第 63 条の 3）、その添付文書の記載内容を変更する場合においても、届出することとされている（同条）。

(4) 医薬品・医療機器等安全性情報

また、厚生労働省においては、医療機器等による重要な副作用、不具合等に関する情報を原則、毎月とりまとめ、「医薬品・医療機器等安全性情報」（次ページ掲載）として、広く医薬関係者向けに情報提供を行っている。

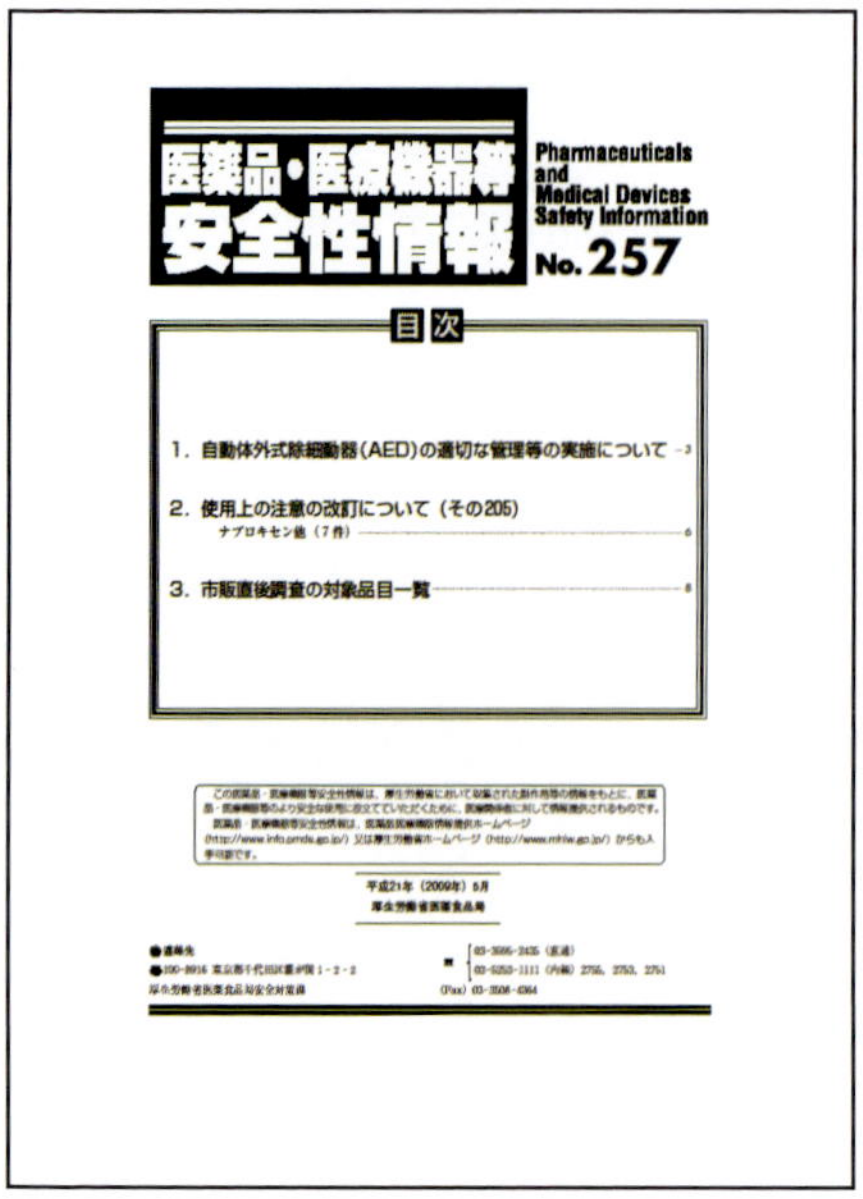

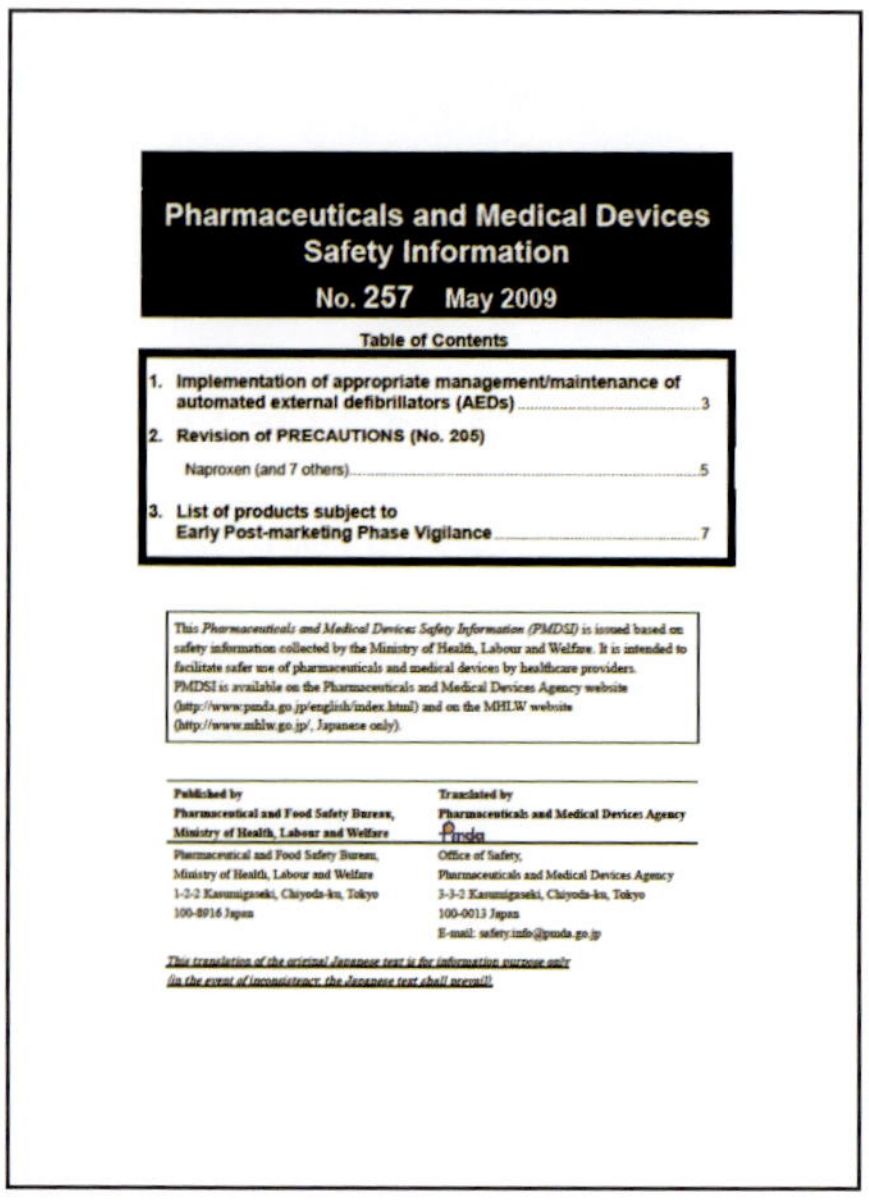

その内容としては安全性に関する解説記事や、使用上の注意の改訂内容、主な対象品目、参考文献（重要な副作用等に関する改訂については、その根拠となった症例の概要も紹介）等が掲載されている。

なお、この情報は、厚生労働省ホームページ及び（独）医薬品医療機器総合機構の「医薬品医療機器情報提供ホームページ」へ掲載されるとともに、医学・薬学関係の専門誌等にも転載される。

4）情報の活用、患者・消費者への情報提供

さて、こうして医療機器の不具合等に関する情報が医療機関等に伝達されても、それが医療の現場で活用されなければ意味がない。医療機関等は与えられた情報を分析し、その使用方法などを検討（使用を止める、を含む）し、必要に応じ、患者・消費者に安全性情報を伝えることとされている。

さらに医療機関等は、安全性情報を与えられるのを待つだけでなく、自分で積極的にそれらの情報収集に努めなくてはならない。

薬機法

（情報の提供等）
第六十八条の二
3　薬局開設者、病院若しくは診療所の開設者又は医師、歯科医師、薬剤師その他の医薬関係者は、医薬品、医療機器及び再生医療等製品の適正な使用を確保するため、相互の密接な連携の下に第一項の規定により提供される情報の活用（第六十三条の二第一項第二号の規定による指定がされた医療機器の保守点検の適切な実施を含む。）その他必要な情報の収集、検討及び利用を行うことに努めなければならない。

薬機法

（情報提供）
第四十条の四
医療機器の販売業者、貸与業者又は修理業者は、医療機器を一般に購入し、譲り受け、借り受け、若しくは使用し、又は医療機器プログラムの電気通信回線を通じた提供を受ける者に対し、医療機器の適正な使用のために必要な情報を提供するよう努めなければならない。

また、左の条文にみられるように、「一般の生活者が購入し、使用する医療機器についても、医療機器の販売業者等は、消費者・使用者が正しく安全に医療機器を使用することができるよう、必要な情報を提供しなければならない」と定められている。

このように、医療機器の安全性は、医療に関係する人々の「安全対策のサークル」によって、守られているのだ（P147「不具合、副作用の情報収集・伝達サークル図」参照）。

5）特定医療機器に関する記録の保存

医療機器の安全対策で、最も留意しなければならないものは、心臓ペースメーカなど、人の体内に埋め込んで使用される医療機器だ。患者は埋め込み手術後、日常生活にもどるわけであるが、もしそのペースメーカに不具合が生ずる可能性があるなどの情報があった場合、直ちにその患者への対応を取るとともに、同じ機種のペースメーカの植え込み手術を行った患者を追跡し、必要な対応をしなければならない。

そこで、薬機法では、そのような医療機器を「特定医療機器」として指定し、その医療機器の製造販売承認取得者に対して、その医療機器を使用している患者の氏名、住所などを記録し、保存することを義務付けている。

薬機法

（特定医療機器に関する記録及び保存）
第六十八条の五
人の体内に植え込む方法で用いられる医療機器その他の医療を提供する施設以外において用いられることが想定されている医療機器であつて保健衛生上の危害の発生又は拡大を防止するためにその所在が把握されている必要があるものとして厚生労働大臣が指定する医療機器（以下この条及び次条において「特定医療機器」という。）については、第二十三条の二の五の承認を受けた者又は選任外国製造医療機器等製造販売業者（以下この条及び次条において「特定医療機器承認取得者等」という。）は、特定医療機器の植込みその他の使用の対象者（次項において「特定医療機器利用者」という。）の氏名、住所その他の厚生労働省令で定める事項を記録し、かつ、これを適切に保存しなければならない。

この使用者に関する情報は、当然、これを取り扱う医師その他の医療関係者が持っている。したがってその医師等の協力が必要であり、薬機法では、次のように定めている。

薬機法

（特定医療機器に関する記録の保存）
第七十七条の5
2　特定医療機器を取り扱う医師その他の医療関係者は、その担当した特定医療機器利用者に係る前項に規定する厚生労働省令で定める事項に関する情報を、直接又は特定医療機器の販売業者若しくは貸与業者を介する等の方法により特定医療機器承認取得者等に提供するものとする。ただし、特定医療機器利用者がこれを希望しないときは、この限りでない。

特定医療機器は、平成26年11月25日厚生労働省告示第448号により指定されている。主なものは次の通りである。

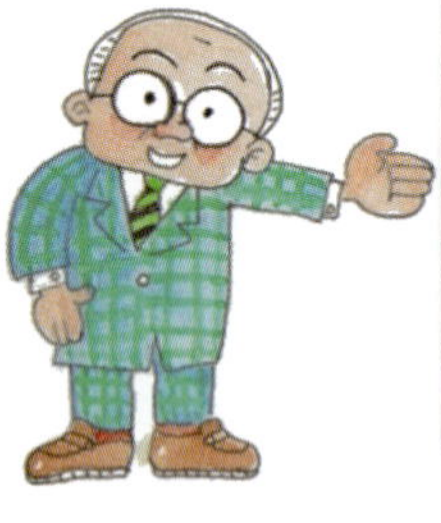

○ 植込み型心臓ペースメーカ
○ 植込み型両心室同期ペースメーカ
○ 除細動機能なし植込み型両心室ペーシングパルスジェネレータ
○ 植込み型補助人工心臓システム
○ 植込み型補助人工心臓ポンプ
○ 人工血管（冠状動脈、胸部大動脈、腹部大動脈及び肺動脈に使用されるもの）
○ 大動脈用ステントグラフト
○ 冠動脈用ステントグラフト

6）生物由来製品の安全対策

以上のような全般的な安全対策に加え、「生物由来製品」については、医療機器に由来する感染症を防ぎ、またそれによる二次感染を防止し、被害を最小限に抑えるための安全対策が講じられている。まず、医療機器の製造業者は、製造所ごとに「責任技術者」を配置しなければならないことになっているが、生物由来製品については、それとは別に「製造管理者」として、「医師」又は「細菌学的な知識を有する者」を置く必要がある。（次ページ）

薬機法

（生物由来製品の製造管理者）
第六十八条の十六
第十七条第三項及び第五項並びに第二十三条の二の十四第三項及び第五項の規定にかかわらず、生物由来製品の製造業者は、当該生物由来製品の製造については、厚生労働大臣の承認を受けて自らその製造を実地に管理する場合のほか、その製造を実地に管理させるために、製造所（医療機器又は体外診断用医薬品たる生物由来製品にあつては、その製造工程のうち第二十三条の二の三第一項に規定する設計、組立て、滅菌その他の厚生労働省令で定めるものをするものに限る。）ごとに、厚生労働大臣の承認を受けて、医師、細菌学的知識を有する者その他の技術者を置かなければならない。

薬機法

（定義）
第二条
11　この法律で「特定生物由来製品」とは、生物由来製品のうち、販売し、貸与し、又は授与した後において当該生物由来製品による保健衛生上の危害の発生又は拡大を防止するための措置を講ずることが必要なものであつて、厚生労働大臣が薬事・食品衛生審議会の意見を聴いて指定するものをいう。

また、薬機法第２条第 11 項では、生物由来製品のうち、特に注意を要するものについて（例：血液製剤）、左のように「特定生物由来製品」と定義している。

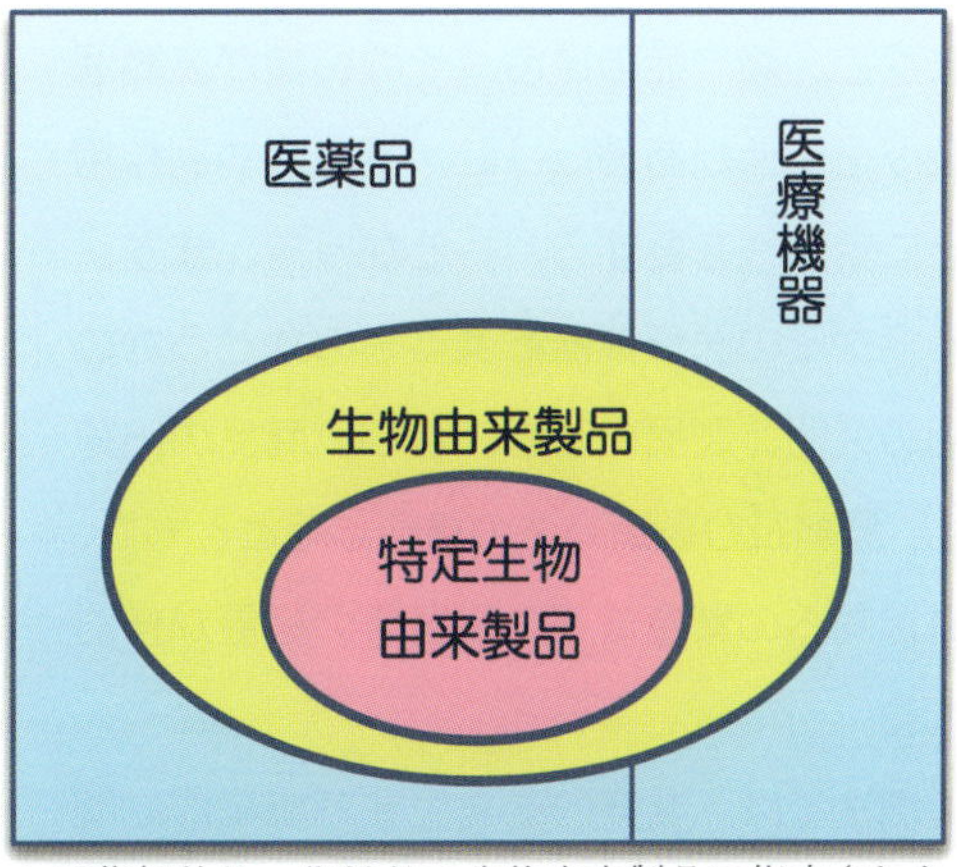

＊医薬部外品、化粧品で生物由来製品に指定されたものはない。

そして、薬機法では、生物由来製品の出荷後から、医療機器の販売業者等を経て、医療機関又は薬局まで、一貫してその流通ルートを把握し、生物由来製品による感染症の発生・拡大を防止し、被害を最小限に留めるため、次ページのような安全対策を講じている。

①　製造販売業者は、生物由来製品の譲渡先等の氏名、住所等を記録し、保管しなければならない。
（法第六十八条の二十二第一項）

②　販売業者等は、製造販売業者に、生物由来製品の譲渡先等に関する情報を提供しなければならない。
（法第六十八条の二十二第二項）

③　特定生物由来製品を取り扱う医師等は、特定生物由来製品を使用した患者の氏名、住所等を記録しなければならない。
（法第六十八条の二十二第三項）

④　医療機関又は薬局の管理者は、感染症の拡大を防ぐためであって、患者にも利益がある場合、特定生物由来製品を使用した患者に関する情報を製造販売業者に提供するものとする。
（法第六十八条の二十二第四項）

⑤　医師等は、特定生物由来製品の適正な使用のために必要な事項を説明しその理解を得るよう努めなければならない。
（法第六十八条の二十一）

⑥　製造販売業者は、生物由来製品及びその原料又は材料による感染症に関する最新の論文等によって、安全性を評価し、定期的に厚生労働大臣に報告しなければならない。
（法第六十八条の二十四第一項）

■生物由来製品の感染症定期報告

生物由来製品で最も重要な安全性の問題は、感染症だ。感染症の場合、その影響が広範囲に及ぶ可能性があるだけに、不具合や副作用以上に緊急性を要する。したがって、まず、感染症がその医療機器によるものかどうかの原因の究明、製品の回収、新しい商品の出荷停止、原料及び製造方法の見直し等とともに、医療機関への緊急情報の伝達等の措置が検討される。

薬機法では、突発的に発生する感染症に関する報告を求めるのはもちろんのこと、生物由来製品の製造販売業者に対して、感染症に関する定期報告を義務付けている。

薬機法

（生物由来製品に関する感染症定期報告）
第六十八条の二十四
生物由来製品の製造販売業者、外国特例医薬品等承認取得者又は外国特例医療機器等承認取得者は、厚生労働省令で定めるところにより、その製造販売をし、又は第十九条の二若しくは第二十三条の二の十七の承認を受けた生物由来製品又は当該生物由来製品の原料若しくは材料による感染症に関する最新の論文その他により得られた知見に基づき当該生物由来製品を評価し、その成果を厚生労働大臣に定期的に報告しなければならない。

下の図は、上述の各種の医療機器の安全性情報伝達システムの概念図である。

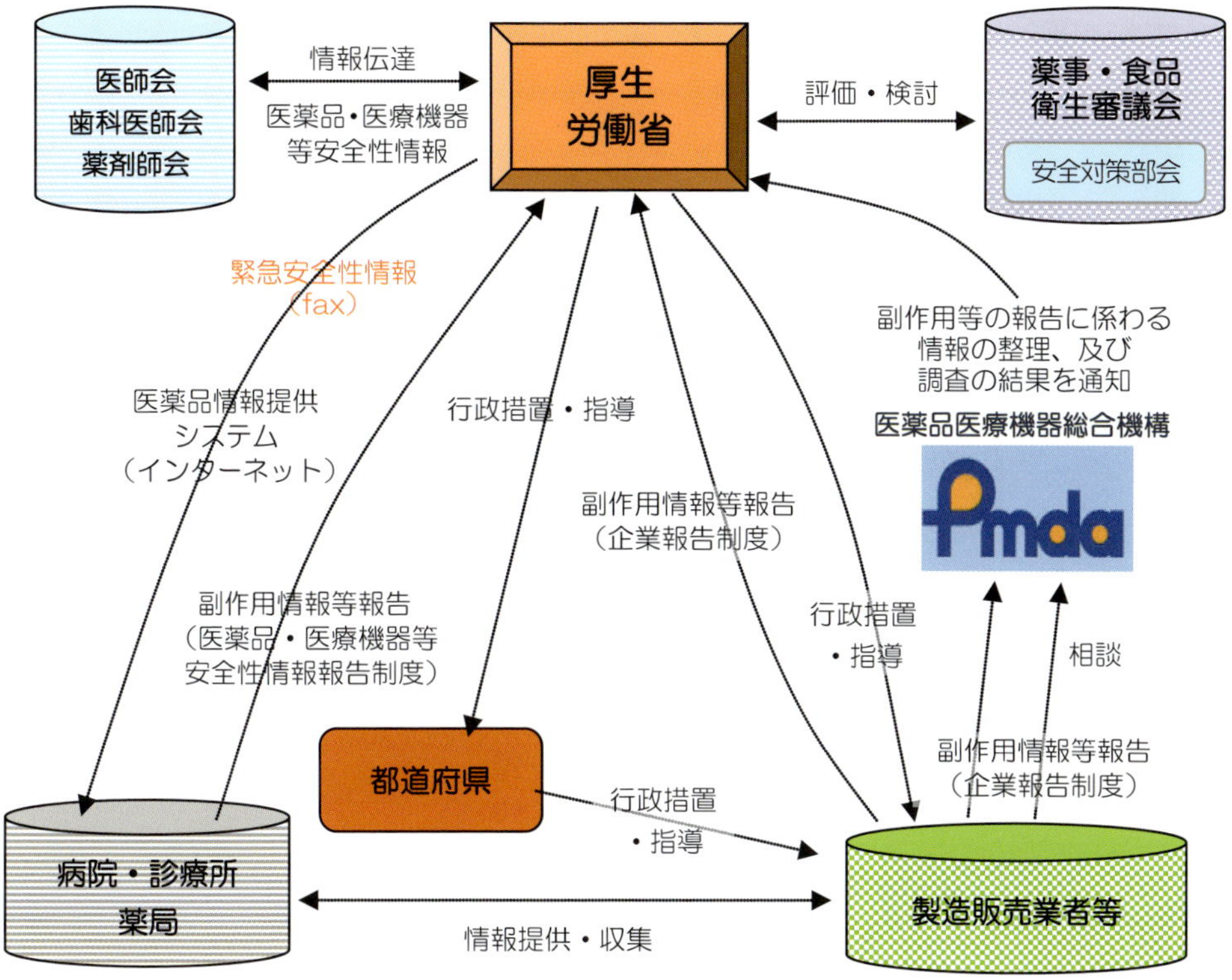

3 GVP

前項で説明したように、医療機器の安全を守るために、薬機法では様々な仕組みを設けているが、特に製造販売業者は、副作用や不具合等の国への報告義務など大きな責任を負っている。

GVP（Good Vigilance Practice）と呼ばれる「製造販売後安全管理の基準」は、製造販売業者がそれらの安全業務を適切に行うために設けられた基準だ。いつ発生するかわからない不具合、副作用、感染症又は品質など安全性に係る問題を常に監視（Vigilance ヴィジランス）するための、体制作りの基準として制定されたものだ。

GVP は、製造販売業の許可要件のうちの一つ（薬機法第 23 条の 2 の 2 第 2 号）であり、平成 16 年厚生労働省令第 135 号「医薬品、医薬部外品、化粧品又は医療機器の製造販売後安全管理の基準に関する省令」として定められている。

～GVP とは～

製造販売後安全管理の基準
（Good Vigilance Practice）

平成 16 年 9 月 22 日
厚生労働省令第 135 号

1）第一種～第三種の製造販売業者

GVPでは、「安全管理情報」について、次のように定義している。

第二条（定義）

この省令で「安全管理情報」とは、医薬品、医薬部外品、化粧品又は医療機器（以下「医薬品等」という。）の品質、有効性及び安全性に関する事項その他医薬品等の適正な使用のために必要な情報をいう。

医療機器の安全性の問題は、その医療機器の不具合や副作用と、病原微生物による汚染、そして品質に起因するものに分けられる。

そしてGVPでは、「医薬品、医薬部外品、化粧品又は医療機器の製造販売後安全管理の基準に関する省令」という題名の通り、医療機器だけでなく医薬品等にも適用されるものであることから、それらも含め、医療機器のリスク等に応じ、その製造販売業者を第一種から第三種まで、次ページのように区分し、GVPの規定をそれぞれに適したものにしている。

第三種製造販売業者

❖ 第三種医療機器製造販売業者（一般医療機器の製造販売業者）

❖ 医薬部外品製造販売業者

❖ 化粧品製造販売業者

第二種製造販売業者

❖ 第二種医療機器製造販売業者（管理医療機器の製造販売業者）

❖ 第二種医薬品製造販売業者（処方せん医薬品以外の医療用医薬品及び一般用医薬品の製造販売業者）

第一種製造販売業者

❖ 第一種医療機器製造販売業者（高度管理医療機器の製造販売業者）

❖ 第一種医薬品製造販売業者（処方せん医薬品の製造販売業者）

2）GVPと安全管理業務

GVPは、安全性問題を防止するため、いろいろな規定を設けているが、その全体像を理解するために、第一種製造販売業に関するGVPの内容を見てみよう。

第一種製造販売業者は、GVPにより医療機器の安全管理を行うために企業内に安全管理統括部門を設け、その部門の責任者として安全管理責任者を置き、さらに、安全管理責任者の下に、安全管理統括部門の実務を担当させるために、安全管理実施責任者を置くこととしている。

第一種製造販売業者は

（ア）安全管理統括部門を置くこと

（イ）安全管理責任者を置くこと

（ウ）安全管理実施責任者を置くこと
（ただし、安全管理責任者が自ら業務を行う場合は置かなくてもよい）

（エ）品質保証部門と連携をとること

そして、総括製造販売責任者（第３章参照）は、安全管理責任者の監督をしなければならないとしている。また、医療機器の品質に起因する安全性問題に対処するため、品質保証責任者との連携を緊密にしておかなければならないとし、この品質保証責任者もまた、総括製造販売責任者の監督の下に置かれる。

このような組織体制のもとで、総括製造販売責任者をトップとして、安全管理業務を行うこととなっている。これら製造販売業において、品質・安全管理業務に係わる三者、すなわち<u>総括製造販売責任者</u>、<u>安全管理責任者</u>、<u>品質保証責任者</u>を、「製造販売三役」と称してその役割等を定めている。

以下は、イメージ図だ。

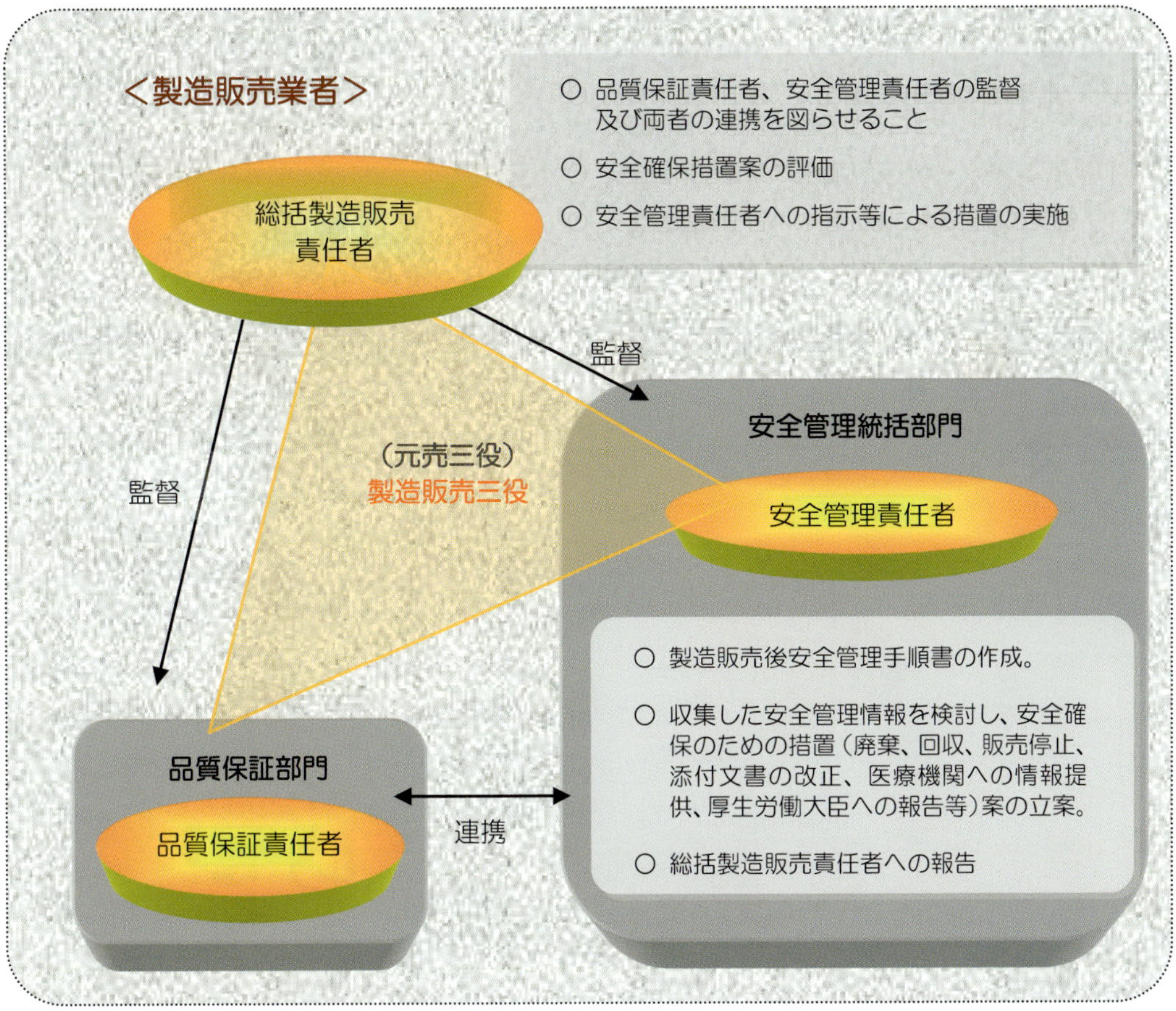
＜製造販売業者＞
○ 品質保証責任者、安全管理責任者の監督及び両者の連携を図らせること
○ 安全確保措置案の評価
○ 安全管理責任者への指示等による措置の実施
総括製造販売責任者
監督
監督
安全管理統括部門
（元売三役）
製造販売三役
安全管理責任者
○ 製造販売後安全管理手順書の作成。
○ 収集した安全管理情報を検討し、安全確保のための措置（廃棄、回収、販売停止、添付文書の改正、医療機関への情報提供、厚生労働大臣への報告等）案の立案。
○ 総括製造販売責任者への報告
品質保証部門
品質保証責任者
連携

GVP は、第一種製造販売業者、第二種製造販売業者、第三種製造販売業者に適用される内容がそれぞれ異なっている。下表は、その相違点をまとめたものだ。

	第一種製造販売業者	第二種製造販売業者	第三種製造販売業者
安全確保業務に係わる組織及び職員	(1) 全管理統括部門の設置 (2) 安全管理責任者の資格要件(経験3年) (3) 安全管理実施責任者の設置	(1) 部門設置規定なし (2) 安全管理責任(資格要件なし) (3) 安全管理実施責任者の設置規定なし	(同　左)
手順書等	手順書等の整備必要	(同　左)	手順書等規定なし
安全管理情報の収集	① 医療関係者 ② 研究報告 ③ 厚生労働省 医薬品機構ほか ④ 外国政府等 ⑤ 他の業者等 ⑥ その他	(同　左)	医療機器については ① ～ ⑥ の全項目 部外品・化粧品は ② と ⑥
自己点検 教育訓練	必　要	(同　左)	

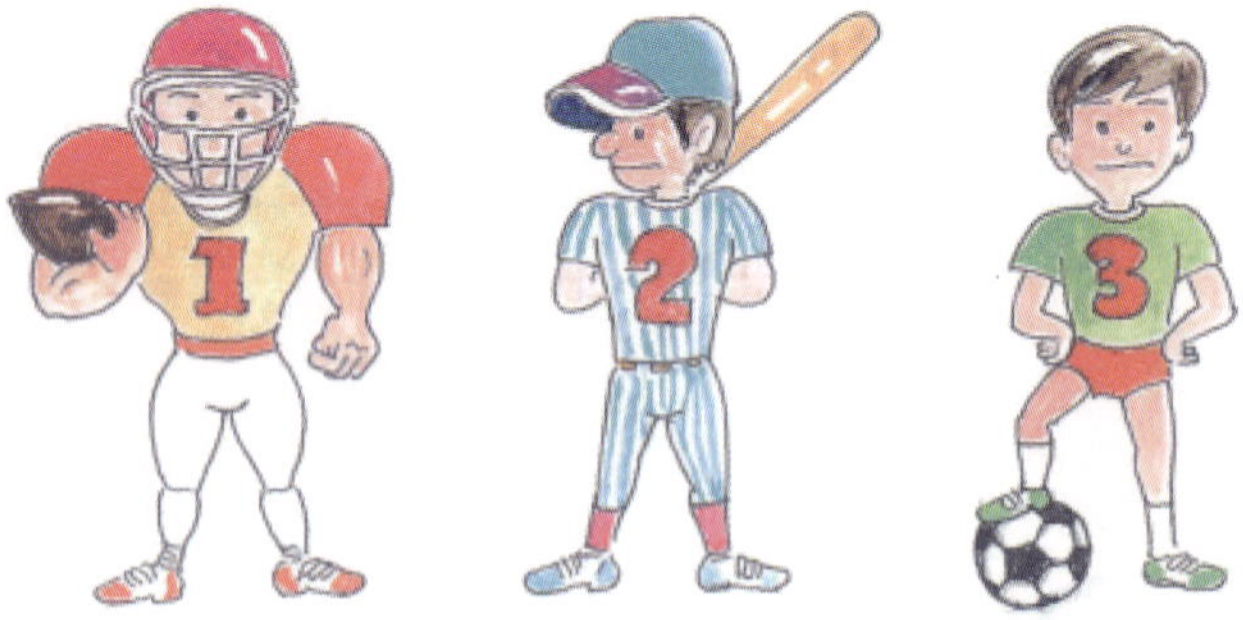

以下は、安全管理業務の流れを図解したものである。

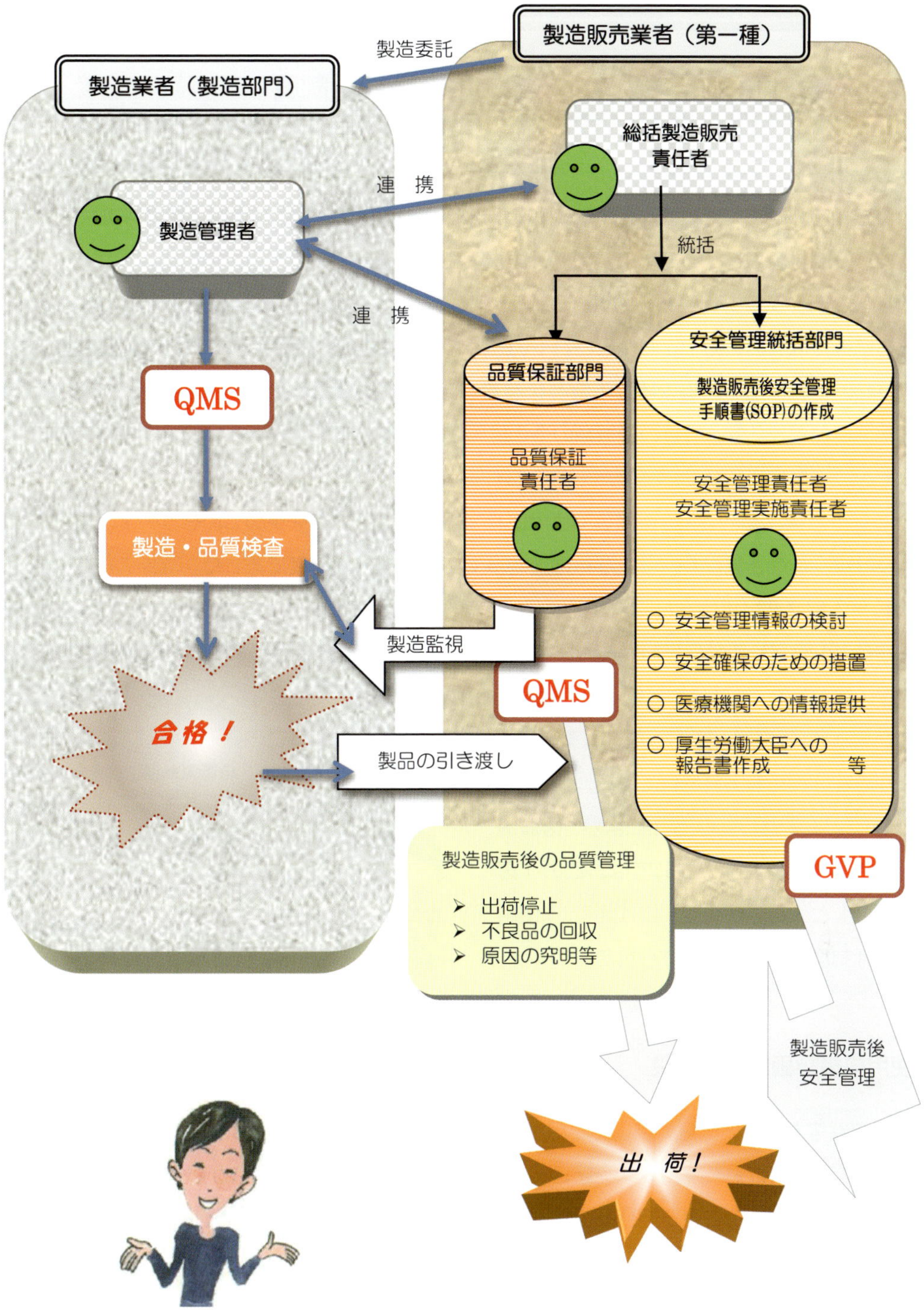
製造販売業者（第一種）
製造委託
製造業者（製造部門）
総括製造販売
責任者
連　携
製造管理者
統括
連　携
安全管理統括部門
品質保証部門
製造販売後安全管理
手順書(SOP)の作成
QMS
品質保証
責任者
安全管理責任者
安全管理実施責任者
製造・品質検査
○ 安全管理情報の検討
製造監視
○ 安全確保のための措置
QMS
○ 医療機関への情報提供
合格！
○ 厚生労働大臣への
報告書作成　等
製品の引き渡し
製造販売後の品質管理
GVP
➢ 出荷停止
➢ 不良品の回収
➢ 原因の究明等
製造販売後
安全管理
出　荷！

第10章　医療機器等の使用成績評価制度

～医療機器等の性能を再チェック～

1　再審査制度・再評価制度から使用成績評価制度へ

医療機器等は、薬機法に基づく承認審査を通ってはじめて市販できる。ならば、医療機器等の「性能は保証つきのはず」である。しかし、旧薬事法では、いったん承認した医療機器等の性能等を市販後にもう一度見直しをするために、従前、再審査制度と再評価制度を設けていた。

現代は、ハイテクノロジーの時代、IT の時代と言われ、医療技術も日進月歩で進んでいる。医療機器も例外ではない。何十年も使用されているうちに、より優れた性能、効果、安全性を持つものが上市され、これ以前の医療機器は不要となってしまう場合がある。特に、コンピューター時代の今、医療機器にとどまらず、最近の機械類の進歩は著しい。どんどんバージョンアップされてゆく。パソコンもテレビも携帯電話も、一年たったらもう新しい機種が出ている。

そこで市販後、実際に医療機関等で使用されて得られたデータを集めて、もう一度、医療機器等の性能及び安全性等を見直す、それが再審査制度であり、再評価制度であった。

「再審査制度」は、承認されて一定期間を経た新医療機器等についての性能の見直しであり、一方、承認され、市販されてから長い間使用されてきたベテランの医療機器等の性能や効果について、新しい科学の目、現在の医療水準に照らして見直しをしようというのが、「再評価制度」であった。医薬品についても同様の制度があり、現在も実施されている。

しかし、平成 25 年の法改正により、医療機器、体外診断用医薬品については、この「再審査制度」と「再評価制度」に代えて、「使用成績評価制度」が新たに設けられた。

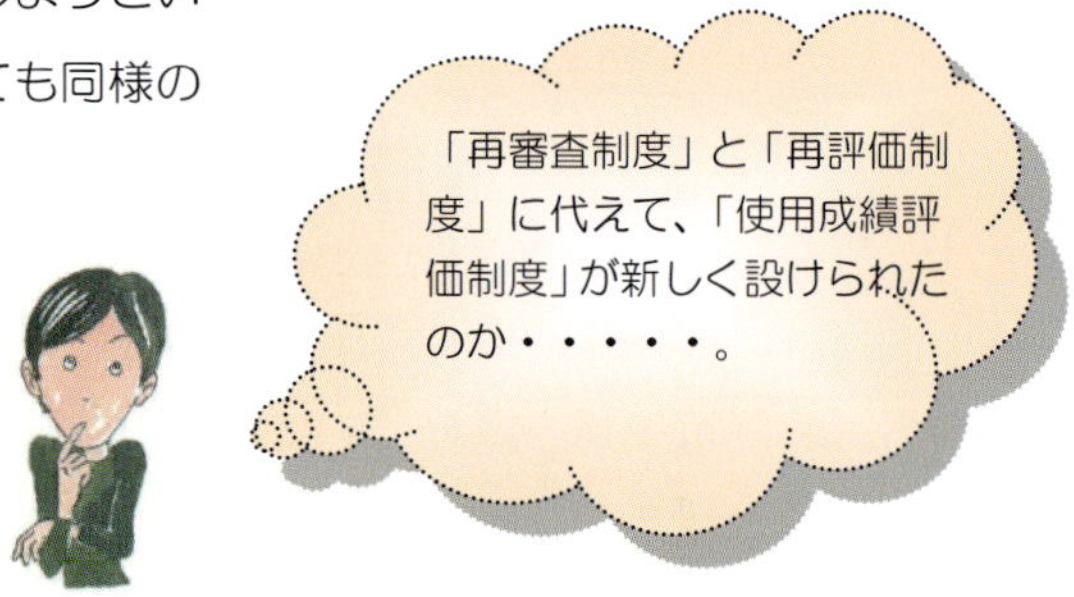
「再審査制度」と「再評価制度」に代えて、「使用成績評価制度」が新しく設けられたのか・・・・・。

◆使用成績評価制度の新設

医療機器等が実際に医療の現場で使用されたとき、現時点のレベルでは性能が今ひとつ十分でない、医療機器等の設計が悪く使用ミスを起こしやすい、あるいは思わぬ不具合が起きることも皆無ではない。なぜ、そのようなことが起きるのか。

その理由としては、概ね次ページのようなことが考えられる。

治験での医療機器の使われ方と、実際の医療の現場での医療機器の使われ方が同じでないこと。

治験を行った症例数に限りがあること。
発現する頻度が低い副作用でも、実際には何万人という人に使用された場合には、発現することがある。

治験での医療機器の使われ方と、実際の医療の現場での医療機器の使われ方が同じでないこと。

治験では、医療機器の性能や安全性を、科学的かつ客観的に評価するため、厳密に計画され、管理された試験が行われる。例えば、医療機器の性能を公平に評価するため、治験に参加する患者の症状、年齢、併発している病気を均一にするなど一定の条件の下に行われる。

これに対し、医療の現場では、同じ病気でも症状の程度もいろいろ、療養環境も生活環境も千差万別、厳密にコントロールされた治験の環境とは大きく異なる。このため、性能や副作用が治験の時とは異なる結果となる可能性がある。

そこで再審査制度、再評価制度が設けられていたのであるが、しかし医学や電子工学の進歩が著しい今日、医療機器は、その特性上、短いサイクルで数次にわたり改善・改良、いわゆるバージョンアップされることが多い。再審査に係る調査期間の経過後には既に当該対象製品が市場からなくなっている場合も少なくない。また、医療機器の場合は、医療機関において長く使用される間に改良される場合もある。これでは本来、再審査制度に求められている役割が果たされないし、ましてや再評価制度を設けている意味もないといえた。現実に、医療機器の再評価については、平成６年の法改正により制度化されて以来、今まで再評価の指定を受けたものはなかった。

また、心臓ペースメーカーのように患者の体内に長期間留置される製品については、新規性に基づいて再審査を行うよりも、患者から継続的に情報収集を行い、その有効性や安全性を確認することの方が重要であると考えられた。

右の条文を見ていただきたい。

薬機法

（使用成績評価）
第二十三条の二の九
厚生労働大臣が薬事・食品衛生審議会の意見を聴いて指定する医療機器又は体外診断用医薬品につき第二十三条の二の五の承認を受けた者又は当該承認を受けている者は、当該医療機器又は体外診断用医薬品について、厚生労働大臣が指示する期間（次項において「調査期間」という。）を経過した日から起算して三月以内の期間内に申請して、厚生労働大臣の使用成績に関する評価を受けなければならない。

このように、使用成績評価制度では薬事・食品衛生審議会の意見を聴いて指定された医療機器、体外診断用医薬品について、製品の特性に応じて期間を設定し、当該期間中に使用成績に関する調査を行い、その有効性や安全性を確認することとされている。

医薬品については、現在も再審査、再評価制度が実施されているが、体外診断用医薬品については、医療機器に準じ、使用成績評価制度が適用されているのだ。

以下、使用成績評価制度について、平成 26 年 11 月 21 日薬食機参発 1121 第 44 号「医療機器及び体外診断用医薬品の製造販売承認に係る使用成績評価の取扱いについて」によって見ていこう。

2　使用成績評価制度の概要

1）使用成績評価の対象となる医療機器等の指定

医療機器、体外診断用医薬品のうち、どのような品目が使用成績調査の対象となるかは、薬事・食品衛生審議会の意見を聴いて厚生労働大臣が指定することとなっている。

評価の対象としては、「製造販売後も使用成績に係る調査を行い、一定期間後にその安全性等を再確認する必要があると判断される医療機器等」とされている。

同通知では、医療機器等の製造販売承認申請者は、申請に際して、使用成績評価の対象となるかどうかについて考察し、対象となると考える場合には、「製造販売後調査等の計画に関する資料」を添付するよう求めている。なお、使用成績評価の対象となった新医療機器の使用成績調査がまだ終了していない段階でその医療機器と構造や使用方法等が同じものが承認される場合、その後続医療機器も新医療機器として使用成績評価の対象となる。また、使用成績評価の対象とならないと考えて申請された医療機器であっても、審査の過程で使用成績評価の対象となると判断された場合には、製造販売後調査等の計画に関する資料の添付が必要となることがある、としている。

いずれにしても、薬事・食品衛生審議会は、申請された医療機器等の内容を審査し、「一定期間後にその安全性等を再確認する必要があると判断される医療機器等」について使用成績評価の対象品目に指定する。使用成績調査の対象となる具体的な例としては、例えば、「ペースメーカ、冠動脈ステント等の植え込み型医療機器」などが想定されている。

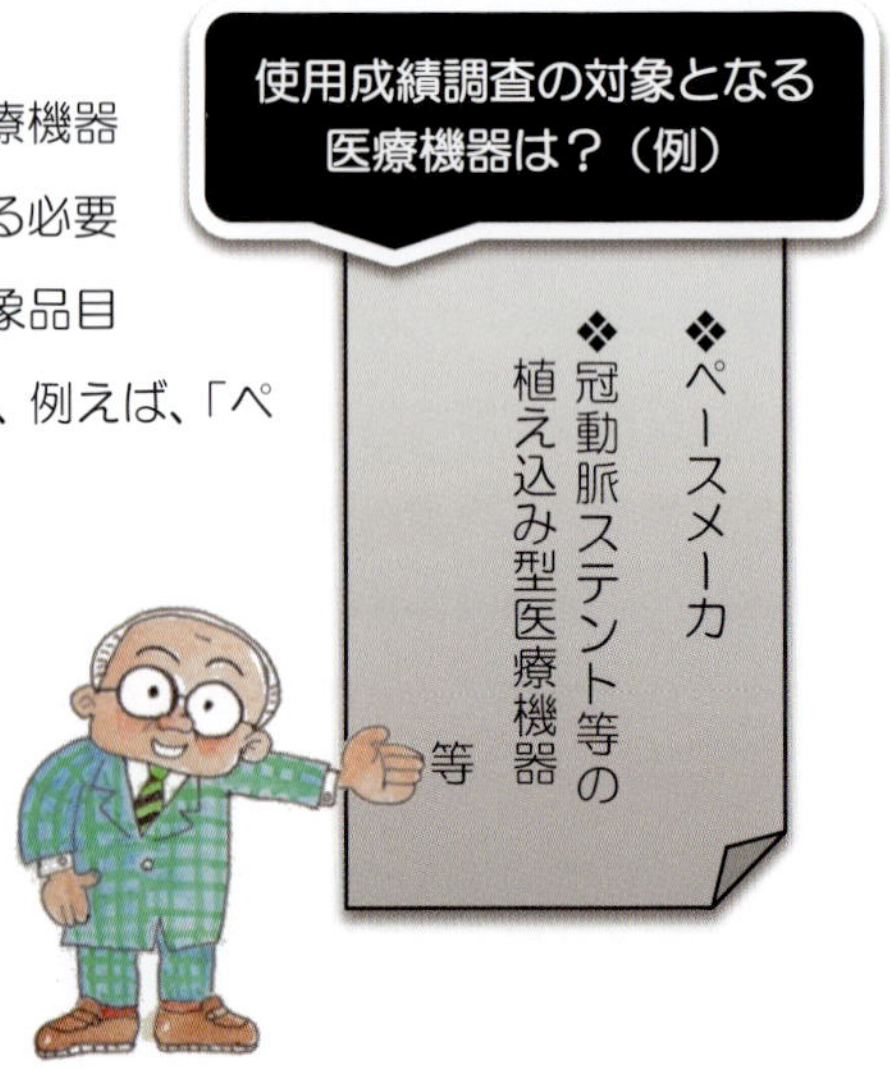
使用成績調査の対象となる医療機器は？（例）
❖ペースメーカ
❖冠動脈ステント等の植え込み型医療機器
等

（製造販売後調査等の調査計画に関する資料）

「製造販売後調査等の調査計画に関する資料」は、平成 22 年 12 月 24 日薬食機発 1224 第 1 号厚生労働省医薬食品局審査管理課医療機器審査管理室長通知「新医療機器の再審査に係る製造販売後調査等基本計画書等について」に示されているものを参考にして、次のような事項について記載することとされている。

一・使用成績調査実施計画書

(1) 調査の目的（承認条件等の場合には、その旨を記載する。）

(2) 調査を予定する症例数及び設定根拠

(3) 調査の対象となる患者（承認に係る使用目的、効能又は効果及び操作方法又は使用方法に従って当該医療機器を使用する患者）

(4) 調査を予定する診療科別の施設数（参考として治験時における調査施設（診療科）数を記載すること。）

(5) 調査の方法

(6) 調査の実施予定期間

(7) 調査を行う事項等

ア　調査を行う事項

イ　重点調査事項、設定根拠及び具体的調査方法

(8) 解析を行う項目及び方法

(9) 調査実施のための組織体制（製造販売後調査等基本計画書と同じ場合はその旨を記載する。）

(10) 調査に係る業務の一部を委託する場合にあっては、当該業務を受託した者の氏名、住所及び当該業務の委託の範囲

(11) その他必要な事項

＜使用成績評価制度のスキーム＞

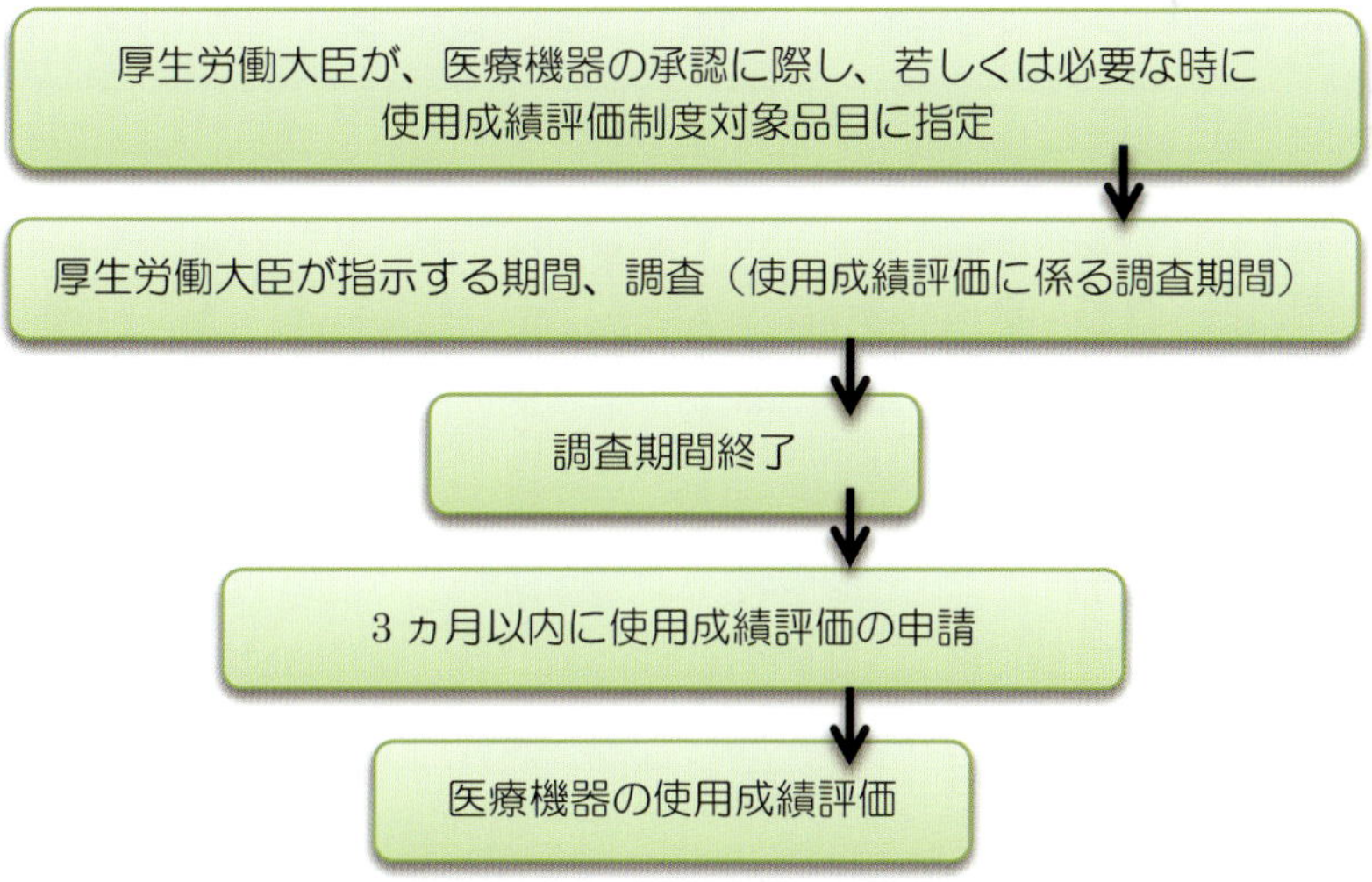

2）使用成績評価のための使用成績調査期間

使用成績評価の対象と考えられる医療機器等の使用成績調査期間については、申請者は、申請時の製造販売後調査等計画書において調査期間を設定し、その妥当性を示すこととされている。

調査期間の設定に当たっては、調査目的を明確にした上で、承認から実際に販売開始されるまでの準備期間、症例を新たに登録する期間及び登録した症例を追跡する期間を考慮する必要がある。

なお、厚生労働大臣は、使用成績に関する評価を適正に行うため特に必要があると認めるときは、調査期間を延長することができるとされている。

3）使用成績評価の申請と申請資料

申請者は、調査期間終了後３ヶ月以内にデータを添えて、厚生労働大臣に申請し、使用成績評価を受けることになる。申請書には、次のような項目を含む使用成績に関する資料を提出する。

(1) 使用成績評価申請品目の概要（別紙様式５）
(2) 使用成績等に関する調査結果概要
- ① 承認から使用成績評価申請に至るまでの経緯
  - ア 承認条件又は指示事項
  - イ 承認事項の一部変更の経緯
  - ウ 添付文書に係る使用上の注意の変更等の経緯
  - エ 製造販売後調査等の経緯
- ② 推定使用数量又は出荷数量の推移
- ③ 推定使用患者数及び抽出率
- ④ 当該医療機器等の国内外における販売並びに措置状況
  - ア 承認、販売の状況
  - イ 回収、販売中止等の措置状況
- ⑤ 製造販売後調査等
  - ア 調査の実施に関する事項
  - イ 症例構成に関する事項
  - ウ 安全性に関する事項（別紙様式３の１～別紙様式３の４）
  - エ 有効性に関する事項
  - オ 特別な背景を有する患者に関する事項
  - カ まとめ
- ⑥ 不具合
  - ア 重篤な不具合
  - イ 未知の不具合
  - ウ まとめ
- ⑦ 感染症
  - ア 重篤な感染症
  - イ まとめ
- ⑧ 研究報告
- ⑨ 外国添付文書等の調査
- ⑩ まとめ
  - ア 見解及び対応
  - イ 使用目的又は効果、使用方法、使用上の注意等の変更案

(3) 添付資料
- ① 製造販売後調査等対象症例概要一覧表
- ② 不具合・感染症症例の発現状況一覧表（別紙様式４）
- ③ 研究報告についての一覧表
- ④ 最新の添付文書

４）使用成績評価の申請の添付資料に関する基準

使用成績調査は、右に挙げる条文にあるように、「厚生労働省令で定める基準」に従って収集され、作成されたものでなければならない。

この基準としては、薬機法施行規則第 114 条の 42 において、次のような基準が挙げられている。

薬機法

（使用成績評価）
第二十三条の二の九
4　第一項の申請は、申請書にその医療機器又は体外診断用医薬品の使用成績に関する資料その他厚生労働省令で定める資料を添付してしなければならない。この場合において、当該申請に係る医療機器又は体外診断用医薬品が厚生労働省令で定める医療機器又は体外診断用医薬品であるときは、当該資料は、厚生労働省令で定める基準に従つて収集され、かつ、作成されたものでなければならない。

① GPSP（医療機器の製造販売後の調査及び試験の実施の基準に関する省令）
（平成 17 年 3 月 23 日厚生労働省令第 38 号）

② GLP（医療機器の安全性に関する非臨床試験の実施の基準に関する省令）
（平成 17 年 3 月 23 日厚生労働省令第 37 号）

もし製造販売後の調査の結果、安全性等について、非臨床試験を実施する必要があった場合 GLP が適用される。

GLP については第 5 章で説明したので、ここでは「医薬品の製造販売後の調査及び試験の実施の基準に関する省令」について見てみよう。

■GPSP

GPSP は、平成 17 年 3 月 23 日厚生労働省令第 38 号「医療機器の製造販売後の調査及び試験の実施の基準に関する省令」といい、英語で「Good Post-Marketing Surveillance Practice」と訳され、「GPSP」と呼ばれている。

Good Post-Marketing Surveillance Practice
GPSP は、医療機器の製造販売後の調査及び試験の実施の基準に関する省令である

GPSPの趣旨については、その第1条で次のように規定されている。

第一条

この省令は、医薬品、医療機器等の品質、有効性及び安全性の確保等に関する法律第二十三条の二の九第四項（法第二十三条の二の十九において準用する場合を含む。）の厚生労働省令で定める基準のうち製造販売後の調査及び試験に係るもの（医療機器の臨床試験の実施の基準に関する省令（平成十七年厚生労働省令第三十六号）に定めるものを除く。）及び医療機器の製造販売業者又は外国製造医療機器等特例承認取得者が法第二十三条の二の五第一項に規定する医療機器について行う製造販売後の調査及び試験の業務に関して遵守すべき事項を定めるものとする。

【GPSP】には、右のような事項が定められている。

第1条では	・趣旨
第2条では	・定義
第3条では	・製造販売後調査等業務手順書
第4条では	・製造販売後調査等管理責任者
第5条では	・製造販売後調査等の実施
第6条では	・使用成績調査
第7条では	・製造販売後臨床試験
第8条では	・自己点検
第9条では	・製造販売後調査等業務に従事する者に対する教育訓練
第10条では	・製造販売後調査等業務の委託
第11条では	・製造販売後調査等業務に係る記録の保存
第12条では	・製造販売後調査等に係る使用成績評価の資料の基準

使用成績評価で収集されるデータは、治験のデータと違って、対象となる患者の症状や年齢などを均一化したり、他の医療機器や薬剤の併用を禁止したりするわけではない。

いわば「ありのままの患者」での使用結果を集めるものだから、「結果のよいデータだけを集め、都合の悪いデータは出さない」等のケースがないとも限らない。そこでGPSPで、データの収集方法などについて基準を定めているのだ。

なお、もし臨床試験（製造販売後臨床試験）が必要な場合は、GCP（平成17年3月23日厚生労働省令第36号「医療機器の臨床試験の実施の基準に関する省令」）が適用される（GPSP第7条）。

5）使用成績評価の結果

使用成績評価は、（独）医薬品医療機器総合機構で審査が行われた後、薬事・食品衛生審議会に諮問される。同審議会の答申を受けて、その結果が公表される。

この審査の結果に基づき、以下の三つの措置がとられる。

つまり、①～③ のいずれかに抵触したら、医療機器等として存在することはできないのだ。

薬機法

（使用成績評価）
第二十三条の二の九
3　厚生労働大臣の使用成績に関する評価は、当該評価を行う際に得られている知見に基づき、第一項の指定に係る医療機器又は体外診断用医薬品が第二十三条の二の五第二項第三号イからハまでのいずれにも該当しないことを確認することにより行う。

①
医療機器等の性能を持つと認められるか

②
医療機器等が、その効能効果や性能に比して、著しく有害な作用を持つため、使用価値がないと認められないか

③
その他、医療機器等として、不適当と認められないか

この審査の結果に基づき、以下の三つの措置がとられる。

・第一に　上記①～③のいずれかに該当するため、医療機器等としては適当でない。　←　承認の取り消し

・第二に　性能、効果等の一部を削除、又は一部変更すれば、適当と認められる。　←　承認された性能、効果等の一部変更の措置

・第三に　①～③のどれにも該当せず、問題ない。　←　特に措置はなし

3　医療機器等の使用成績に関する定期報告

使用成績評価の対象品目として指定された医療機器等については、その使用成績調査の期間中に、定期的に、使用の成績に関する調査の結果等を厚生労働大臣に報告することとされている。

（使用成績評価）
第二十三条の二の九
6　第一項の指定に係る医療機器又は体外診断用医薬品につき第二十三条の二の五の承認を受けた者は、厚生労働省令で定めるところにより、当該医療機器又は体外診断用医薬品の使用の成績に関する調査その他厚生労働省令で定める調査を行い、その結果を厚生労働大臣に報告しなければならない。

この医療機器等の使用成績に関する定期報告についても、前出の厚労省の通知「医療機器及び体外診断用医薬品の製造販売承認に係る使用成績評価の取扱いについて」（平成 26 年 11 月 21 日薬食機参発 1121 第 44 号）により、詳細が定められている。

■使用の成績等に関する調査の報告

この定期報告は、医療機器等の不具合によるものと疑われる疾病、障害若しくは死亡、又はその使用によると疑われる感染症について行うこととされている（施行規則第 114 条の 43 第 1 項）。

報告様式は、同通知で定められている。

平成 26 年 11 月 21 日薬食機参発 1121 第 44 号

①　不具合等の発現状況は、製造販売後調査等により収集された不具合・感染症症例に基づき、調査の種類ごとに不具合等の発現状況及び特記すべき事項等について記載すること。

②　製造販売後調査等で収集された不具合・感染症症例について、当該医療機器等の使用との因果関係が疑われるもの（因果関係を否定できないもの）については「製造販売後調査等における不具合・感染症の発現状況一覧表」を作成し、そのうち重篤な有害事象（使用成績調査及び特定使用成績調査においては不具合等の発現により生じた重篤な健康被害）については「製造販売後調査等における重篤な有害事象の発現状況一覧表」を作成し、それぞれ添付すること。

③　調査結果を踏まえた今後の安全対策について、製造販売後調査等の結果等に基づき検討した結果を踏まえ、今後の安全対策について記載すること。

なお、この定期報告は、機構に提出することとされている。

第11章　希少疾病用医療機器

～見捨てられた医療機器～

1　希少疾病用医療機器とは

「オーファンドラッグ（Orphan Drug）」という言葉がある。

Orphan とは孤児、文字通り、「孤児になっている医薬品」のことだ。例えば、ある難病に治療効果を発揮しそうな有効な物質が見つかったとしよう。医薬品として製品化されれば、この難病の治療が可能になる。しかし、新薬を開発するには多くの動物実験や治験を行わなければならず、何十億円、何百億円という研究資金がかかる。だから患者数が年間数十例とか数百例というような疾患の場合、大金を投じて開発しても、採算が取れない。治療の上で重要な医薬品になり得ることがわかっていても、民間企業は手が出せない。開発は放っておかれ、その医薬品は、孤児同然になってしまう。すなわち、“Orphan Drug” だ。

医療機器にも同じような状況にあるものがある。それが「オーファンデバイス（Orphan Device）」だ。

これを「希少疾病用医療機器」という。

薬機法では、希少疾病用医療機器の「開発の促進のために必要な措置を講ずること」も規定されている。

第 1 章で最初に登場した薬機法第 1 条をもう一度見ていただき、目的条文を再確認しよう。

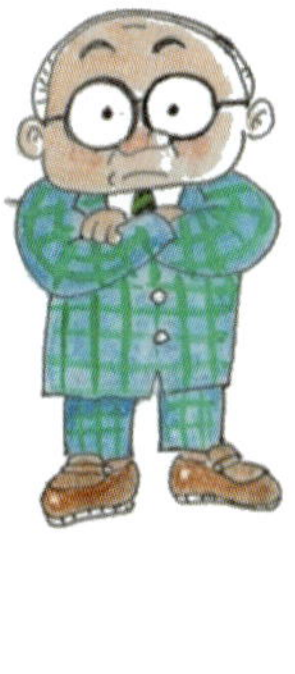

薬機法

（目的）
第一条
　この法律は、医薬品、医薬部外品、化粧品、医療機器及び再生医療等製品（以下「医薬品等」という。）の品質、有効性及び安全性の確保並びにこれらの使用による保健衛生上の危害の発生及び拡大の防止のために必要な規制を行うとともに、指定薬物の規制に関する措置を講ずるほか、医療上特にその必要性が高い医薬品、医療機器及び再生医療等製品の研究開発の促進のために必要な措置を講ずることにより、保健衛生の向上を図ることを目的とする。

薬機法の目的の一つは

「医療上特にその必要性が高い医療機器の研究開発の促進」である。

この目的を受けて、薬機法七十七条の二第一項には右のような規定が設けられている。

（指定等）
第七十七条の二
厚生労働大臣は、次の各号のいずれにも該当する医薬品、医療機器又は再生医療等製品につき、製造販売をしようとする者（本邦に輸出されるものにつき、外国において製造等をする者を含む。）から申請があつたときは、薬事・食品衛生審議会の意見を聴いて、当該申請に係る医薬品、医療機器又は再生医療等製品を希少疾病用医薬品、希少疾病用医療機器又は希少疾病用再生医療等製品として指定することができる。
一　その用途に係る対象者の数が本邦において厚生労働省令で定める人数に達しないこと。
二　申請に係る医薬品、医療機器又は再生医療等製品につき、製造販売の承認が与えられるとしたならば、その用途に関し、特に優れた使用価値を有することとなる物であること。

希少疾病用医療機器と認められるためには、以下の二つの条件が必要である。なお、申請品目が、二つの条件を満たすものであるかどうかは、薬事・食品衛生審議会の審議によって判断される。

その一　適応となる疾患の発生が「希（まれ）である」こと

対象者上限

法第 77 条の 2 第 1 項第 1 号の「厚生労働省令で定める人数は、5 万人とする」。

この「希（まれ）」に発生するとは、どの程度の患者数を言うのだろうか？薬機法施行規則第二百五十一条により左記のように定められている

その二　「特に優れた利用価値を有することとなる物」であること

2　希少疾病用医療機器の開発支援

希少疾病用医療機器は、薬機法により優先審査が規定されている。

新医療機器については、承認申請してから承認が下りるまで、その審査に約 1 年という期間がかかる。申請者側からすれば早く審査に取りかかって欲しいが、審査は厳密に申請受付順に行われる。だから自分の順番がくるまで、じっと待っているしかない。

しかし、難病などの場合、患者は一刻も早く新しい治療手段の登場を願っている。この期待に応えるのが右の規定だ。

薬機法

（医療機器及び体外診断用医薬品の製造販売の承認）
第二十三条の二の五

9　厚生労働大臣は、第一項の承認の申請に係る医療機器又は体外診断用医薬品が、希少疾病用医療機器又は希少疾病用医薬品その他の医療上特にその必要性が高いと認められるものであるときは、当該医療機器又は体外診断用医薬品についての第二項第三号の規定による審査又は第六項若しくは前項の規定による調査を、他の医療機器又は体外診断用医薬品の審査又は調査に優先して行うことができる。

◆希にしか発生しない疾患について

年間数十例しか発生しない疾患の場合、一般の治験に求められているようなデータを集めることは困難な場合も多い。そのような場合、限られた症例数での申請の受理、外国の研究報告の活用などの措置が講じられている。

また、新医療機器の開発には、膨大な費用と長い年月が必要だ。途中で開発を断念しなければならないケースも多く、開発のリスクは高い。このため、どうしても使用範囲が広く、採算性の高い分野の開発が優先されがちだ。そこで希少疾病用医療機器の開発にあたっては、資金の助成や税制優遇などの面からの支援も行われている。

薬機法

（資金の確保）
第七十七条の三

国は、前条第一項各号のいずれにも該当する医薬品、医療機器及び再生医療等製品の試験研究を促進するのに必要な資金の確保に努めるものとする。

（税制上の措置）
第七十七条の四

国は、租税特別措置法（昭和三十二年法律第二十六号）で定めるところにより、希少疾病用医薬品、希少疾病用医療機器及び希少疾病用再生医療等製品の試験研究を促進するため必要な措置を講ずるものとする。

第12章　販売等の禁止と薬事監視

～不良品、不具合品、違反品の監視～

医療機器等の品質不良や不具合によって、患者に健康被害が起こることのないよう、薬機法では、QMS や GVP などの仕組みを設けていることを見てきた。しかし、それでもなお、品質や不具合の問題が生じてしまう可能性は皆無ではない。また、不良品や不具合があることを知っていながら、販売してしまうといった悪質なケースもまた皆無とはいえないだろう。

そこで薬機法では、これらの仕組みを設ける一方で、医療機器等の製造及び流通過程に目を光らせて不良品や不具合品などが出回らないよう、販売等の禁止規定を設け、薬事監視を行っている。

1　規則違反の医療機器の販売禁止

まず第一に、無承認無許可医療機器など薬機法の基本的なルールに違反した医療機器の販売等の禁止だ。

薬機法第 55 条に、医薬品の販売等の禁止規定がある。医療機器等については、この条文を第 64 条で準用している。第 55 条を準用し、医療機器について書き直してみると下のようになる。

青文字部分が書き改めた箇所である。

薬機法

（販売、授与等の禁止）

第六十四条により準用する第五十五条

1　第六十三条から第六十三条の三まで又は第六十四条において準用する第五十二条の三から前条までの規定に触れる医療機器は、販売し、貸与し、授与し、若しくは販売、貸与若しくは授与の目的で貯蔵し、若しくは陳列し、又は医療機器プログラムにあつては電気通信回線を通じて提供してはならない。ただし、厚生労働省令で別段の定めをしたときは、この限りでない。

2　模造に係る医療機器、第二十三条の二の四第一項の登録を受けていない製造所（外国にある製造所に限る。）において製造された医療機器、第二十三条の二の三第一項の規定に違反して製造された医療機器又は第二十三条の二の五第一項若しくは第十一項（第二十三条の二の十七第五項において準用する場合を含む。）、第二十三条の二の十七第四項若しくは第二十三条の二の二十三第一項若しくは第六項の規定に違反して製造販売をされた医療機器についても、前項と同様とする。

この準用条文で、販売等を禁止している医療機器は、次のようなものだ。

① 医療機器本体又は直接の容器・被包に表示義務事項を記載していない医療機器（法第六十三条）
② 添付文書等に添付文書等記載事項が記載されていない医療機器（法第六十三条の二）
③ 添付文書等記載事項の届出がなされていない医療機器（法第六十三条の三、法第六十四条により準用する第五十二条の三）
④ 分かりやすい場所に分かりやすく表示記載義務事項等が記載されていない医療機器（法第六十四条により準用する第五十三条）
⑤ 医療機器本体、容器・被包又は添付文書等に記載禁止事項（虚偽又は誤解を招く事項、承認を受けていない性能等、保健衛生上危険がある用法用量等）が記載された医療機器（法第六十四条により準用する第五十四条）
⑥ その容器・被包の形状等が他の医療機器に似せて作ってあるもの（模造に係る医療機器）
⑦ 外国製造業者の登録を受けていない製造所で製造された医療機器（法第二十三条の二の四第一項）
⑧ 製造業の登録を受けていない製造所で製造された医療機器（法第二十三条の二の三第一項）
⑨ 製造販売の承認を受けていない医療機器（法第二十三条の二の五第一項、第十一項）
⑩ 選任製造販売業者以外の者により製造販売された外国特例承認に係る医療機器（法第二十三条の二の十七第四項）
⑪ 基準適合性認証を受けていない指定高度管理医療機器等（法第二十三条の二の二十三第一項、第六項）

2　不良医療機器等の販売禁止

次は、期待された性能を発揮しない、あるいは品質が不良な医療機器などの販売禁止規定だ。

薬機法

第六十五条（販売、製造等の禁止）
　次の各号のいずれかに該当する医療機器は、販売し、貸与し、授与し、若しくは販売、貸与若しくは授与の目的で製造し、輸入し、貯蔵し、若しくは陳列し、又は医療機器プログラムにあつては電気通信回線を通じて提供してはならない。
一　第四十一条第三項の規定によりその基準が定められた医療機器であつて、その性状、品質又は性能がその基準に適合しないもの
二　第二十三条の二の五又は第二十三条の二の十七の厚生労働大臣の承認を受けた医療機器であつて、その性状、品質又は性能がその承認の内容と異なるもの・・後略
三　第二十三条の二の二十三第一項の規定により厚生労働大臣が基準を定めて指定した医療機器であつて、その性状、品質又は性能がその基準に適合しないもの
四　第四十二条第二項の規定によりその基準が定められた医療機器であつて、その基準に適合しないもの
五　その全部又は一部が不潔な物質又は変質若しくは変敗した物質から成つている医療機器
六　異物が混入し、又は付着している医療機器
七　病原微生物その他疾病の原因となるものにより汚染され、又は汚染されているおそれがある医療機器
八　その使用によつて保健衛生上の危険を生ずるおそれがある医療機器

この条文で、販売等を禁止している医療機器は、次のようなものだ。

①適正な医療機器を製造販売等するための基本要件を定めた基準（平成十七年厚生労働省告示第百二十二号）に適合しない医療機器（第一号）
②承認内容と異なる医療機器（第二号）
③適合性認証基準に適合しない医療機器（第三号）
④個別の医療機器の基準（人工血管基準、医療用接着剤基準、人工呼吸器警報基準、医療用エックス線装置基準、視力補正用レンズ基準、非視力補正用コンタクトレンズ基準）に適合しない医療機器（第四号）
⑤不潔な又は変質・変敗した物質からなる医療機器（第五号）
⑥異物が混入・付着している医療機器（第六号）
⑦病原微生物等により汚染されているおそれがある医療機器（第七号）
⑧保健衛生上の危険を生ずるおそれがある医療機器（第八号）

3　規則違反・不良医療機器等に対する措置

以上のような禁止規定に違反して医療機器等を販売、製造等した者には、その程度に応じて行政処分、場合によっては刑事罰が科される。

これらは、医療機器等の製造販売業者だけに限られるものではなく、製造業者、販売業者、貸与業者、修理業者などにも適用される規定だ。というより、「何人《なんぴと》も」つまり誰であろうとも適用される規定だ。例えば、医療機器等の製造販売業の許可を持っていない輸入商社が、外国から医療機器等を輸入すれば当然、薬機法違反になる。

措置は、大きく分けて次のとおりだ。

一つは業者に対して　医療機器等の製造販売業者、製造業者、販売業者、貸与業者、修理業者に対する措置

行政処分は、製造販売業の許可、製造業の登録又は販売業の許可など、許可・登録を受けた者に対する措置だ。

これは、法第七十二条、第七十二条の四、第七十五条、第七十五条の二により、その程度によって、改善命令、業務の一時停止、許可・登録の取消等の処置が取られる。

なお、行政処分を行うに当たっては、行政権者は、これら不利益処分の対象となる業者の言い分を聴くための聴聞を行うこととなっている。

一方、刑事処分については、薬機法の第十七章で、罰金や懲役等の罰則が定められている。違反内容が悪質な場合は、行政処分に加えて、刑事告発されることになり得る。

また、許可・登録を受けた業者ではない場合については、行政処分はできないため、刑事告発されることとなる。医療機器は人の生命や健康に直接関わるものであるのだから、こうした措置規定以前の問題として、良質で安全な医療機器を適正に供給するという社会的責任と自覚を常に持っていたいものだ。

一つは医療機器等に対して

問題になった医療機器等そのものに対する措置

問題となった医療機器等について、法第 70 条では、行政権者に、問題となった医療機器の廃棄、回収等を命令する権限が与えられている。以下のとおりだ。
（条文中、中略したところは「・・・・・・」で表記）

薬機法

第七十条（廃棄等）

1　・・・第四十三条・・・第二項の規定に違反して貯蔵され、若しくは陳列されている医療機器、同項の規定に違反して販売され、貸与され、若しくは授与された医療機器、同項の規定に違反して電気通信回線を通じて提供された医療機器プログラム、・・・第六十四条・・・において準用する場合を含む・・・第六十八条の二十に規定する・・・医療機器・・・第二十三条の四の規定により第二十三条の二の二十三の認証を取り消された医療機器・・・第二十三条の二の五若しくは第二十三条の二の十七の承認を取り消された医療機器・・・第七十五条の三の規定により第二十三条の二の八第一項（第二十三条の二の二十第一項において準用する場合を含む。）の規定による第二十三条の二の五若しくは第二十三条の二の十七の承認を取り消された医療機器・・・不良な原料若しくは材料について、廃棄、回収その他公衆衛生上の危険の発生を防止するに足りる措置を採るべきことを命ずることができる。

2　・・・・・命令に従わないとき、又は緊急の必要があるときは、当該職員に、同項に規定する物を廃棄させ、若しくは回収させ、又はその他の必要な処分をさせることができる。

3　当該職員が前項の規定による処分をする場合には、第六十九条第六項の規定を準用する。［注：薬事監視員の立入検査等の際の身分証明書の携帯等の規定］

◆自主判断による回収

前ページの法第 70 条は、行政庁の命令による回収について規定したものであるが、その一方、製造販売業者の自主判断により医療機器の回収を行う場合もある。まずは次の条文を見てほしい。

薬機法

（回収の報告）
第六十八条の十一
医薬品、医薬部外品、化粧品、医療機器若しくは再生医療等製品の製造販売業者、外国特例承認取得者又は第八十条第一項から第三項までに規定する輸出用の医薬品、医薬部外品、化粧品、医療機器若しくは再生医療等製品の製造業者は、その製造販売をし、製造をし、又は第十九条の二、第二十三条の二の十七若しくは第二十三条の三十七の承認を受けた医薬品、医薬部外品、化粧品、医療機器又は再生医療等製品を回収するとき（第七十条第一項の規定による命令を受けて回収するときを除く。）は、厚生労働省令で定めるところにより、回収に着手した旨及び回収の状況を厚生労働大臣に報告しなければならない。

これは、医療機器等の製造販売業者が自主的に製品回収に着手した場合、その事実を報告させることにより、行政庁が製品回収に関する情報を把握し、本来回収する必要があると考えられる医療機器が適切に回収されないことにより、あるいは必要以上の範囲の医療機器が回収されてしまうことにより、保健衛生上の問題が生じないようにするために設けられたものだ。

◆回収情報の提供

製造販売業者が医療機器等の回収に着手した場合、薬機法第 68 条の 2 第 1 項に基づき、適切な回収情報を医療機関等に提供する必要がある。そこで、回収対象となる医療機器を健康への危険性の程度によって次のようにクラス分類し、回収情報の提供にあたっては、そのクラス分類の別とその他の事項を提供することとされている。

クラスⅠ	その製品の使用等が、重篤な健康被害又は死亡の原因となり得る状況をいう
クラスⅡ	その製品の使用等が、一時的な若しくは医学的に治癒可能な健康被害の原因となる可能性があるか又は重篤な健康被害のおそれはまず考えられない状況をいう
クラスⅢ	その製品の使用等が、健康被害の原因となるとはまず考えられない状況をいう

なお、「その他の事項」として、右のような事項が定められている。

詳細については、以下の通知をご確認いただきたい。

平成 26 年 11 月 21 日薬食発 1121 第 10 号
「医薬品・医療機器等の回収について」

○ 一般名及び販売名
○ 対象ロット、数量及び出荷時期
○ 製造販売業者等名称
○ 回収理由
○ 危惧される具体的な健康被害
○ 回収開始年月日
○ 効能・効果又は用途等
○ 担当者及び連絡先　等

4　薬事監視員

第 3 章で、医療機器等の製造販売業者又は製造業者に品質管理や安全管理を厳格に実施させるための仕組があることを見たが、さらに、厚生労働省や都道府県等には、医療機器等の品質や安全を監視する「薬事監視員」と呼ばれる人たちがいる。

まずは次ページの薬機法第 69 条第 1 項、第 2 項及び第 4 項を見ていただこう。

（大変長い条文なので、途中「・・・・」を入れて中略してある）

薬機法

第六十九条（立入検査等）

1　厚生労働大臣又は都道府県知事は、・・・・・医療機器・・・・の製造販売業者若しくは製造業者、医療機器の修理業者、・・・・が、・・・・・規定又は・・・・命令を遵守しているかどうかを確かめるために必要があると認めるときは、・・・・・当該職員に、工場、事務所その他当該製造販売業者等が・・・・・・医療機器・・・・・を業務上取り扱う場所に立ち入り、その構造設備若しくは帳簿書類その他の物件を検査させ、若しくは従業員その他の関係者に質問させることができる。

2　都道府県知事・・・・・は、・・・・・第三十九条第一項若しくは第三十九条の三第一項の医療機器の販売業者若しくは貸与業者・・・が、・・・・・命令を遵守しているかどうかを確かめるために必要があると認めるときは、・・・・・当該職員に、・・・・・当該販売業者等が・・・医療機器・・・を業務上取り扱う場所に立ち入り、その構造設備若しくは帳簿書類その他の物件を検査させ、若しくは従業員その他の関係者に質問させることができる。

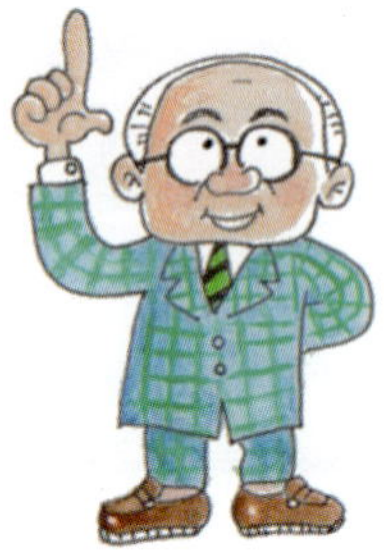

薬機法

4　厚生労働大臣、都道府県知事、保健所を設置する市の市長又は特別区の区長は、・・・・・・・必要があると認めるときは、・・・・・・当該職員に、・・・・・・医療機器・・・・・を業務上取り扱う場所に立ち入り、その構造設備若しくは帳簿書類その他の物件を検査させ、従業員その他の関係者に質問させ、若しくは第七十条第一項に規定する物に該当する疑いのある物を、試験のため必要な最少分量に限り、収去させることができる。

◆薬事監視員

前ページの条文に出てくる「当該職員」とは、薬事監視員のことである。

薬事監視員とは、厚生労働省、都道府県、保健所設置市又は特別区に所属し、薬機法の諸規定の遵守状況を確認するために、医療機器の製造販売業者、製造業者、販売業者、貸与業者その他医療機器を取り扱う者の工場や事務所に強制的に立入検査等することを専門とする職員である。

そのような重要な任務を果たす薬事監視員になるためには当然、資格が必要だ

薬機法

（薬事監視員）
第七十六条の三
1　第六十九条第一項から第四項まで、第七十条第二項、第七十六条の七第二項又は第七十六条の八第一項に規定する当該職員の職権を行わせるため、厚生労働大臣、都道府県知事、保健所を設置する市の市長又は特別区の区長は、国、都道府県、保健所を設置する市又は特別区の職員のうちから、薬事監視員を命ずるものとする。

◆薬事監視員の資格

薬事監視員の資格要件は、薬機法施行令で下記のように定められている。

薬事法施行規則

（薬事監視員の資格）

第六十八条

次の各号のいずれかに該当する者でなければ、薬事監視員となることができない。

一　薬剤師、医師、歯科医師又は獣医師

二　旧大学令（大正七年勅令第三八八号）に基づく大学、旧専門学校令（明治三十六年勅令第六一号）に基づく専門学校又は学校教育法（昭和二十二年法律第二六号）に基づく大学若しくは高等専門学校において、薬学、医学、歯学、獣医学、理学又は工学に関する専門の課程を修了した者であつて、薬事監視について十分の知識経験を有するもの

三　一年以上薬事に関する行政事務に従事した者であつて、薬事監視について十分の知識経験を有するもの

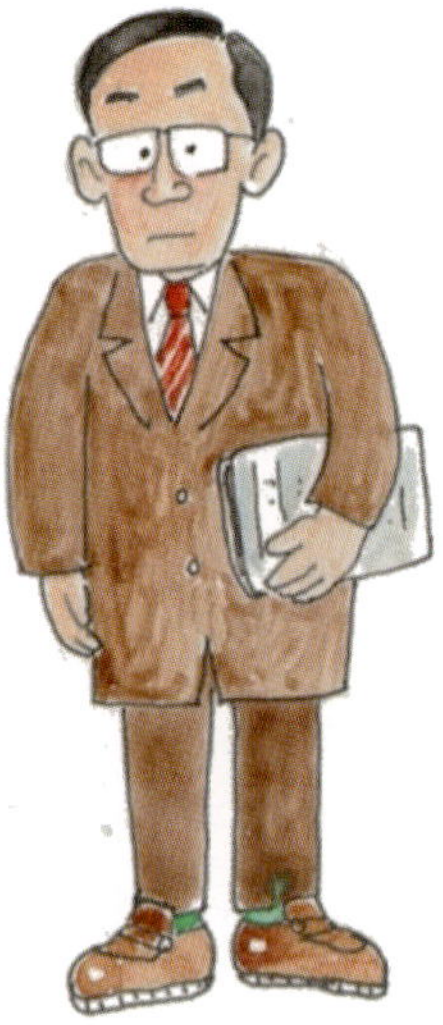

第13章　医療機器と医療保険

～健康保険での医療機器の取扱い

1　いろいろな公的医療保険

日本では、“国民皆保険”制度が実施されており、すべての国民が公的な保険で医療を受けることができる。国民の誰もが、必要な時、どこでも、法律で定められた医療費の一部を負担するだけで医療を受けることができる。いわゆる医療への”フリーアクセス“が確保されている。我が国の平均寿命も健康寿命も、世界でもトップクラスにあるが、国民皆保険により高い保健医療水準が維持されていることがこの長寿社会を支えている。

～我が国の国民皆保険制度～

☆・☆・我が国は世界最長の平均寿命や高い保健医療水準を実現・☆・☆

		昭和69年 旧老人保健制度制定	平成25年
平均寿命	男性	約74歳	約80歳
	女性	約80歳	約86歳
100歳以上		1,354人	約5.1万人
75歳以上		約400万人	約1500万人

＜参考＞

米国　男性　約76歳
　　　女性　約81歳

英国　男性　約79歳
　　　女性　約83歳

※健康寿命とは、寝たきりなどにならず、日常性格を自立して元気に過ごせる期間のこと（WHO）

		日本	米国	英国
健康寿命	男性	73歳	68歳	71歳
	女性	78歳	72歳	73歳

これを支えてきたのが国民皆保険制度です。

１）職域保険と地域保険

国民皆保険といっても、医療保険は一つの保険制度で成り立っているわけではない。いろいろな公的医療保険制度で構成されている。

まず、医療保険は、大きく「職域保険」（いわゆる“ケンポ”）と「地域保険」（いわゆる“コクホ”）に分けることができる。

職域保険は、被用者保険ともいい、会社のサラリーマンなどが加入する「組合健保」（組合管掌健康保険）、船員だけで構成する「船員保険」、中小企業等の事業所で働く人たちの「協会けんぽ」（全国健康保険協会管掌健康保険）、公務員や教職員が加入する「共済組合」がある。

これに対し、地域保険は、「国民健康保険」（国保）である。農家や自営業の人等が加入し、市町村が保険者となって運営するものは、「市町村国保」という。また、国保には、医師、弁護士、薬剤師など同じ職業分野の人たちで組合を作り、独自で運営しているものもあり、これは「組合国保」と呼ばれる。

■長寿医療制度（後期高齢者医療制度）

これらに加え、75 歳以上の後期高齢者を対象とする「長寿医療制度」（後期高齢者医療制度）が設けられている。

我が国では急速に高齢化が進んでおり、近い将来、65 歳以上高齢者の人口が全体の 4 割に、75 歳以上高齢者だけでも全体の 3 割に達すると推計されている。このような高齢社会に備えるために創設されたのが長寿医療制度だ。

この制度は、各種の保険制度に加入している国民が 75 歳に達した時点で、職域保険や地域保険から移行させ、一つの制度の下に一元化することを基本としている。同制度では、まず、65 歳以上の高齢者を「65 歳～74 歳未満」と「75 歳以上」に区分し、前者を「前期高齢者」、後者を「後期高齢者」としている。

そして、前期高齢者についてはそれぞれの医療保険に 74 歳まで継続して加入し、75 歳に達すると「長寿医療制度」に移ることとしている。

以上の各種の医療保険制度は、それぞれ次の法律によって定められている。

組合管掌健康保険（いわゆる健康保険）	・健康保険法
全国健康保険協会管掌健康保険（協会けんぽ）	・健康保険法
船員保険	・船員保険法
共済組合	・国家公務員共済組合法　・地方公務員等共済組合法　・私立学校教職員組合法
国民健康保険	・国民健康保険法
長寿医療制度（後期高齢者医療制度）	・高齢者の医療の確保に関する法律

■医療保険の被保険者・保険者

名称・種類		被保険者（加入者）	保険者（運営主体）
健康保険（職域保険）	組合管掌健康保険（組合健保）	大手企業の従業員と、その被扶養者で、後期高齢者医療制度に該当しない人	企業や企業グループで作った健康保険組合
	全国健康保険協会管掌健康保険（協会健保）	中小以下の企業の従業員と、その被扶養者で、後期高齢者医療制度に該当しない人	全国健康保険協会
	船員保険	船舶の船員と、その被扶養者で、後期高齢者医療制度に該当しない人	社会保険庁
	共済組合	国家公務員・地方公務員・一部の独立行政法人職員・日本郵政公社職員・私立学校教職員とそれらの被扶養者で、後期高齢者医療制度に該当しない人	各種共済組合
国民健康保険	国民健康保険（国保）[市町村国保及び組合国保]	65 歳未満の、自営業者の人など（上記の健康保険（職域保険）に加入している人以外の市区町村住民）	市区町村などの地方自治体や、同種の業種又は事務所に従事する者を組合員とする国民健康保険組合など
	（退職者医療制度） ※平成 26 年度までの経過措置として 65 歳未満の退職者を対象として存続	会社などを退職して国民健康保険の被保険者となった 65 歳未満の人で、厚生年金保険・共済組合の加入期間が 20 年以上ある人又は 40 歳以降の年金加入期間が 10 年以上の人（＝退職年金受給権者）と、その扶養家族	市区町村などの地方自治体
	前期高齢者医療制度	65～74 歳の人で、上記の健康保険（職域保険）に加入している人以外の市区町村住民	市区町村などの地方自治体
後期高齢者医療制度（長寿医療制度）		75 歳以上の人、または 65～74 歳の人で一定の障害の状態にあると認定された人	75 歳以上の人（又は 65～74 歳で一定の障害の状態にある人）を被保険者とする。都道府県に設置されている「後期高齢者医療広域連合」

このように多様な医療保険制度があるのは、それぞれに歴史的な経緯があるためだ。近代化を目指す明治時代に、重、軽工業の産業振興策の一環として、労働者の健康保持のため、危険の多い炭鉱、鉄鋼企業や、また輸出の基幹産業であった繊維工業などの勤務者に対する健康保険制度が創設された。また、島国日本では海運業の振興が図られ、船員保険も明治期に創設された。そして近年、日本の人口の高齢化が急速に進んでいることに対応して、新たに「長寿医療制度」が創設された。

国民皆保険体制が整備されている我が国では、病院や診療所で受ける医療の 90%以上が公的医療保険によるものであり、したがって、医療機器や医薬品の 90%以上が医療保険の下で使用されている。

2）公費負担医療

一方、上記の公的医療保険とは別に、国や地方自治体が、医療費の一部又は全部を負担する「公費負担医療」がある。医療保険が、国民や企業が負担する保険料を主たる財源としているのに対し、公費負担医療は、税金を財源とする福祉医療制度である。この公的医療保険と公費負担医療の二つの制度によって、国民の医療のほとんどがカバーされている。主な公費負担医療には、右のような制度がある。

① 戦傷病者や原爆被爆者に対する医療のように国家補償的意味を持つ公費負担医療
（戦傷病者特別援護法、原爆被爆者援護法など）

② 結核や一類・二類感染症など社会防疫的意味を持つ公費負担医療
（感染症予防法）

③ 身体障害者への医療のような社会福祉的意味を持つ公費負担医療
（障害者自立支援法）

④ 公害病に対する公費負担医療
（公害健康被害補償法）

⑤ 難病の治療、研究を目的とする場合などの公費負担医療
（児童福祉法による小児慢性特定疾患治療研究事業、特定疾患治療研究事業など）

2　公的医療保険制度の仕組み

1）保険者と被保険者

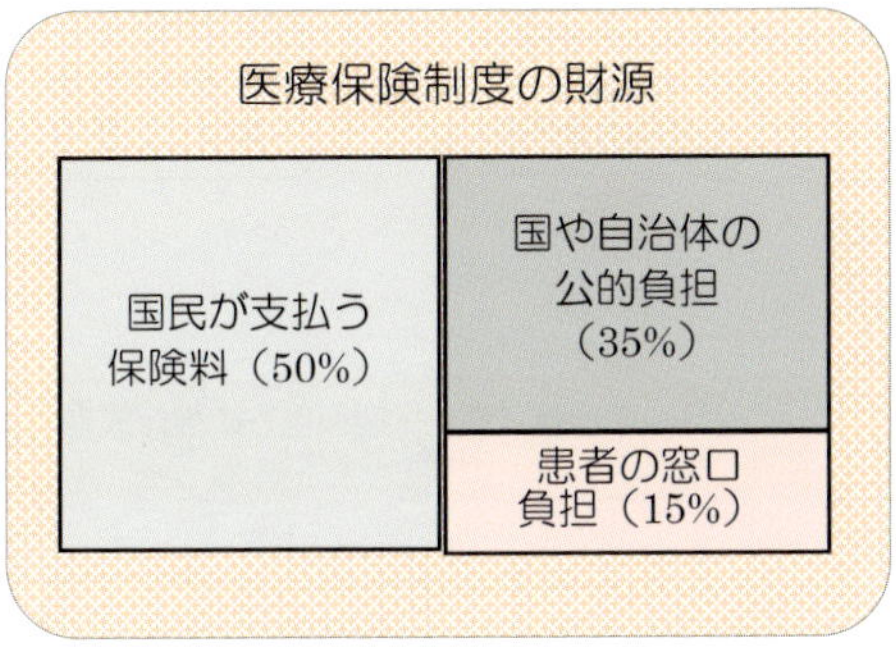

医療保険の財源は、それぞれの保険の加入者である国民及び企業が支払う保険料と、国や地方自治体の公的負担、そして患者が医療機関の窓口で支払う一部負担で賄《まかな》われている。

最大の財源は保険料であり、全体の約 50%を占めている。また、国や地方自治体が負担する公的負担が約 35%、残り約 15%が患者の一部負担金で賄われている。

保険料については、職域保険では、健康保険組合、全国健康保険協会又は共済組合が保険者となって、企業の勤務者や公務員（「被保険者」と呼ばれる）の月給及び賞与から所得に応じて徴収している。

また、職域保険のうち健康保険では、保険料の半分は雇用主である企業が支払っている。中小規模の事業所で、財政的に弱く単独では保険運営できないところについては、「全国健康保険協会」という組織が作られており、ここが保険者となって運営をしている。そのため、「協会けんぽ」と呼ばれている。協会けんぽには 47 都道府県に支部が置かれており、それぞれの支部ごとに保険料を設定し、企業及び被保険者から保険料を徴収している。

他方、国民健康保険では、通常、市区町村が保険者となって、商店、農業などの自営業、無職などの人たちから「国保税」の形で保険料を徴収している。なお、組合国保では、それぞれの組合が独自に保険料を徴収している。

長寿医療制度では、財源の 1 割に相当する保険料を高齢者から徴収することとなっており、また、国庫からは財源の 2 分の 1 の負担金が、職域保険・地域保険から 4 割の負担金が拠出されている。この長寿医療制度の創設前には「老人保健制度」があったが、同制度は、職域保険及び地域保険からの拠出金と国庫負担を財源としており、被保険者たる高齢者からの保険料の徴収は行っていなかった。長寿医療制度では、このようにして保険財政の基盤の安定を図っているわけだ。

後期高齢者医療制度の仕組み

制度の概要

- ○ 高齢化に伴う医療費の増大が見込まれる中で、高齢者と若年世代の負担の明確化等を図る観点から、75 歳以上の高齢者等を対象とした後期高齢者医療制度を平成 20 年 4 月から施行。
- ○ 併せて、65 歳～74 歳の高齢者の偏在による保険者間の負担の不均衡を調整するために、保険者間の財政調整の仕組みを導入。

後期高齢者医療制度の仕組み

＜対象者数＞
75 歳以上の高齢者　約 1,610 万人

＜後期高齢者医療費＞
16.0 兆円（平成 27 年度予算ベース）
給付費　14.8 兆円
患者負担　1.2 兆円

＜保険料額（平成 26/27 年度見込）＞
全国平均　約 5,670 円/月
※基礎年金のみの受給者は
約 370 円/月

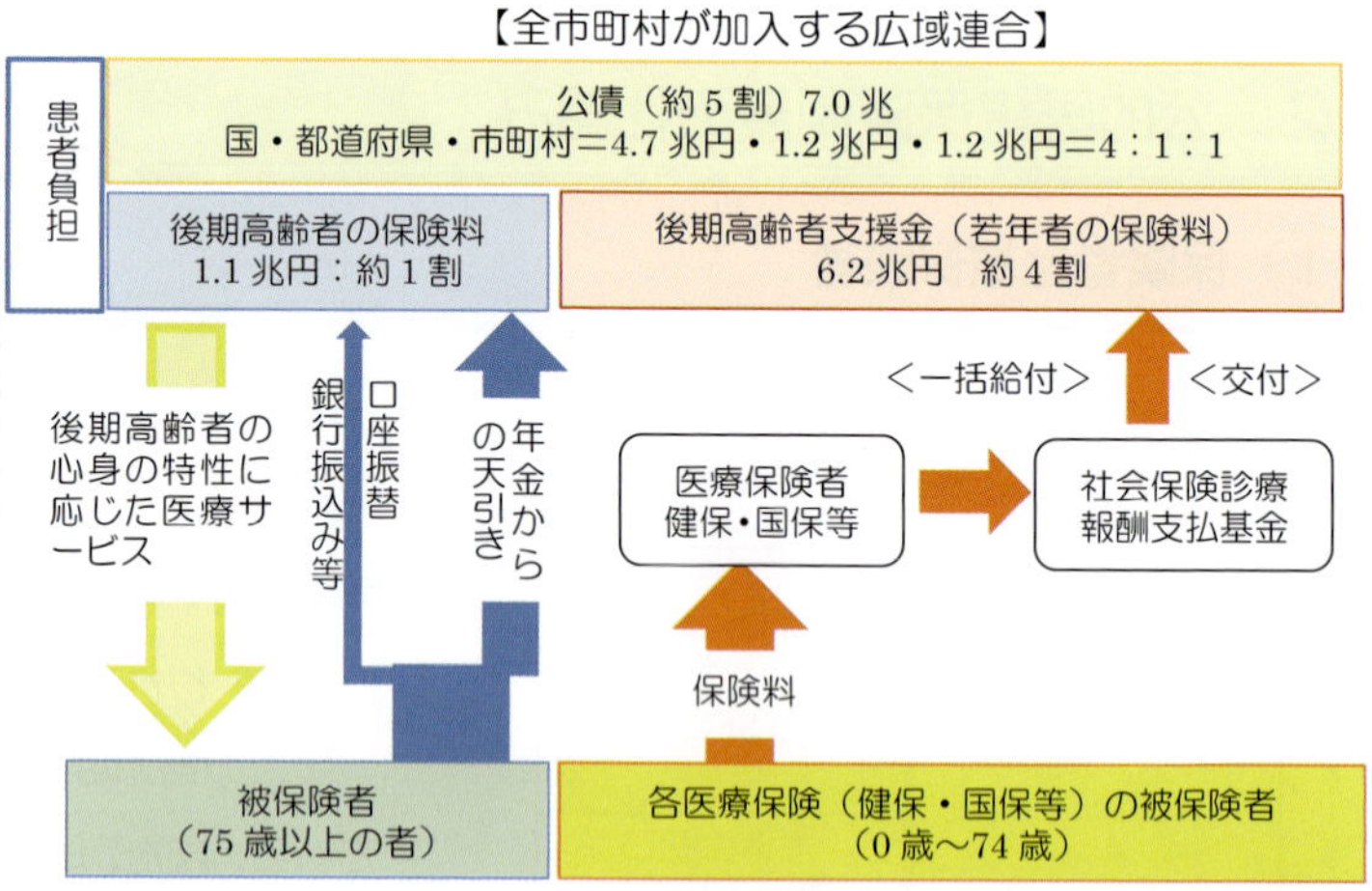

以上のように被保険者（加入者）から集められた保険料は、それぞれ保険者（健康保険組合、全国健康保険組合、共済組合、市区町村、国民健康保険組合等）にプールされ、加入者が診療を受けると、病院や診療所、歯科診療所、薬局に診療報酬、調剤報酬が支払われる。このように、各医療保険制度へ加入者である国民が、病気を持つ人も持たない人も、それぞれの所得に応じて応分の保険料を拠出しあい、プールし、いざ傷病にかかった場合にその保険料から医療費を賄ってもらう仕組みを「社会保険」と呼ぶ。これに対し、公費負担医療は、低所得者や障害者等に対し税金を財源として医療給付を行う制度で、「福祉医療」と呼ぶ。

■医療費の支払い

さて、患者は、医療機関や薬局で診療又は薬剤交付を受けて医療費を支払うわけだが、公的医療保険では、かかった医療費の全額を支払うわけではない。健康保険法等では、患者の自己負担分として、医療費のうち３割を医療機関等の窓口で支払うよう定めている。なお、長寿医療制度では、通常１割とし、一定以上の所得（現役並みの所得）がある人は３割を自己負担分として支払うこととされている。

残りの７割（長寿医療制度にあっては９割）の医療費が、各医療保険の保険者から医療機関等に支払われることになる。

この診療報酬の支払事務を行うための機関として、職域保険では支払基金（社会保険診療報酬支払基金）、地域保健では国保連合会（国民健康保険団体連合会）が設けられており、保険者の委託を受けて、医療機関や薬局からの請求書（レセプトと呼ばれる）を審査し、診療報酬の支払いを行っている。

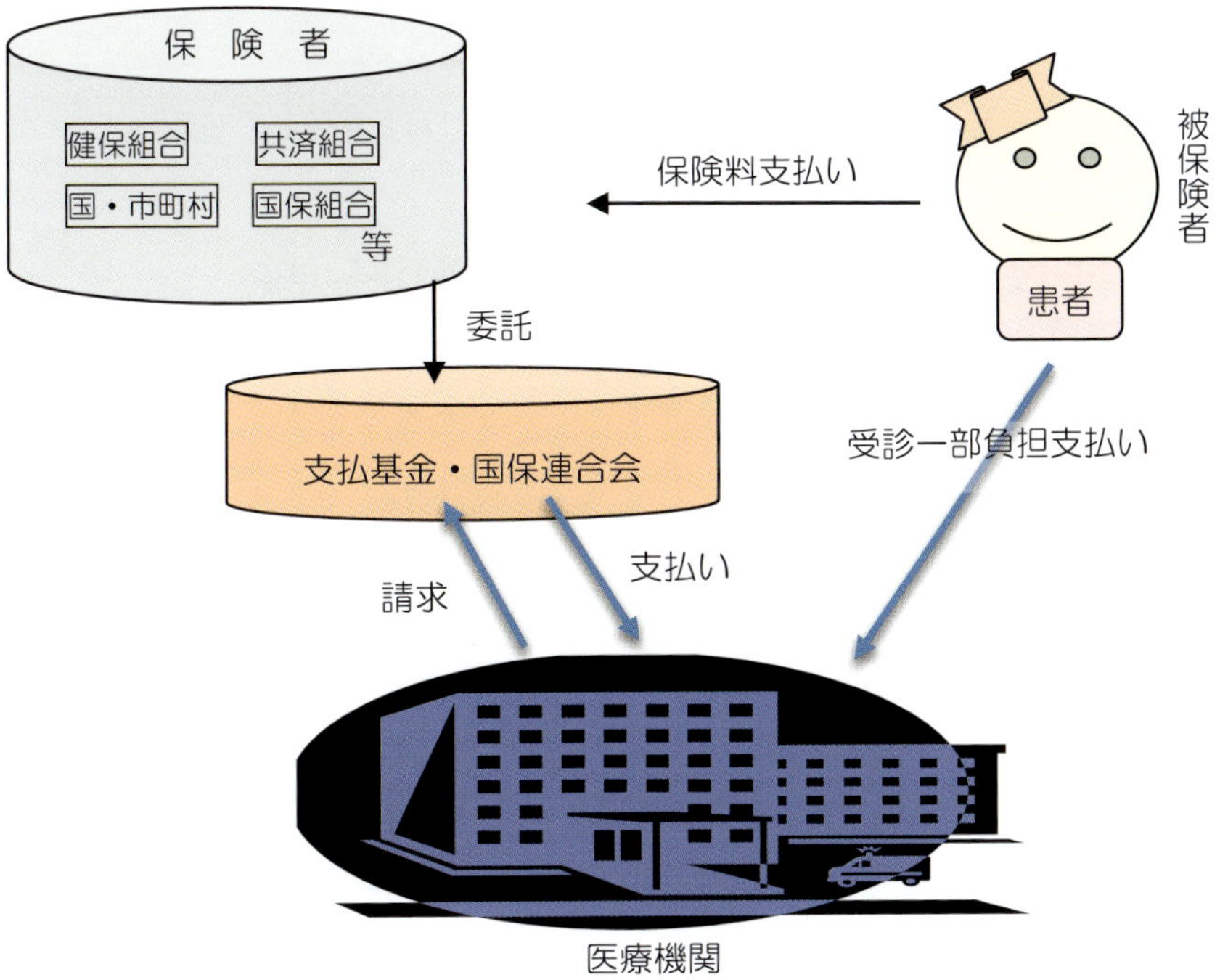

2）保険医療機関・保険薬局

病院や診療所、歯科診療所などの医療機関が、健康保険による保険医療を行うためには、都道府県知事の保険医療機関の指定を受けなければならない。また、薬局の場合は、保険薬局の指定を受けなければならない。

街の薬局に「保険薬局」という看板が掲げられているのをよく目にするだろう。薬局を開設するためには、薬機法による許可を受けなければならないが、さらに、保険医療機関からの保険処方箋を調剤するためには、保険薬局でなければ受付けることができないのだ。

例えば、保険医の処方箋によって、インシュリンの自己施用ディスポーザブル注射器を患者に交付するような場合は、保険薬局である必要がある。一方、薬局で、一般の生活者に対して体温計や血圧計などの医療機器を販売する場合は、保険薬局である必要はない。

また、保険医療機関の医師は、保険医として都道府県知事に登録しておかなければならない。同様に、保険薬局の薬剤師は、保険薬剤師として都道府県知事に登録しておかなければならない。

3　保険医療における診療報酬

医療機器は、右の二通りに分けられる。

①　◆専ら医療機関で用いられるもの、及び治療の一環として医師の指導の下に患者が家庭で使用するもの

②　◆医師の指導とは関係なく一般の生活者が自らの判断で購入し使用するもの

もちろん、① と ② の両方の使われ方をするものもある。

いずれにせよ、国民皆保険の我が国では、①の医療機器については、ほとんどの場合が公的医療保険、公費負担医療により使用される。

しかし、薬機法により製造販売承認された医療機器のすべてに医療保険が適用されるわけではない。

以下、医療保険における医療機器に関わる診療報酬等の仕組みについて見ていく。

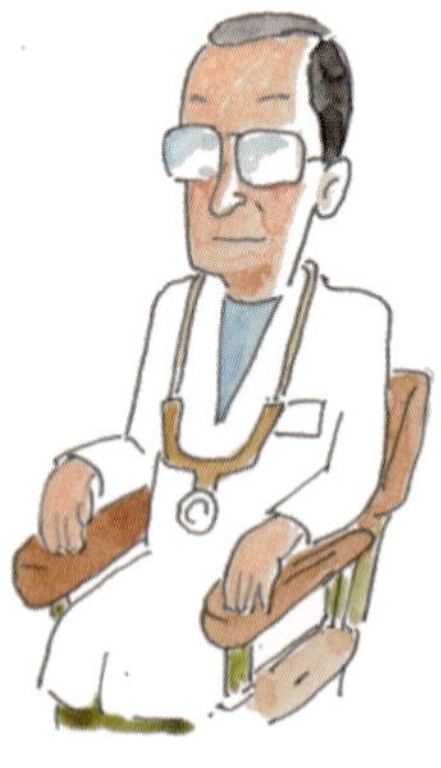

なお、以下は、健康保険法に基づいて説明するが、国民健康保険、船員保険、共済制度、国民健康保険及び長寿医療制度のすべての制度が健康保険法の診療報酬等の規定に準じている。また、公費負担医療についても同様であるが、公害医療など一部については、診療報酬点数などについて特別の扱いをしているものもある。

1）診療報酬の仕組み

■健康保険で行うことのできる診療

健康保険制度では、被保険者に対してどのような保険サービスが行われるのか。健康保険法第 52 条では、以下のように保険で提供されるサービスを規定している。条文の「被保険者」とは、保険料を支払っている勤務者本人のことだが、その妻（夫）、子供、両親などの家族（被扶養者）に対しても同様のサービスが提供される。

この規定の「一」の「療養の給付」と「六」の「家族療養費」が、保険による医療の提供を意味している。

健康保険法

（保険給付の種類）
第五十二条
　被保険者に係るこの法律による保険給付は、次のとおりとする。
一　療養の給付並びに入院時食事療養費、入院時生活療養費、保険外併用療養費、療養費、訪問看護療養費及び移送費の支給
二　傷病手当金の支給
三　埋葬料の支給
四　出産育児一時金の支給
五　出産手当金の支給
六　家族療養費、家族訪問看護療養費及び家族移送費の支給
七　家族埋葬料の支給
八　家族出産育児一時金の支給
九　高額療養費及び高額介護合算療養費の支給

そして、「療養の給付」の内容について、健康保険法第 63 条第 1 項では次のように定めている。

健康保険法

第六十三条（療養の給付）
被保険者の疾病又は負傷に関しては、次に掲げる療養の給付を行う。
一　診察
二　薬剤又は治療材料の支給
三　処置、手術その他の治療
四　居宅における療養上の管理及びその療養に伴う世話その他の看護
五　病院又は診療所への入院及びその療養に伴う世話その他の看護

この「二」にあるように、「薬剤又は治療材料」が保険医療サービスとして給付されることになっている。「薬剤」は、もちろん医薬品のことをいい、「治療材料」が医療機器に相当する。

ただし、医療機器には、CT や MRI のような機械類、患者に交付される自己施用用の注射器、そのほかカテーテル、ドレーンチューブ、エックス線フィルムなどの消耗品である治療材料等がある。

医療保険では、機械類については、個々の機器の価格が定められているわけではなく、その医療機器を使用した診療技術料としてお金（医療費）が支払われる。一方、治療、診断に使用される治療材料等については、技術料ではなく「物」の代金として、医薬品の「薬価」と同様、個々に医療保険で支払うときの価格が定められており、それに従って医療費が支払われる。

２）診療報酬と医療機器

医薬品や医療機器等は、薬機法の製造販売の承認を受けたからといって、すぐさま保険医療で使うことができるというわけではない。では、どのような手続きを経れば、医薬品や医療機器が保険医療で使ってもらえるのだろうか。次の条文を見ていただこう。

健康保険法

（療養の給付に関する費用）

第七十六条

1　保険者は、療養の給付に関する費用を保険医療機関又は保険薬局に支払うものとし、保険医療機関又は保険薬局が療養の給付に関し保険者に請求することができる費用の額から、当該療養の給付に関し被保険者が当該保険医療機関又は保険薬局に対して支払わなければならない一部負担金に相当する額を控除した額とする。

2　前項の療養の給付に要する費用の額は、厚生労働大臣が定めるところにより、算定するものとする。

上記の内容を整理してみると以下のとおりだ。

その①　被保険者（保険加入者）が保険医療機関で診療を受けた時、保険者は医療費を保険医療機関に支払うこと

その②　その場合、保険者が支払う医療費は、患者の窓口での一部負担を差し引いた額であること

その３　保険医療機関等に支払われる医療費（診療報酬）の額の算定方法は厚生労働大臣が定めるものとすること

その③に「医療費（診療報酬）の額の算定方法は厚生労働大臣が定める」とある。この規定に基づき、「診療報酬点数表」（歯科の場合は「歯科診療報酬点数表」、保険調剤の場合は「保険調剤点数表」）が定められている。点数表は二つの意味を持っている。

第一に	医療保険が適用される診断、治療の診療技術項目を定めること。
第二に	各診療技術項目の診療費の額を定めること。

健康保険で受けられる医療の内容は、この点数表で報酬が定められている項目に限られている。

点数表の診療項目や報酬額（の新設や改定）については、厚生労働大臣の諮問機関である「中央社会保険医療協議会」（中医協）で、厚生労働大臣の諮問により審議される。現在、この新設や改定の審議は、2年に一度行われることになっており、その結果は厚生労働省告示で公示される。

例えば、点数表では、盲腸の手術については「虫垂切除術　1 虫垂周囲膿瘍を伴わないもの 6,210点　2 虫垂周囲膿瘍を伴うもの　8,880点」（1点10円）、栄養剤の点滴については「植込型カテーテルによる中心静脈栄養（1日につき125点）」となっている。一つ一つの診療行為について、点数（診療報酬額）が定められているのだ。点数表に載っていない治療や検査をしても、健康保険は適用されない。

4　医療保険と医療機器

1）医療機器の保険適用

保険診療と医療機器の関係の前に、医薬品と保険医療との関係について見てみよう。

医薬品を製造し、販売するためには、薬機法の承認（製造販売承認）と許可（製造販売業許可）の両方が必要だが、保険診療で医薬品を使用してもらうためにはそれだけでは不十分だ。

厚生労働省告示「診療報酬の算定方法」の点数表を開いてみると、「薬剤料」の節に、「使用薬剤の薬価は、別に厚生労働大臣が定める」と注記されている。この厚生労働大臣が定める告示が、「薬価基準」だ。薬価基準には、平成27年現在、約15,000品目の医薬品が掲載されており、その一つ一つに薬価が定められている。

さらに、健康保険法に基づく省令により、「保険医療機関及び保険医療養担当規則」（「療担」と略称される）が定められている。そして療担には、「保険医は、厚生労働大臣の定める医薬品以外のものを患者に施用し、又は処方してはならない」という規定がある。

この「厚生労働大臣の定める医薬品」が、薬価基準に収載されている医薬品だ。したがって、薬価基準に収載されている医薬品でなければ、保険診療では使用できない。だから、製薬会社は、医薬品の製造販売の承認が下りると、厚生労働省に薬価基準への収載申請を行っている。

～では、医療機器の場合はどうなっているのだろうか～

医療機器の場合は、CT や MRI などのような機械器具類もあれば、カテーテルや縫合糸、レントゲン写真フィルムのような消耗品の治療材料等もある。全く新しい先端的な医療機器が製造販売承認された場合、どのような手続きで保険適用されるのだろうか。

医療機器が薬機法の製造販売承認を受けた後、医療保険を適用するためには、一定の手続きがある。その手続の概要を見ていこう。

中央社会保険医療協議会（中医協）了解
「医療機器の保険適用等に関する取扱い」（平成 26 年 2 月 12 日）より

■保険適用希望と医療機器の区分

薬機法による医療機器の製造販売承認、許可を受けた後、医療保険の適用を受けるためには、厚生労働省に保険適用を希望する旨を文書（電子申請も可）により申し出なければならない。その際、次の医療機器の六つの区分のいずれに該当するかで手続きが異なる。

【A1（包括）】

当該医療機器を用いた技術が、診療報酬の算定方法（平成 20 年厚生労働省告示第 59 号。以下「算定方法告示」という）に掲げられている項目のいずれかによって評価され、保険診療で使用できるものであって、【A2（特定包括）】以外のもの（【C1（新機能)】、【C2（新機能・新技術)】に相当しないもの)。

【A2（特定包括）】

当該医療機器を用いた技術が、算定方法告示に掲げられている項目のうち特定のものにおいて評価され、保険診療で使用できる別に定める特定診療報酬算定医療機器の区分のいずれかに該当するもの（【C1（新機能)】、【C2（新機能・新技術)】に相当しないもの)。

【B（個別評価）】

当該医療機器が、特定保険医療材料及びその材料価格（以下「材料価格基準」という。）に掲げられている機能区分のいずれかに該当するもの（【C1（新機能)】、【C2（新機能・新技術)】に相当しないもの)。

【C1（新機能）】

当該医療機器を用いた技術は算定方法告示に掲げられている項目のいずれかによって評価されているが、中央社会保険医療協議会（以下「中医協」という。）において材料価格基準における新たな機能区分の設定又は見直しについて審議が必要なもの。

【C2（新機能・新技術）】

当該医療機器を用いた技術が算定方法告示において、新たな技術料を設定し評価すべきものであって、中医協において保険適用の可否について審議が必要なもの。

【F】保険適用に馴染まないもの。

A1 について	A1 は、既にその医療機器が、診療報酬点数表に収載されているいずれかの診療で使用されるものである。他の五つの区分に該当するもの以外のすべての医療機器である。
A2 について	A2 は、機械類の区分で、その医療機器を使用する診療技術が、平成 26 年 3 月 5 日保医発 0305 第 7 号厚生労働省保健局医療課帳通知「特定診療報酬算定医療機器等の定義について」で定める区分に該当するものである。通知では、医療機器の詳細な区分、機能等が示されている。
B について	B は、治療材料等であるカテーテルやペースメーカーなどの医療機器で、その医療機器が、「特定保険医療材料及びその材料価格（材料価格基準）に収載されているものと同じ機能区分の該当するものである。この材材料価格基準については後述する。
C1 について	C1 は、既にその医療機器を用いた診療技術が診療報酬点数表に収載されているが、その医療機器に新しい機能区分が追加されたため、改めて中医協でその医療機器についての材料価格基準の機能区分を設定し、また機能区分の見直しが必要なものである。
C2 について	C2 は、その医療機器を用いた診療技術が、まだ診療報酬点数表に収載されておらず、新たに技術料を設定することが必要な医療機器である。
F について	F は、保険適用になじまないと判断されるもの。たとえば、もっぱら家庭で使用されるマッサージチェアに様な医療機器が該当する。これらの医療機器は、保険適用を申請しても却下される。

前ページの区分に従って保険適用の申請をすることとなる。

保険適用の申請は、定められた「保険適用希望書」を厚生労働大臣に提出することによって行う。

保険適用希望書が提出された医療機器については、大きく分けて次の二つに区分されて審査が行われる。

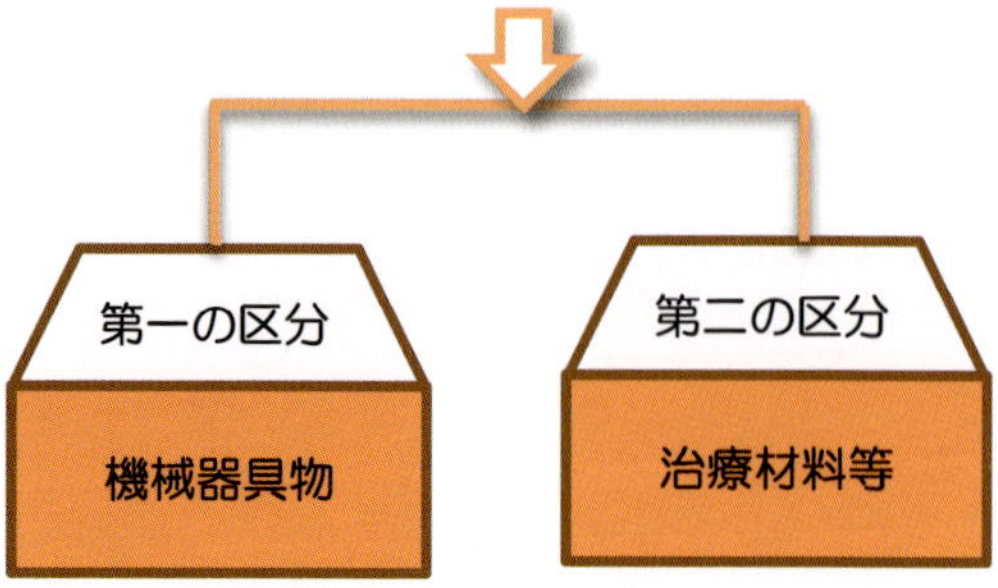

第一の区分（機械器具物）について

「機械器具物」については、その医療機器を用いて行う診療技術が、診療報酬点数表に既に収載されているものであるかどうかが審査のポイントである。

既収載の診療のいずれかに該当するものであるか、それとも該当する項目がなく、新たな診療技術として保険適用するかどうかを検討する必要のあるものであるか審査される。

その診療技術が既に診療報酬点数表に収載されているものと同じものである場合は、その医療機器については保険適用が認められる【A1】。

なお、【A2】の場合は、「特定診療報酬算定医療機器」に該当するものであれば、保険適用が認められる。

一方、新たな診療技術である場合は、診療報酬改定の時期（2年に1度）の際に、中医協に諮られ、採用が決まればその診療技術について診療報酬点数が決定され、その医療機器の保険適用が決まることとなる。【C2】。

第二の区分（治療材料等）について

一方、「治療材料等」に該当するものは、その医療機器について、診療費とは別に、材料代の算定を認めるか否かがポイントとなる。

その医療機器が、診療報酬点数表に既に収載されている診療に使用されるものであるか、それとも既収載の診療のいずれにも該当する項目がなく、新たな診療技術として保険適用するかどうかを検討する必要があるものであるかが、審査される。

その上で、既に、診療報酬点数表の既収載の診療に使用される医療機器の場合は、「特定保険医療材料及びその材料価格（材料価格基準）」に収載されているものと同じ機能区分に属するものであるか審査され、同じ区分のものであれば保険適用が認められる【Ｂ】。

また、その医療機器を用いて行う診療が診療報酬点数表に収載されているものであっても、別の診療に対する新たな機能が追加されている場合、中医協において材料価格基準の新たな機能設定もしくは見直しを行うこととなる【C1】。

■特定保険医療材料及びその材料価格（材料価格基準）

「特定保険医療材料及びその材料価格（材料価格基準）」は薬価基準と似た制度である。

例えば、手術では様々な治療材料が使用される。そこで診療報酬点数表を見ると、「特定保険医療材料料」の節が設けられ、「使用した特定保険医療材料の材料価格は、別に厚生労働大臣が定める」と注記されている。ここでいう「医療材料」が、法で定める「治療材料」であり、健康保険で使用を認める治療材料という意味で、「特定保険医療材料」と名づけられている。

そして、これに基づいて、厚生労働省告示「特定保険医療材料及びその材料価格（材料価格基準）」が定められている。「材料価格基準」には、病院、診療所又は歯科診療所で使用される様々な医療材料が収載されており、それぞれの価格が定められている。

■材料価格基準の算定

材料価格基準の価格の算定については、平成 26 年 2 月 12 日保発 0212 第 11 号「特定保険医療材料の保険償還価格算定の基準について」の通知が発出されている。ここでは、同通知からポイントだけ紹介しておこう。

平成 26 年 2 月 12 日保発 0212 第 11 号
「特定保険医療材料の保険償還価格算定の基準について」より

（1）特定保険医療材料とは

保険医療機関等（保険医療機関及び保険薬局）における医療材料の支給に要する平均的な費用の額が、診療報酬（技術料）とは別に定められる医療材料をいう。

（2）特定保険医療材料の機能区分

基準への品目の収載は、銘柄ごとではなく、その医療機器の構造、使用目的、医療上の効能及び効果等からみて類似していると認められる特定保険医療材料の一群を一つの区分とし、その区分が収載されている。その区分は、厚生労働大臣が、中央社会保険医療協議会の意見を聴いて定めている。平成 24 年においては約 800 の機能区分が設けられている。

（3）特定保険医療材料の基準価格の算定

材料価格は、区分ごとに定められている。

◆新たに医療材料を材料価格基準に収載する場合の算定方式

①類似機能区分がある場合

類似機能区分（当該新規機能区分と類似性が最も高い既存の機能区分）の基準材料価格を、その医療材料の属する新規機能区分の基準材料価格とする（類似機能区分比較方式）。

＊必要な場合は、算定値に補正加算を行った上で基準材料価格とする。

〔補正加算とは〕　類似機能区分比較方式で算定される新規機能区分に対して行われる画期性加算、有用性加算、改良加算、市場性加算（Ⅰ）及び市場性加算（Ⅱ）をいう。

(ｱ) 画期性加算
その医療材料が、画期性加算の三要件のすべてを満たす場合に加算（50～100%）される。

(ｲ) 有用性加算
その医療材料が、画期性加算の三要件のいずれかを満たす場合に加算（5～30%）される。

(ｳ) 改良加算
既収載品に比べて、その医療材料に改良点が客観的に示されている場合に加算（概ね 1～20%）される。

(ｴ) 市場性加算（Ⅰ）
その医療材料が、希少疾病用医療機器の指定を受けている場合に加算（10%）される。

(ｵ) 市場性加算（Ⅱ）

既収載品に比べて、その医療材料の推計対象患者数が少ない場合に加算(1～5%)される。

＊必要な場合は、算定値を価格調整した上で基準材料価格とする。

〔価格調整とは〕　その医療材料の類似機能区分比較方式による算定値（補正加算を含む）が、外国（英・米・独・仏・豪に限る）の相加平均価格の1.5倍を超えるような場合、その1.5倍を基準材料価格とする。

②類似機能区分がない場合

原価計算方式によって算定される額を、その医療材料の属する新規機能区分の基準材料価格とする。なお、原価には、製造・輸入原価、販売費、一般管理費（市販後調査の費用を含む)、営業利益、流通経費、消費税等が含まれる。

＊必要な場合は、算定値を価格調整した上で基準材料価格とする。

〔価格調整〕その医療材料の原価計算方式による算定値が、外国（英・米・独・仏・豪に限る）の相加平均価格の1.5倍を超えるような場合、その1.5倍を基準材料価格とする。

③機能区分が明確でない場合

最も類似すると認められる既存の特定保険医療材料が属する機能区分の基準材料価格を、その医療材料の属する新規機能区分の基準材料価格とする。

④迅速な保険導入に対する評価

以下の医療材料について、米国での承認申請との比較において迅速に国内で承認申請を行った場合は、特例として、2年間に限り、その医療機器に対して、「補正加算額の50%」又は「原価計算方式により算出された額の5%」を新規機能区分の基準材料価格に追加して評価できることとしている。

(ｱ) 類似機能区分比較方式で算定する際に「補正加算」の要件を満たす医療材料

(ｲ) 原価計算方式で算出する際に「補正加算」の要件を満たすものと同等の有用性があると保険医療材料専門組織が判断した医療材料

◆既存の基準材料価格の改定

薬価基準は、2年に1回の頻度で実勢価格を調査し、薬価改定が行われている。既存の機能特定保険医療材料についても、市場実勢価格の調査を行い、「市場実勢価格加重平均値一定幅方式」により、一定の期間ごと（2年ごとの診療報酬改定時）に改定を行う。

＊市場実勢価格加重平均値一定幅方式の計算方法は、以下の通りである。

［新材料価格］＝［その機能区分に属するすべての既収載品の市場実勢価格の加重平均値］
×［消費税］＋［一定幅（平成24年度においては4%)］

① 外国価格参照制度に基づく再算定（特例的なルールA）

外国平均価格と比べて高水準の機能区分については、外国価格参照制度に基づき再算定を実施する。

＊外国価格参照制度では、国内価格と「外国平均価格」を比較し、市場実勢価格が外国平均価格の 1.5 倍を上回る場合は、下記の算式を適用し、倍率に応じて、最大で 25％まで価格を引き下げることとしている。

［算定値］＝［改定前の基準材料価格］×［外国平均価格×1.5］／
［その機能区分に属するすべての既収載品の市場実勢価格の加重平均値］

② 迅速な保険導入に対する評価を受けた医療機器の取扱い（特例的なルールB）

当該医療機器については、①の「市場実勢価格の調査」の対象から除外する。そして、当該医療機器の属する機能区分の改正後の基準材料価格に、評価（「補正加算額の 50％」又は「原価計算方式により算出された額の 5％」）を追加した額を、改正後の保険償還価格としている。

③ 歯科用貴金属材料の取扱い（特例的なルールC）

金、銀、パラジウム又はインジウムを含有するものについては、それら貴金属の国際価格変動に対応するため、6 か月ごとに基準価格の見直しを行う。

以下は、材料価格基準表の例である。

医療材料名	価格
021　中心静脈用カテーテル	
(1) 標準型	
① シングルルーメン	
(i) スルーザカニューラ型	1,980 円
(ii) セルジンガー型	1,930 円
② マルチルーメン	
(i) スルーザカニューラ型	2,940 円
(ii) セルジンガー型	7,530 円
(2) 抗血栓性型	2,380 円
(3) 極細型	7,890 円
(4) カフ付き	21.800 延
(5) 酸素飽和度測定機能付き	36,500 円
022　抗悪性腫瘍剤注入用肝動脈塞栓材１mL 当たり	1,200 円

医療材料名	価格
023　涙液・涙道シリコンチューブ	21,100 円
024　脳・脊髄腔用カニューレ	
(1) 排尿用	
① 皮下・硬膜外用	2,980 円
② 頭蓋内用	6,740 円
③ 脊髄クモ膜下腔用	14,100 円
(2) 脳圧測定用	77,000 円
025　套管針カテーテル	
(1) シングルルーメン	
① 標準型	2,100 円
② 細径穿刺針型	5,160 円
(2) ダブルルーメン	2,680 円
(3) 特殊型	50,000 円

◆材料価格基準への収載

この材料価格基準に収載してもらうためには、新しい医療材料の場合、薬機法の製造販売の承認を受けた後、厚生労働省に「保険適用希望書」を提出する必要がある。

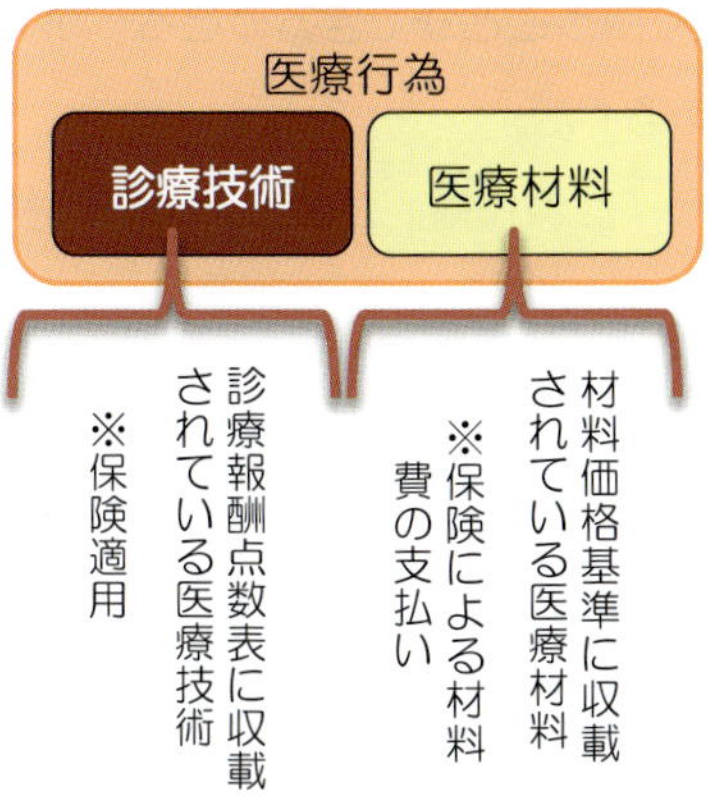

また、医療材料が保険適用されたとしても、当該医療材料を用いる「診療技術」が保険適用になっていなければ意味がないので、その診療技術についても保険が適用されなければならない。

だから、その診療技術が既に点数表に掲載されているものであれば、その医療材料が材料価格基準に収載されれば保険で材料費が支払われる。

一方、点数表に収載されていない全く新しい診療技術であれば、その診療技術が保険医療に導入することが適当なものであるとして保険で採用され、点数表に収載されるのが先決となる。その上で、その新しい診療技術を行うために必要な医療材料として、「特定保険医療材料」になれば、材料費が支払われることとなる。

しかし、特定保険医療材料として認められなかった場合は、新しい診療技術の医療材料として保険での使用は可能だが、その材料代は支払われないことになり得る。つまり、いわゆる「包括点数（診療技術料に医療材料代が包括される）」となるわけだ。そういった意味でも、材料価格基準に収載されたものは、「特定」の医療材料なのだ。

なお、歯科材料の場合についても、既述の「保険医療機関及び保険医療養担当規則」により、材料価格基準に収載されないと保険では使用できないとされている。なお、材料価格基準においては、医療材料と同様、銘柄（商品名）ではなく機能区分ごとの収載となっている。

保険適用を認められた医療材料については、年４回、厚生労働省保険局医療課長通知で、その製品名、適用される機能区分、製品コード、価格がリストアップされる。

保険適用希望書の提出方法については、平成 26 年 2 月 12 日医政経発第 0212 第 9 号・保医発第 0212 第 11 号「医療機器に係る保険適用希望書の提出方法等について」を参照してほしい。

～保険適用希望書の提出方法～

医政経発第 0212 第 9 号・
保医発第 0212 第 11 号

「医療機器に係る保険適用希望書の提出方法等について」

（平成 26 年 2 月 12 日）

２）医療材料以外の医療機器

では、「医療材料以外のもの」、つまり特定保険医療材料に該当しない医療機器（医療機関に設置される医療機器、診察・手術・措置・検査でその都度消費されるものではない医療機器）の場合はどうなるのか。結論から言えば、医療材料以外の医療機器については、材料価格基準のようなものはない。

ならば、薬機法上の製造販売の承認がおりたら、すぐに保険で使うことができるのだろうか？その答えは、「使用できるものもあるし、使用できないものもある」だ。

では、「使用できるもの」とは何か。それは、医療機器を使う「診療技術」が点数表に記載されている場合だ。

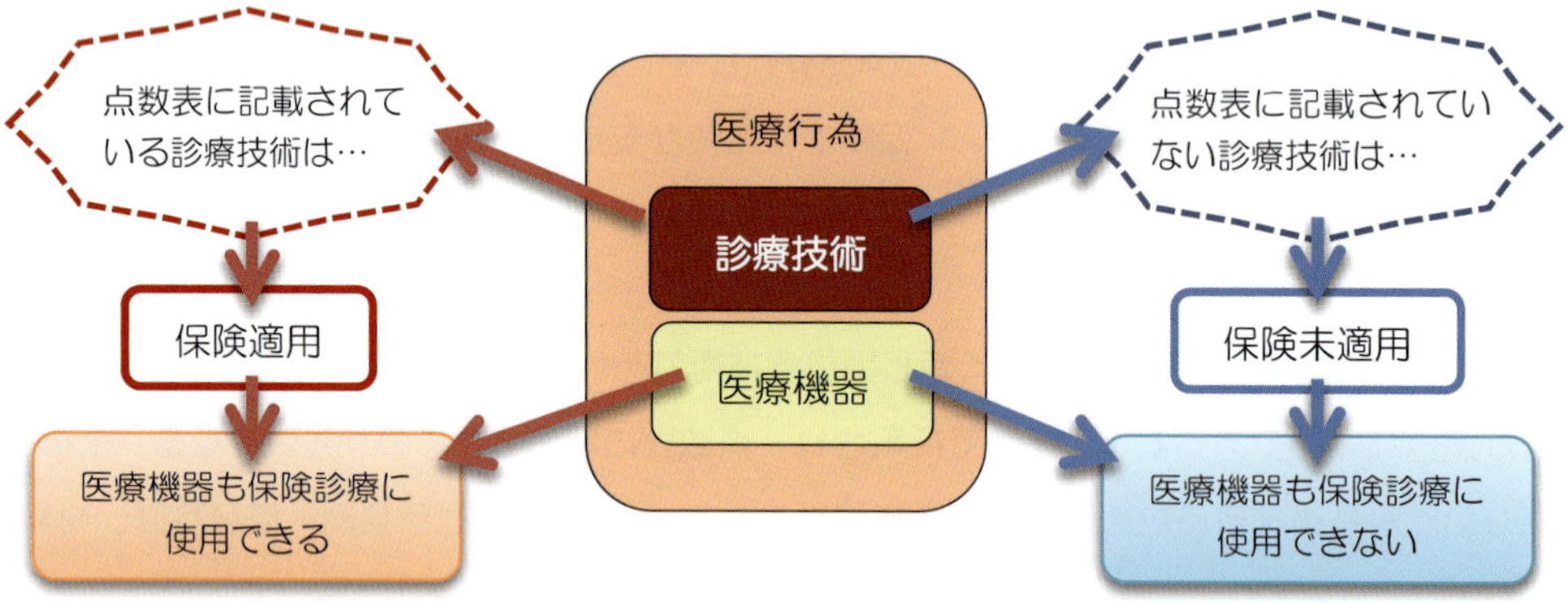

例えば、コンピュータ断層撮影診断という診療技術がある。通称CTだ。脳内出血で倒れた患者の脳等を輪切りにスライスした形で撮影し、出血部位を立体的に特定できるハイテク診断技術だ。

コンピュータ断層撮影（一連につき）	
CT 撮影	
64 列以上のマルチスライス型の機器による場合	950 点
16 列以上 64 列未満のマルチスライス型の機器による場合	900 点
4 列以上 16 列未満のマルチスライス型の機器による場合	780 点
上記以外の場合	600 点

これについては点数表で、左のように記載されている。

さらに、点数表の「特定保険診療材料」の節において、CT 撮影に使用したフォルム代についても、別途、材料価格基準に基づく金額を保険請求できるとしている。

ただし、CT 撮影をするためにどのような医療機器を使用しなければならないということは、点数表には全く記載されていない。脳の断層撮影ができれば、どの医療機器を使用してもよいのだ。それは、医師の判断に委ねられている。

つまり、その医療機器を使う「診療技術」そのものが点数表に収載されていることが必要なのだ。したがって、まったく新しい医療機器による、まったく新しい診療技術が開発された場合、まずはその診療技術が保険適用するに足るものであるかどうかが検討され、適当と評価されれば点数表にその診療技術が掲載される。そうすれば、まったく新しい医療機器であっても、保険適用された診療技術を行うためのツールとして、保険での使用が可能となるのだ。

新しい医療機器を使った新しい診療技術が開発された場合、まず、その診療技術を保険適用するかどうかについては、専門の学会などがどのように評価するかにかかってくる。新しい診療技術の保険適用の要望は、新しい医療機器の製造販売業者ではなく、そうした専門の学会などが主導的に行うのが通例である。

5　体外診断用医薬品の保険適用

診断用医薬品は、本来「医薬品」である。保険医療では、医薬品は、厚生労働大臣が指定する医薬品、すなわち、「薬価基準」に収載されているものしか使用できない。薬価基準には、「診断用医薬品」が収載されている。

しかし、それは、内服又は注射によって使用される「体内診断用医薬品」だけである。体外診断用医薬品は収載されていない。保険医療で医療サービスを提供することを「療養の給付」といい、その中に「薬剤の給付」がある。「薬剤」とは医薬品を指している。この「薬剤」には体内診断用医薬品は含まれるが、体外診断用医薬品は含まれていない。一種の「医療材料」扱いとなっているのである。したがって、体外診断用医薬品は薬価基準には収載されていないのだ。

しかし、薬価基準は、保険薬価を定めている。ということは、体外診断用医薬品については「薬価」が定められていない、ということである。では、体外診断用医薬品は、どのような扱いとなっているのだろう。

～基本的な取扱いは次の通りである～

体外診断用医薬品は、疾患の診断、症状の進行状況、治療効果等について検査、分析するために使用される。そこで、診療報酬点数表では、その「検査・分析項目」について、「検査料」が点数（診療報酬）として定められている。そして、その検査料の中に、体外診断用医薬品の料金、つまり「薬剤代」が含まれているのである。

検査料　＝　検査技術料　＋　体外診断用医薬品料

かつて、保険医療では、体外診断用医薬品料は保険技術料と別建てとなっており、独立して支払われていた。つまり、体外診断用医薬品の薬価基準があったのである。

しかし、当初は、一回の検査に 1 ないし数項目の検査が行われていたが、分析器の進歩等により、一つの検査で、何十項目もの検査を行うことが可能となった。このため、不必要な検査が行われている、医薬品の“薬価差益”と同様、“体外診断用医薬品差益“があるため、“検査漬け医療”が起きているとの批判が出た。

そこで、厚生労働省は、「検査料」に、検査技術料+体外診断用医薬品料を含める現行方式を採用することとしたのだ。

したがって、体外診断用医薬品が保険で使用できるかどうかは、その診断用医薬品を用いて行われる検査項目が診療報酬点数表に収載されているかどうか、によっている。

以上から、体外診断用医薬品の保険適用については、次のような取扱要領が厚生労働省通知によって示されている。

１）保険適用上の区分

■体外診断用医薬品の保険適用の取扱い

体外診断用医薬品の保険適用の扱いは、次の区分によって行われる。

【E1（既存）】：　測定項目、測定方法とも既存の品目

【E2（新方法）】：　測定項目は新しくないが測定方法が新しい品目

【E3（新項目、改良項目）】：　測定項目が新しい品目又は技術改良等により臨床的意義、利便性の向上等を伴う既存測定項目

2）保険適用の手続き

(1)　【E1（既存）】

区分 E1 の保険適用を希望する体外診断用医薬品の製造販売業者は、薬機法の規定に基づく承認又は認証を受けた後、保険適用希望書を提出するものとする。

保険適用することが適当と判断されたものについては、保険適用希望書が受理された日から起算して 20 日を経過した日から保険適用される。

(2)　【E2（新方法）】又は　【E3（新項目、改良項目）】

①　【E2（新方法）】又は【E3（新項目、改良項目）】の保険適用を希望する体外診断用医薬品の製造販売業者は、薬機法の規定に基づく承認又は認証を受けた後、それぞれの区分に応じ、別紙様式に定める保険適用希望書を提出する。

② 【E2】又は【E3】としての保険適用希望書の提出があった体外診断用医薬品については、当該保険適用希望書の内容を審査の上、以下の規定に基づき診療報酬における取扱いを決定する。

③ 保険診療上有用性があると認められる場合にあっては、保険適用希望書の提出日の属する月の翌月１日から起算して５月を経過した日までに、保険適用を認める旨決定する。ただし、厚生労働大臣の定める先進医療及び施設基準に規定する医療を実施するものとして届出が受理された保険医療機関については、受理された月の翌月から保険外併用療養費の支給対象とする。

④ 診療報酬における取扱いの決定を行うに際しては、あらかじめ中央社会保険医療協議会の意見を聴くものとする。

⑤ 【区分 E2】又は【区分 E3】として保険適用を認める旨決定を行った体外診断用医薬品については、当該決定を行った月の翌月１日から保険適用する。

つまり、その体外診断用医薬品の検査項目が、既に診療報酬点数表に掲載されているものであり、その測定方法が既存の体外診断用医薬品と同じであれば、保険適用は事務的審査で認められる。

一方、検査項目が同じであっても、その測定方法が異なる場合、及び、全く新しい検査項目、あるいは既存の項目であっても、その検査方法等の改良を行ったものについては、詳細な審査が行われる。特に、新検査項目、改良項目については、保険で採用するかどうか、中央社会保険医療協議会で審議されることとなる。

資料：医薬品、医療機器等の品質、有効性及び安全性の確保等に関する法律（抜粋）

昭和35年 8月10日法律第145号
改正　前略
平成25年11月27日法律第 84号
同25年12月13日法律第103号
同26年6月13日法律第69号
同26年11月27日法律第122号
同27年06月26日法律第050号

目次

第一章　総則

（目的）

第一条　この法律は、医薬品、医薬部外品、化粧品、医療機器及び再生医療等製品（以下「医薬品等」という。）の品質、有効性及び安全性の確保並びにこれらの使用による保健衛生上の危害の発生及び拡大の防止のために必要な規制を行うとともに、指定薬物の規制に関する措置を講ずるほか、医療上特にその必要性が高い医薬品、医療機器及び再生医療等製品の研究開発の促進のために必要な措置を講ずることにより、保健衛生の向上を図ることを目的とする。

（国の責務）

第一条の二　国は、この法律の目的を達成するため、医薬品等の品質、有効性及び安全性の確保、これらの使用による保健衛生上の危害の発生及び拡大の防止その他の必要な施策を策定し、及び実施しなければならない。

（都道府県等の責務）

第一条の三　都道府県、地域保健法（昭和二十二年法律第百一号）第五条第一項の政令で定める市（以下「保健所を設置する市」という。）及び特別区は、前条の施策に関し、国との適切な役割分担を踏まえて、当該地域の状況に応じた施策を策定し、及び実施しなければならない。

（医薬品等関連事業者等の責務）

第一条の四　医薬品等の製造販売、製造（小分けを含む。以下同じ。）、販売、貸与若しくは修理を業として行う者、第四条第一項の許可を受けた者（以下「薬局開設者」という。）又は病院、診療所若しくは飼育動物診療施設（獣医療法（平成四年法律第四十六号）第二条第二項に規定する診療施設をいい、往診のみによつて獣医師に飼育動物の診療業務を行わせる者の住所を含む。以下同じ。）の開設者は、その相互間の情報交換を行うことその他の必要な措置を講ずることにより、医薬品等の品質、有効性及び安全性の確保並びにこれらの使用による保健衛生上の危害の発生及び拡大の防止に努めなければならない。

（医薬関係者の責務）

第一条の五 医師、歯科医師、薬剤師、獣医師その他の医薬関係者は、医薬品等の有効性及び安全性その他これらの適正な使用に関する知識と理解を深めるとともに、これらの使用の対象者（動物への使用にあつては、その所有者又は管理者。第六十八条の四、第六十八条の七第三項及び第四項、第六十八条の二十一並びに第六十八条の二十二第三項及び第四項において同じ。）及びこれらを購入し、又は譲り受けようとする者に対し、これらの適正な使用に関する事項に関する正確かつ適切な情報の提供に努めなければならない。

（国民の役割）

第一条の六 国民は、医薬品等を適正に使用するとともに、これらの有効性及び安全性に関する知識と理解を深めるよう努めなければならない。

（定義）

第二条 この法律で「医薬品」とは、次に掲げる物をいう。

一 日本薬局方に収められている物

二 人又は動物の疾病の診断、治療又は予防に使用されることが目的とされている物であつて、機械器具等（機械器具、歯科材料、医療用品、衛生用品並びにプログラム（電子計算機に対する指令であつて、一の結果を得ることができるように組み合わされたものをいう。以下同じ。）及びこれを記録した記録媒体をいう。以下同じ。）でないもの（医薬部外品及び再生医療等製品を除く。）

三 人又は動物の身体の構造又は機能に影響を及ぼすことが目的とされている物であつて、機械器具等でないもの（医薬部外品、化粧品及び再生医療等製品を除く。）

2 この法律で「医薬部外品」とは、次に掲げる物であつて人体に対する作用が緩和なものをいう。

一 次のイからハまでに掲げる目的のために使用される物（これらの使用目的のほかに、併せて前項第二号又は第三号に規定する目的のために使用される物を除く。）であつて機械器具等でないもの

イ 吐きけその他の不快感又は口臭若しくは体臭の防止

ロ あせも、ただれ等の防止

ハ 脱毛の防止、育毛又は除毛

二 人又は動物の保健のためにするねずみ、はえ、蚊、のみその他これらに類する生物の防除の目的のために使用される物（この使用目的のほかに、併せて前項第二号又は第三号に規定する目的のために使用される物を除く。）であつて機械器具等でないもの

三 前項第二号又は第三号に規定する目的のために使用される物（前二号に掲げる物を除く。）のうち、厚生労働大臣が指定するもの

3 この法律で「化粧品」とは、人の身体を清潔にし、美化し、魅力を増し、容貌を変え、又は皮膚若しくは毛髪を健やかに保つために、身体に塗擦、散布その他これらに類似する方法で使用されることが目的とされている物で、人体に対する作用が緩和なものをいう。ただし、これらの使用目的のほかに、第一項第二号又は第三号に規定する用途に使用されることも併せて目的とされている物及び医薬部外品を除く。

4 この法律で「医療機器」とは、人若しくは動物の疾病の診断、治療若しくは予防に使用されること、又は人若しくは動物の身体の構造若しくは機能に影響を及ぼすことが目的とされている機械器具等（再生医療等製品を除く。）であつて、政令で定めるものをいう。

5 この法律で「高度管理医療機器」とは、医療機器であつて、副作用又は機能の障害が生じた場合（適正な使用目的に従い適正に使用された場合に限る。次項及び第七項において同じ。）において人の生命及び健康に重大な影響を与えるおそれがあることからその適切な管理が必要なものとして、厚生労働大臣が薬事・食品衛生審議会の意見を聴いて指定するものをいう。

6 この法律で「管理医療機器」とは、高度管理医療機器以外の医療機器であつて、副作用又は機能の障害が生じた場合において人の生命及び健康に影響を与えるおそれがあることからその適切な管理が必要なものとして、厚生労働大臣が薬事・食品衛生審議会の意見を聴いて指定するものをいう。

7 この法律で「一般医療機器」とは、高度管理医療機器及び管理医療機器以外の医療機器であつて、副作用又は機能の障害が生じた場合においても、人の生命及び健康に影響を与えるおそれがほとんどないものとして、厚生労働大臣が薬事・食品衛生審議会の意見を聴いて指定するものをいう。

8 この法律で「特定保守管理医療機器」とは、医療機器のうち、保守点検、修理その他の管理に専門的な知識及び技能を必要とすることからその適正な管理が行われなければ疾病の診断、治療又は予防に重大な影響を与えるおそれがあるものとして、厚生労働大臣が薬事・食品衛生審議会の意見を聴いて指定するものをいう。

9 この法律で「再生医療等製品」とは、次に掲げる物（医薬部外品及び化粧品を除く。）であつて、政令で定めるものをいう。

一 次に掲げる医療又は獣医療に使用されること

が目的とされている物のうち、人又は動物の細胞に培養その他の加工を施したもの
イ　人又は動物の身体の構造又は機能の再建、修復又は形成
ロ　人又は動物の疾病の治療又は予防
二　人又は動物の疾病の治療に使用されることが目的とされている物のうち、人又は動物の細胞に導入され、これらの体内で発現する遺伝子を含有させたもの

10　この法律で「生物由来製品」とは、人その他の生物（植物を除く。）に由来するものを原料又は材料として製造をされる医薬品、医薬部外品、化粧品又は医療機器のうち、保健衛生上特別の注意を要するものとして、厚生労働大臣が薬事・食品衛生審議会の意見を聴いて指定するものをいう。

11　この法律で「特定生物由来製品」とは、生物由来製品のうち、販売し、貸与し、又は授与した後において当該生物由来製品による保健衛生上の危害の発生又は拡大を防止するための措置を講ずることが必要なものであつて、厚生労働大臣が薬事・食品衛生審議会の意見を聴いて指定するものをいう。

12　この法律で「薬局」とは、薬剤師が販売又は授与の目的で調剤の業務を行う場所（その開設者が医薬品の販売業を併せ行う場合には、その販売業に必要な場所を含む。）をいう。ただし、病院若しくは診療所又は飼育動物診療施設の調剤所を除く。

13　この法律で「製造販売」とは、その製造（他に委託して製造をする場合を含み、他から委託を受けて製造をする場合を除く。以下「製造等」という。）をし、又は輸入をした医薬品（原薬たる医薬品を除く。）、医薬部外品、化粧品、医療機器若しくは再生医療等製品を、それぞれ販売し、貸与し、若しくは授与し、又は医療機器プログラム（医療機器のうちプログラムであるものをいう。以下同じ。）を電気通信回線を通じて提供することをいう。

14　この法律で「体外診断用医薬品」とは、専ら疾病の診断に使用されることが目的とされている医薬品のうち、人又は動物の身体に直接使用されることのないものをいう。

15　この法律で「指定薬物」とは、中枢神経系の興奮若しくは抑制又は幻覚の作用（当該作用の維持又は強化の作用を含む。以下「精神毒性」という。）を有する蓋然性が高く、かつ、人の身体に使用された場合に保健衛生上の危害が発生するおそれがある物（大麻取締法（昭和二十三年法律第百二十四号）に規定する大麻、覚せい剤取締法（昭和二十六年法律第二百五十二号）に規定する覚醒剤、麻薬及び向精神薬取締法（昭和二十八年法律第十四号）に規定する麻薬及び向精神薬並びにあへん法（昭和二十九年法律第七十一号）に規定するあへん及びけしがらを除く。）として、厚生労働大臣が薬事・食品衛生審議会の意見を聴いて指定するものをいう。

16　この法律で「希少疾病用医薬品」とは、第七十七条の二第一項の規定による指定を受けた医薬品を、「希少疾病用医療機器」とは、同項の規定による指定を受けた医療機器を、「希少疾病用再生医療等製品」とは、同項の規定による指定を受けた再生医療等製品をいう。

17　この法律で「治験」とは、第十四条第三項（同条第九項及び第十九条の二第五項において準用する場合を含む。）、第二十三条の二の五第三項（同条第十一項及び第二十三条の二の十七第五項において準用する場合を含む。）又は第二十三条の二十五第三項（同条第九項及び第二十三条の三十七第五項において準用する場合を含む。）の規定により提出すべき資料のうち臨床試験の試験成績に関する資料の収集を目的とする試験の実施をいう。

18　この法律にいう「物」には、プログラムを含むものとする。

第二章　地方薬事審議会

第三条　都道府県知事の諮問に応じ、薬事（医療機器及び再生医療等製品に関する事項を含む。以下同じ。）に関する当該都道府県の事務及びこの法律に基づき当該都道府県知事の権限に属する事務のうち政令で定めるものに関する重要事項を調査審議させるため、各都道府県に、地方薬事審議会を置くことができる。

2　地方薬事審議会の組織、運営その他地方薬事審議会に関し必要な事項は、当該都道府県の条例で定める。
（平一一法一六〇・一部改正、平一四法九六・旧第四条繰上・一部改正、平二五法八四・一部改正）

第三章及び第四章　略

第五章　医療機器及び体外診断用医薬品の製造販売業及び製造業等

第一節　医療機器及び体外診断用医薬品の製造販売業及び製造業

（製造販売業の許可）

第二十三条の二　次の表の上欄に掲げる医療機器又は体外診断用医薬品の種類に応じ、それぞれ同表の下欄に定める厚生労働大臣の許可を受けた者でなければ、それぞれ、業として、医療機器又は体外診断用医薬品の製造販売をしてはならない。

医療機器又は体外診断用医薬品の種類	許可の種類
高度管理医療機器	第一種医療機器製造販売業許可

管理医療機器	第二種医療機器製造販売業許可
一般医療機器	第三種医療機器製造販売業許可
体外診断用医薬品	体外診断用医薬品製造販売業許可

2　前項の許可は、三年を下らない政令で定める期間ごとにその更新を受けなければ、その期間の経過によつて、その効力を失う。

（許可の基準）

第二十三条の二の二　次の各号のいずれかに該当するときは、前条第一項の許可を与えないことができる。

一　申請に係る医療機器又は体外診断用医薬品の製造管理又は品質管理に係る業務を行う体制が、厚生労働省令で定める基準に適合しないとき。

二　申請に係る医療機器又は体外診断用医薬品の製造販売後安全管理の方法が、厚生労働省令で定める基準に適合しないとき。

三　申請者が、第五条第三号イからヘまでのいずれかに該当するとき。

（製造業の登録）

第二十三条の二の三　業として、医療機器又は体外診断用医薬品の製造（設計を含む。以下この章及び第八十条第二項において同じ。）をしようとする者は、製造所（医療機器又は体外診断用医薬品の製造工程のうち設計、組立て、滅菌その他の厚生労働省令で定めるものをするものに限る。以下この章及び同項において同じ。）ごとに、厚生労働省令で定めるところにより、厚生労働大臣の登録を受けなければならない。

2　前項の登録を受けようとする者は、次に掲げる事項を記載した申請書を厚生労働大臣に提出しなければならない。

一　氏名及び住所（法人にあつては、その名称、代表者の氏名及び主たる事務所の所在地）

二　製造所の所在地

三　その他厚生労働省令で定める事項

3　第一項の登録は、三年を下らない政令で定める期間ごとにその更新を受けなければ、その期間の経過によつて、その効力を失う。

4　申請者が、第五条第三号イからヘまでのいずれかに該当するときは、第一項の登録をしないことができる。

（医療機器等外国製造業者の登録）

第二十三条の二の四　外国において本邦に輸出される医療機器又は体外診断用医薬品を製造しようとする者（以下「医療機器等外国製造業者」という。）は、製造所ごとに、厚生労働大臣の登録を受けることができる。

2　前項の登録については、前条第二項から第四項までの規定を準用する。

（医療機器及び体外診断用医薬品の製造販売の承認）

第二十三条の二の五　医療機器（一般医療機器並びに第二十三条の二の二十三第一項の規定により指定する高度管理医療機器及び管理医療機器を除く。）又は体外診断用医薬品（厚生労働大臣が基準を定めて指定する体外診断用医薬品及び同項の規定により指定する体外診断用医薬品を除く。）の製造販売をしようとする者は、品目ごとにその製造販売についての厚生労働大臣の承認を受けなければならない。

2　次の各号のいずれかに該当するときは、前項の承認は、与えない。

一　申請者が、第二十三条の二第一項の許可（申請をした品目の種類に応じた許可に限る。）を受けていないとき。

二　申請に係る医療機器又は体外診断用医薬品を製造する製造所が、第二十三条の二の三第一項又は前条第一項の登録を受けていないとき。

三　申請に係る医療機器又は体外診断用医薬品の名称、成分、分量、構造、使用方法、効果、性能、副作用その他の品質、有効性及び安全性に関する事項の審査の結果、その物が次のイからハまでのいずれかに該当するとき。

イ　申請に係る医療機器又は体外診断用医薬品が、その申請に係る効果又は性能を有すると認められないとき。

ロ　申請に係る医療機器が、その効果又は性能に比して著しく有害な作用を有することにより、医療機器として使用価値がないと認められるとき。

ハ　イ又はロに掲げる場合のほか、医療機器又は体外診断用医薬品として不適当なものとして厚生労働省令で定める場合に該当するとき。

四　申請に係る医療機器又は体外診断用医薬品が政令で定めるものであるときは、その物の製造管理又は品質管理の方法が、厚生労働省令で定める基準に適合していると認められないとき。

3　第一項の承認を受けようとする者は、厚生労働省令で定めるところにより、申請書に臨床試験の試験成績に関する資料その他の資料を添付して申請しなければならない。この場合において、当該申請に係る医療機器又は体外診断用医薬品が厚生労働省令で定める医療機器又は体外診断用医薬品であるときは、当該資料は、厚生労働省令で定める基準に従つて収集され、かつ、作成されたものでなければならない。

4　第一項の承認の申請に係る医療機器又は体外診断用医薬品が、第八十条の六第一項に規定する原薬等登録原簿に収められている原薬等を原料又は材料として製造されるものであるときは、第一項の承認を受けようとする者は、厚生労働省令で定めるところにより、当該原薬等が同条第一項に規定する原薬等登録原簿に登録されていることを証する書面をもつて前項の規定により添付するものとされた資料の一部に代えることができる。

5　第二項第三号の規定による審査においては、当該品目に係る申請内容及び第三項前段に規定する資料に基づき、当該品目の品質、有効性及び安全性に関する調査を行うものとする。この場合において、当該品目が同項後段に規定する厚生労働省令で定める医療機器又は体外診断用医薬品であるときは、あらかじめ、当該品目に係る資料が同項後段の規定に適合するかどうかについての書面による調査又は実地の調査を行うものとする。

6　第一項の承認を受けようとする者又は同項の承認を受けた者は、その承認に係る医療機器又は体外診断用医薬品が政令で定めるものであるときは、その物の製造管理又は品質管理の方法が第二項第四号に規定する厚生労働省令で定める基準に適合しているかどうかについて、当該承認を受けようとするとき、及び当該承認の取得後三年を下らない政令で定める期間を経過するごとに、厚生労働大臣の書面による調査又は実地の調査を受けなければならない。

7　第一項の承認を受けようとする者又は同項の承認を受けた者は、その承認に係る医療機器又は体外診断用医薬品が次の各号のいずれにも該当するときは、前項の調査を受けることを要しない。

一　第一項の承認を受けようとする者又は同項の承認を受けた者が既に次条第一項の基準適合証又は第二十三条の二の二十四第一項の基準適合証の交付を受けている場合であつて、これらの基準適合証に係る医療機器又は体外診断用医薬品と同一の厚生労働省令で定める区分に属するものであるとき。

二　前号の基準適合証に係る医療機器又は体外診断用医薬品を製造する全ての製造所（当該医療機器又は体外診断用医薬品の製造工程のうち滅菌その他の厚生労働省令で定めるもののみをするものを除く。以下この号において同じ。）と同一の製造所において製造されるとき。

8　前項の規定にかかわらず、厚生労働大臣は、第一項の承認に係る医療機器又は体外診断用医薬品の特性その他を勘案して必要があると認めるときは、当該医療機器又は体外診断用医薬品の製造管理又は品質管理の方法が第二項第四号に規定する厚生労働省令で定める基準に適合しているかどうかについて、書面による調査又は実地の調査を行うことができる。この場合において、第一項の承認を受けようとする者又は同項の承認を受けた者は、当該調査を受けなければならない。

9　厚生労働大臣は、第一項の承認の申請に係る医療機器又は体外診断用医薬品が、希少疾病用医療機器又は希少疾病用医薬品その他の医療上特にその必要性が高いと認められるものであるときは、当該医療機器又は体外診断用医薬品についての第二項第三号の規定による審査又は第六項若しくは前項の規定による調査を、他の医療機器又は体外診断用医薬品の審査又は調査に優先して行うことができる。

10　厚生労働大臣は、第一項の承認の申請があつた場合において、申請に係る医療機器が、既にこの条又は第二十三条の二の十七の承認を与えられている医療機器と構造、使用方法、効果、性能等が明らかに異なるときは、同項の承認について、あらかじめ、薬事・食品衛生審議会の意見を聴かなければならない。

11　第一項の承認を受けた者は、当該品目について承認された事項の一部を変更しようとするとき（当該変更が厚生労働省令で定める軽微な変更であるときを除く。）は、その変更について厚生労働大臣の承認を受けなければならない。この場合においては、第二項から前項までの規定を準用する。

12　第一項の承認を受けた者は、前項の厚生労働省令で定める軽微な変更について、厚生労働省令で定めるところにより、厚生労働大臣にその旨を届け出なければならない。

13　第一項及び第十一項の承認の申請（政令で定めるものを除く。）は、機構を経由して行うものとする。

（基準適合証の交付等）

第二十三条の二の六　厚生労働大臣は、前条第六項（同条第十一項において準用する場合を含む。）の規定による調査の結果、同条の承認に係る医療機器又は体外診断用医薬品の製造管理又は品質管理の方法が同条第二項第四号に規定する厚生労働省令で定める基準に適合していると認めるときは、次に掲げる医療機器又は体外診断用医薬品について当該基準に適合していることを証するものとして、厚生労働省令で定めるところにより、基準適合証を交付する。

一　当該承認に係る医療機器又は体外診断用医薬品

二　当該承認を受けようとする者又は当該承認を受けた者が製造販売をし、又は製造販売をしようとする医療機器又は体外診断用医薬品であつて、前号に掲げる医療機器又は体外診断用医薬品と同一の前条第七項第一号に規定する厚生労働省令で定める区分に属するもの（前号に掲げる医療機器又は体外診断用医薬品を製造する全ての製造所（当該医療機器又は体外診断用医薬品の製造工程のうち同項第二号に規定する厚生労働省令で定めるもののみをするものを除く。以下この号において同じ。）と同一の製造所において製造されるものに限る。）

2　前項の基準適合証の有効期間は、前条第六項に規定する政令で定める期間とする。

3　医療機器又は体外診断用医薬品について第二十三条の四第二項第二号の規定により第二十三条の二の二十三の認証を取り消された者又は第七十二条第二項の規定による命令を受けた者は、速やかに、当該医療機器又は体外診断用医薬品の製造管理又は品質管理の方法が前条第二項第四号に規定する厚生労働省令で定める基準に適合していることを証する第一項の規定により交付された基準適合証を厚生労働大臣に返還しなければならない。

（機構による医療機器等審査等の実施）

第二十三条の二の七　厚生労働大臣は、機構に、医療機器（専ら動物のために使用されることが目的とされているものを除く。以下この条において同じ。）又は体外診断用医薬品（専ら動物のために使用されることが目的とされているものを除く。以下この条において同じ。）のうち政令で定めるものについての第二十三条の二の五の承認のための審査、同条第五項、第六項及び第八項（これらの規定を同条第十一項において準用する場合を含む。）の規定による調査並びに前条第一項の規定による基準適合証の交付及び同条第三項の規定による基準適合証の返還の受付（以下「医療機器等審査等」という。）を行わせることができる。

2　厚生労働大臣は、前項の規定により機構に医療機器等審査等を行わせるときは、当該医療機器等審査等を行わないものとする。この場合において、厚生労働大臣は、第二十三条の二の五の承認をするときは、機構が第五項の規定により通知する審査及び調査の結果を考慮しなければならない。

3　厚生労働大臣が第一項の規定により機構に医療機器等審査等を行わせることとしたときは、同項の政令で定める医療機器又は体外診断用医薬品について第二十三条の二の五の承認の申請者、同条第六項（同条第十一項において準用する場合を含む。）の調査の申請者又は前条第三項の規定により基準適合証を返還する者は、機構が行う審査、調査若しくは基準適合証の交付を受け、又は機構に基準適合証を返還しなければならない。

4　厚生労働大臣が第一項の規定により機構に審査を行わせることとしたときは、同項の政令で定める医療機器又は体外診断用医薬品についての第二十三条の二の五第十二項の規定による届出をしようとする者は、同項の規定にかかわらず、機構に届け出なければならない。

5　機構は、医療機器等審査等を行つたとき、又は前項の規定による届出を受理したときは、遅滞なく、当該医療機器等審査等の結果又は届出の状況を厚生労働省令で定めるところにより厚生労働大臣に通知しなければならない。

6　機構が行う医療機器等審査等に係る処分（医療機器等審査等の結果を除く。）又はその不作為については、厚生労働大臣に対して、行政不服審査法による審査請求をすることができる。この場合において、厚生労働大臣は、行政不服審査法第二十五条第二項及び第三項、第四十六条第一項及び第二項、第四十七条並びに第四十九条第三項の規定の適用については、機構の上級行政庁とみなす。

（特例承認）

第二十三条の二の八　第二十三条の二の五の承認の申請者が製造販売をしようとする物が、次の各号のいずれにも該当する医療機器又は体外診断用医薬品として政令で定めるものである場合には、厚生労働大臣は、同条第二項、第五項、第六項、第八項及び第十項の規定にかかわらず、薬事・食品衛生審議会の意見を聴いて、その品目に係る同条の承認を与えることができる。

一　国民の生命及び健康に重大な影響を与えるおそれがある疾病のまん延その他の健康被害の拡大を防止するため緊急に使用されることが必要な医療機器又は体外診断用医薬品であり、かつ、当該医療機器又は体外診断用医薬品の使用以外に適当な方法がないこと。

二　その用途に関し、外国（医療機器又は体外診断用医薬品の品質、有効性及び安全性を確保する上で本邦と同等の水準にあると認められる医療機器又は体外診断用医薬品の製造販売の承認の制度又はこれに相当する制度を有している国として政令で定めるものに限る。）において、販売し、授与し、販売若しくは授与の目的で貯蔵し、若しくは陳列し、又は電気通信回線を通じて提供することが認められている医療機器又は体外診断用医薬品であること。

2　厚生労働大臣は、保健衛生上の危害の発生又は拡大を防止するため必要があると認めるときは、前項の規定により第二十三条の二の五の承認を受けた者に対して、当該承認に係る品目について、当該品目の使用によるものと疑われる疾病、障害又は死亡の発生を厚生労働大臣に報告することその他の政令で定める措置を講ずる義務を課することができる。

（使用成績評価）

第二十三条の二の九　厚生労働大臣が薬事・食品衛生審議会の意見を聴いて指定する医療機器又は体外診断用医薬品につき第二十三条の二の五の承認を受けた者又は当該承認を受けている者は、当該医療機器又は体外診断用医薬品について、厚生労働大臣が指示する期間（次項において「調査期間」という。）を経過した日から起算して三月以内の期間内に申請して、厚生労働大臣の使用成績に関する評価を受けなければならない。
2　厚生労働大臣は、前項の指定に係る医療機器又は体外診断用医薬品の使用成績に関する評価を適正に行うため特に必要があると認めるときは、調査期間を延長することができる。
3　厚生労働大臣の使用成績に関する評価は、当該評価を行う際に得られている知見に基づき、第一項の指定に係る医療機器又は体外診断用医薬品が第二十三条の二の五第二項第三号イからハまでのいずれにも該当しないことを確認することにより行う。
4　第一項の申請は、申請書にその医療機器又は体外診断用医薬品の使用成績に関する資料その他厚生労働省令で定める資料を添付してしなければならない。この場合において、当該申請に係る医療機器又は体外診断用医薬品が厚生労働省令で定める医療機器又は体外診断用医薬品であるときは、当該資料は、厚生労働省令で定める基準に従つて収集され、かつ、作成されたものでなければならない。
5　第三項の規定による確認においては、第一項の指定に係る医療機器又は体外診断用医薬品に係る申請内容及び前項前段に規定する資料に基づき、当該医療機器又は体外診断用医薬品の品質、有効性及び安全性に関する調査を行うものとする。この場合において、第一項の指定に係る医療機器又は体外診断用医薬品が前項後段に規定する厚生労働省令で定める医療機器又は体外診断用医薬品であるときは、あらかじめ、当該医療機器又は体外診断用医薬品に係る資料が同項後段の規定に適合するかどうかについての書面による調査又は実地の調査を行うものとする。
6　第一項の指定に係る医療機器又は体外診断用医薬品につき第二十三条の二の五の承認を受けた者は、厚生労働省令で定めるところにより、当該医療機器又は体外診断用医薬品の使用の成績に関する調査その他厚生労働省令で定める調査を行い、その結果を厚生労働大臣に報告しなければならない。
7　第四項後段に規定する厚生労働省令で定める医療機器又は体外診断用医薬品につき使用成績に関する評価を受けるべき者、同項後段に規定する資料の収集若しくは作成の委託を受けた者又はこれらの役員若しくは職員は、正当な理由なく、当該資料の収集又は作成に関しその職務上知り得た人の秘密を漏らしてはならない。これらの者であつた者についても、同様とする。

（準用）

第二十三条の二の十　医療機器（専ら動物のために使用されることが目的とされているものを除く。以下この条において同じ。）又は体外診断用医薬品（専ら動物のために使用されることが目的とされているものを除く。以下この条において同じ。）のうち政令で定めるものについての前条第一項の申請、同条第三項の規定による確認及び同条第五項の規定による調査については、第二十三条の二の五第十三項及び第二十三条の二の七（第四項を除く。）の規定を準用する。この場合において、必要な技術的読替えは、政令で定める。
2　前項において準用する第二十三条の二の七第一項の規定により機構に前条第三項の規定による確認を行わせることとしたときは、前項において準用する第二十三条の二の七第一項の政令で定める医療機器又は体外診断用医薬品についての前条第六項の規定による報告をしようとする者は、同項の規定にかかわらず、機構に報告しなければならない。この場合において、機構が当該報告を受けたときは、厚生労働省令で定めるところにより、厚生労働大臣にその旨を通知しなければならない。

（承継）

第二十三条の二の十一　第二十三条の二の五の承認を受けた者（以下この条において「医療機器等承認取得者」という。）について相続、合併又は分割（当該品目に係る厚生労働省令で定める資料及び情報（以下この条において「当該品目に係る資料等」という。）を承継させるものに限る。）があつたときは、相続人（相続人が二人以上ある場合において、その全員の同意により当該医療機器等承認取得者の地位を承継すべき相続人を選定したときは、その者）、合併後存続する法人若しくは合併により設立した法人又は分割により当該品目に係る資料等を承継した法人は、当該医療機器等承認取得者の地位を承継する。
2　医療機器等承認取得者がその地位を承継させる目的で当該品目に係る資料等の譲渡しをしたときは、譲受人は、当該医療機器等承認取得者の地位を承継する。
3　前二項の規定により医療機器等承認取得者の地位を承継した者は、相続の場合にあつては相続後遅滞なく、相続以外の場合にあつては承継前に、厚生労働省令で定めるところにより、厚生労働大臣にその旨を届け出なければならない。

（製造販売の届出）

第二十三条の二の十二　医療機器又は体外診断用医薬品の製造販売業者は、第二十三条の二の五第一項又は第二十三条の二の二十三第一項に規定する医療機器及び体外診断用医薬品以外の医療機器又は体外診断用医薬品の製造販売をしようとするときは、あらかじめ、品目ごとに、厚生労働省令で定めるところにより、厚生労働大臣にその旨を届け出なければならない。

2　医療機器又は体外診断用医薬品の製造販売業者は、前項の規定により届け出た事項を変更したときは、三十日以内に、厚生労働大臣にその旨を届け出なければならない。

（機構による製造販売の届出の受理）

第二十三条の二の十三　厚生労働大臣が第二十三条の二の七第一項の規定により機構に審査を行わせることとしたときは、医療機器（専ら動物のために使用されることが目的とされているものを除く。）又は体外診断用医薬品（専ら動物のために使用されることが目的とされているものを除く。）のうち政令で定めるものについての前条の規定による届出をしようとする者は、同条の規定にかかわらず、厚生労働省令で定めるところにより、機構に届け出なければならない。

2　機構は、前項の規定による届出を受理したときは、厚生労働省令で定めるところにより、厚生労働大臣にその旨を通知しなければならない。

（医療機器等総括製造販売責任者等の設置）

第二十三条の二の十四　医療機器又は体外診断用医薬品の製造販売業者は、厚生労働省令で定めるところにより、医療機器又は体外診断用医薬品の製造管理及び品質管理並びに製造販売後安全管理を行わせるために、医療機器の製造販売業者にあつては厚生労働省令で定める基準に該当する者を、体外診断用医薬品の製造販売業者にあつては薬剤師を、それぞれ置かなければならない。ただし、その製造管理及び品質管理並びに製造販売後安全管理に関し薬剤師を必要としないものとして厚生労働省令で定める体外診断用医薬品についてのみその製造販売をする場合においては、厚生労働省令で定めるところにより、薬剤師以外の技術者をもつてこれに代えることができる。

2　前項の規定により製造管理及び品質管理並びに製造販売後安全管理を行う者（以下「医療機器等総括製造販売責任者」という。）が遵守すべき事項については、厚生労働省令で定める。

3　医療機器の製造業者は、厚生労働省令で定めるところにより、医療機器の製造を実地に管理させるために、製造所ごとに、責任技術者を置かなければならない。

4　前項の責任技術者（以下「医療機器責任技術者」という。）については、第八条第一項の規定を準用する。

5　体外診断用医薬品の製造業者は、自ら薬剤師であつてその製造を実地に管理する場合のほか、その製造を実地に管理させるために、製造所ごとに、薬剤師を置かなければならない。ただし、その製造の管理について薬剤師を必要としない体外診断用医薬品については、厚生労働省令で定めるところにより、薬剤師以外の技術者をもつてこれに代えることができる。

6　前項の規定により体外診断用医薬品の製造を管理する者（以下「体外診断用医薬品製造管理者」という。）については、第七条第三項及び第八条第一項の規定を準用する。この場合において、第七条第三項中「その薬局の所在地の都道府県知事」とあるのは、「厚生労働大臣」と読み替えるものとする。

（医療機器及び体外診断用医薬品の製造販売業者等の遵守事項等）

第二十三条の二の十五　厚生労働大臣は、厚生労働省令で、医療機器又は体外診断用医薬品の製造管理若しくは品質管理又は製造販売後安全管理の実施方法、医療機器等総括製造販売責任者の義務の遂行のための配慮事項その他医療機器又は体外診断用医薬品の製造販売業者がその業務に関し遵守すべき事項を定めることができる。

2　厚生労働大臣は、厚生労働省令で、製造所における医療機器又は体外診断用医薬品の試験検査の実施方法、医療機器責任技術者又は体外診断用医薬品製造管理者の義務の遂行のための配慮事項その他医療機器又は体外診断用医薬品の製造業者又は医療機器等外国製造業者がその業務に関し遵守すべき事項を定めることができる。

3　医療機器又は体外診断用医薬品の製造販売業者は、製造販売後安全管理に係る業務のうち厚生労働省令で定めるものについて、厚生労働省令で定めるところにより、その業務を適正かつ確実に行う能力のある者に委託することができる。

（休廃止等の届出）

第二十三条の二の十六　医療機器又は体外診断用医薬品の製造販売業者は、その事業を廃止し、休止し、若しくは休止した事業を再開したとき、又は医療機器等総括製造販売責任者その他厚生労働省令で定める事項を変更したときは、三十日以内に、厚生労働大臣にその旨を届け出なければならない。

2　医療機器又は体外診断用医薬品の製造業者又は医療機器等外国製造業者は、その製造所を廃止し、休止し、若しくは休止した製造所を再開したとき、又は医療機器責任技術者、体外診断用医薬品製造管理者その他厚生労働省令で定める事項を変更したときは、三十日以内に、厚生労働大臣にその旨を届け出なければならない。

（外国製造医療機器等の製造販売の承認）

第二十三条の二の十七　厚生労働大臣は、第二十三条の二の五第一項に規定する医療機器又は体外診断用医薬品であつて本邦に輸出されるものにつき、外国においてその製造等をする者から申請があつたときは、品目ごとに、その者が第三項の規定により選任した医療機器又は体外診断用医薬品の製造販売業者に製造販売をさせることについての承認を与えることができる。

2　申請者が、第七十五条の二の二第一項の規定によりその受けた承認の全部又は一部を取り消され、取消しの日から三年を経過していない者であるときは、前項の承認を与えないことができる。

3　第一項の承認を受けようとする者は、本邦内において当該承認に係る医療機器又は体外診断用医薬品による保健衛生上の危害の発生の防止に必要な措置を採らせるため、医療機器又は体外診断用医薬品の製造販売業者（当該承認に係る品目の種類に応じた製造販売業の許可を受けている者に限る。）を当該承認の申請の際選任しなければならない。

4　第一項の承認を受けた者（以下「外国製造医療機器等特例承認取得者」という。）が前項の規定により選任した医療機器又は体外診断用医薬品の製造販売業者（以下「選任外国製造医療機器等製造販売業者」という。）は、第二十三条の二の五第一項の規定にかかわらず、当該承認に係る品目の製造販売をすることができる。

5　第一項の承認については、第二十三条の二の五第二項（第一号を除く。）及び第三項から第十三項まで、第二十三条の二の六並びに第二十三条の二の七の規定を準用する。

6　前項において準用する第二十三条の二の五第十一項の承認については、第二十三条の二の五第十三項、第二十三条の二の六及び第二十三条の二の七の規定を準用する。

（選任外国製造医療機器等製造販売業者に関する変更の届出）

第二十三条の二の十八　外国製造医療機器等特例承認取得者は、選任外国製造医療機器等製造販売業者を変更したとき、又は選任外国製造医療機器等製造販売業者につき、その氏名若しくは名称その他厚生労働省令で定める事項に変更があつたときは、三十日以内に、厚生労働大臣に届け出なければならない。

（準用）

第二十三条の二の十九　外国製造医療機器等特例承認取得者については、第二十三条の二の九から第二十三条の二の十一まで及び第二十三条の二の十五第二項の規定を準用する。

（外国製造医療機器等の特例承認）

第二十三条の二の二十　第二十三条の二の十七の承認の申請者が選任外国製造医療機器等製造販売業者に製造販売をさせようとする物が、第二十三条の二の八第一項に規定する政令で定める医療機器又は体外診断用医薬品である場合には、同条の規定を準用する。この場合において、同項中「第二十三条の二の五」とあるのは「第二十三条の二の十七」と、「同条第二項、第五項、第六項、第八項及び第十項」とあるのは「同条第五項において準用する第二十三条の二の五第二項、第五項、第六項、第八項及び第十項」と、「同条の承認」とあるのは「第二十三条の二の十七の承認」と、同条第二項中「前項の規定により第二十三条の二の五の承認を受けた者」とあるのは「第二十三条の二の二十第一項において準用する第二十三条の二の八第一項の規定により第二十三条の二の十七の承認を受けた者又は選任外国製造医療機器等製造販売業者」と読み替えるものとする。

2　前項に規定する場合の選任外国製造医療機器等製造販売業者は、第二十三条の二の五第一項の規定にかかわらず、前項において準用する第二十三条の二の八第一項の規定による第二十三条の二の十七の承認に係る品目の製造販売をすることができる。

（都道府県知事の経由）

第二十三条の二の二十一　第二十三条の二第一項の許可若しくは同条第二項の許可の更新の申請又は第二十三条の二の十六第一項の規定による届出は、申請者又は届出者の住所地の都道府県知事を経由して行わなければならない。

2　第二十三条の二の三第一項の登録、同条第三項の登録の更新若しくは第六十八条の十六第一項の承認の申請又は第二十三条の二の十六第二項の規定による届出は、製造所の所在地の都道府県知事を経由して行わなければならない。

3　第二十三条の二の十八の規定による届出は、選任外国製造医療機器等製造販売業者の住所地の都道府県知事を経由して行わなければならない。

（政令への委任）

第二十三条の二の二十二　この節に定めるもののほか、製造販売業の許可又は許可の更新、製造業又は医療機器等外国製造業者の登録又は登録の更新、製造販売品目の承認又は使用成績に関する評価、製造所の管理その他医療機器又は体外診断用医薬品の製造販売業又は製造業（外国製造医療機器等特例承認取得者の行う製造を含む。）に関し必要な事項は、政令で定める。

第二節　登録認証機関

（指定高度管理医療機器等の製造販売の認証）

第二十三条の二の二十三　厚生労働大臣が基準を定めて指定する高度管理医療機器、管理医療機器又は体外診断用医薬品（以下「指定高度管理医療機器等」という。）の製造販売をしようとする者又は外国において本邦に輸出される指定高度管理医療機器等の製造等をする者（以下「外国指定高度管理医療機器製造等事業者」という。）であつて第二十三条の三第一項の規定により選任した製造販売業者に指定高度管理医療機器等の製造販売をさせようとするものは、厚生労働省令で定めるところにより、品目ごとにその製造販売についての厚生労働大臣の登録を受けた者（以下「登録認証機関」という。）の認証を受けなければならない。

2　次の各号のいずれかに該当するときは、登録認証機関は、前項の認証を与えてはならない。

一　申請者（外国指定高度管理医療機器製造等事業者を除く。）が、第二十三条の二第一項の許可（申請をした品目の種類に応じた許可に限る。）を受けていないとき。

二　申請者（外国指定高度管理医療機器製造等事業者に限る。）が、第二十三条の二第一項の許可（申請をした品目の種類に応じた許可に限る。）を受けておらず、かつ、当該許可を受けた製造販売業者を選任していないとき。

三　申請に係る指定高度管理医療機器等を製造する製造所が、第二十三条の二の三第一項又は第二十三条の二の四第一項の登録を受けていないとき。

四　申請に係る指定高度管理医療機器等が、前項の基準に適合していないとき。

五　申請に係る指定高度管理医療機器等が政令で定めるものであるときは、その物の製造管理又は品質管理の方法が、第二十三条の二の五第二項第四号に規定する厚生労働省令で定める基準に適合していると認められないとき。

3　第一項の認証を受けようとする者又は同項の認証を受けた者は、その認証に係る指定高度管理医療機器等が政令で定めるものであるときは、その物の製造管理又は品質管理の方法が第二十三条の二の五第二項第四号に規定する厚生労働省令で定める基準に適合しているかどうかについて、当該認証を受けようとするとき、及び当該認証の取得後三年を下らない政令で定める期間を経過するごとに、登録認証機関の書面による調査又は実地の調査を受けなければならない。

4　第一項の認証を受けようとする者又は同項の認証を受けた者は、その認証に係る指定高度管理医療機器等が次の各号のいずれにも該当するときは、前項の調査を受けることを要しない。

一　第一項の認証を受けようとする者又は同項の認証を受けた者が既に第二十三条の二の六第一項の基準適合証又は次条第一項の基準適合証の交付を受けている場合であつて、これらの基準適合証に係る医療機器又は体外診断用医薬品と同一の第二十三条の二の五第七項第一号に規定する厚生労働省令で定める区分に属するものであるとき。

二　前号の基準適合証に係る医療機器又は体外診断用医薬品を製造する全ての製造所（当該医療機器又は体外診断用医薬品の製造工程のうち第二十三条の二の五第七項第二号に規定する厚生労働省令で定めるもののみをするものを除く。以下この号において同じ。）と同一の製造所において製造されるとき。

5　前項の規定にかかわらず、登録認証機関は、第一項の認証に係る指定高度管理医療機器等の特性その他を勘案して必要があると認めるときは、当該医療機器又は体外診断用医薬品の製造管理又は品質管理の方法が第二十三条の二の五第二項第四号に規定する厚生労働省令で定める基準に適合しているかどうかについて、書面による調査又は実地の調査を行うことができる。この場合において、第一項の認証を受けようとする者又は同項の認証を受けた者は、当該調査を受けなければならない。

6　第一項の認証を受けた者は、当該品目について認証を受けた事項の一部を変更しようとするとき（当該変更が厚生労働省令で定める軽微な変更であるときを除く。）は、その変更についての当該登録認証機関の認証を受けなければならない。この場合においては、第二項から前項までの規定を準用する。

7　第一項の認証を受けた者は、前項の厚生労働省令で定める軽微な変更について、厚生労働省令で定めるところにより、当該登録認証機関にその旨を届け出なければならない。

（基準適合証の交付等）

第二十三条の二の二十四　登録認証機関は、前条第三項（同条第六項において準用する場合を含む。）の規定による調査の結果、同条の認証に係る医療機器又は体外診断用医薬品の製造管理又は品質管理の方法が第二十三条の二の五第二項第四号に規定する厚生労働省令で定める基準に適合していると認めるときは、次に掲げる医療機器又は体外診断用医薬品について当該基準に適合していることを証するものとして、厚生労働省令で定めるところにより、基準適合証を交付する。

一　当該認証に係る医療機器又は体外診断用医薬品

二　当該認証を受けようとする者又は当該認証を受けた者が製造販売をし、又は製造販売をしようとする医療機器又は体外診断用医薬品であつて、前号に掲げる医療機器又は体外診断用医薬品と同一の第二十三条の二の五第七項第一号に規定する厚生労働省令で定める区分に属するもの（前号に掲げる医療機器又は体外診断用医薬品を製造する全ての製造所（当該医療機器又は体外診断用医薬品の製造工程のうち同項第二号に規定する厚生労働省令で定めるもののみをするものを除く。以下この号において同じ。）と同一の製造所において製造されるものに限る。）

2　前項の基準適合証の有効期間は、前条第三項に規定する政令で定める期間とする。

3　医療機器又は体外診断用医薬品について第二十三条の四第二項第二号の規定により前条の認証を取り消された者又は第七十二条第二項の規定による命令を受けた者は、速やかに、当該医療機器又は体外診断用医薬品の製造管理又は品質管理の方法が第二十三条の二の五第二項第四号に規定する厚生労働省令で定める基準に適合していることを証する第一項の規定により交付された基準適合証を登録認証機関に返還しなければならない。

（外国指定高度管理医療機器製造等事業者による製造販売業者の選任）

第二十三条の三　外国指定高度管理医療機器製造等事業者が第二十三条の二の二十三第一項の認証を受けた場合にあつては、その選任する指定高度管理医療機器等の製造販売業者は、同項の規定にかかわらず、当該認証に係る品目の製造販売をすることができる。

2　外国指定高度管理医療機器製造等事業者は、前項の規定により選任した製造販売業者を変更したとき、又は選任した製造販売業者の氏名若しくは名称その他厚生労働省令で定める事項に変更があつたときは、三十日以内に当該認証をした登録認証機関に届け出なければならない。

（承継）

第二十三条の三の二　第二十三条の二の二十三の認証を受けた者（以下この条において「医療機器等認証取得者」という。）について相続、合併又は分割（当該品目に係る厚生労働省令で定める資料及び情報（以下この条において「当該品目に係る資料等」という。）を承継させるものに限る。）があつたときは、相続人（相続人が二人以上ある場合において、その全員の同意により当該医療機器等認証取得者の地位を承継すべき相続人を選定したときは、その者）、合併後存続する法人若しくは合併により設立した法人又は分割により当該品目に係る資料等を承継した法人は、当該医療機器等認証取得者の地位を承継する。

2　医療機器等認証取得者がその地位を承継させる目的で当該品目に係る資料等の譲渡しをしたときは、譲受人は、当該医療機器等認証取得者の地位を承継する。

3　前二項の規定により医療機器等認証取得者の地位を承継した者は、相続の場合にあつては相続後遅滞なく、相続以外の場合にあつては承継前に、厚生労働省令で定めるところにより、登録認証機関にその旨を届け出なければならない。

（準用）

第二十三条の三の三　第二十三条の二の二十三の認証を受けた外国指定高度管理医療機器製造等事業者については、第二十三条の二の十五第二項の規定を準用する。

（認証の取消し等）

第二十三条の四　登録認証機関は、第二十三条の二の二十三の認証（以下「基準適合性認証」という。）を与えた指定高度管理医療機器等が、同条第二項第四号に該当するに至つたと認めるときは、その認証を取り消さなければならない。

2　登録認証機関は、前項に定める場合のほか、基準適合性認証を受けた者が次の各号のいずれかに該当する場合には、その認証を取り消し、又はその認証を与えた事項の一部についてその変更を求めることができる。

一　第二十三条の二第一項の許可（認証を受けた品目の種類に応じた許可に限る。）について、同条第二項の規定によりその効力が失われたとき、又は第七十五条第一項の規定により取り消されたとき。

二　第二十三条の二の二十三第二項第五号に該当するに至つたとき。

三　第二十三条の二の二十三第三項又は第五項の規定に違反したとき。

四　第二十三条の二の二十三の認証を受けた指定高度管理医療機器等について正当な理由がなく引き続く三年間製造販売をしていないとき。

五　第二十三条の三第一項の規定により選任した製造販売業者が欠けた場合において、新たに製造販売業者を選任しなかつたとき。

（報告書の提出）

第二十三条の五　登録認証機関は、第二十三条の二の二十三の認証を与え、同条第三項若しくは第五項の調査を行い、若しくは同条第七項の規定による届出を受けたとき、又は前条の規定により認証を取り消したときは、厚生労働省令で定めるところにより、報告書を作成し、厚生労働大臣に提出しなければならない。

2　厚生労働大臣が、第二十三条の二の七第一項の規定により機構に審査を行わせることとしたときは、指定高度管理医療機器等（専ら動物のために使用されることが目的とされているものを除く。）に係る認証についての前項の規定による報告書の提出をしようとする者は、同項の規定にかかわらず、厚生労働省令で定めるところにより、機構に提出しなければならない。この場合において、機構が当該報告書を受理したときは、厚生労働省令で定めるところにより、厚生労働大臣にその旨を通知しなければならない。

（登録）

第二十三条の六　第二十三条の二の二十三第一項の登録は、厚生労働省令で定めるところにより、同項の認証を行おうとする者の申請により行う。

2　厚生労働大臣は、指定高度管理医療機器等（専ら動物のために使用されることが目的とされているものを除く。）に係る認証を行おうとする者から前項の申請があつた場合において、必要があると認めるときは、機構に、当該申請が次条第一項各号に適合しているかどうかについて、必要な調査を行わせることができる。

3　第一項の登録は、三年を下らない政令で定める期間ごとにその更新を受けなければ、その期間の経過によつて、その効力を失う。

4　前項の登録の更新については、第二項の規定を準用する。

（登録の基準等）

第二十三条の七　厚生労働大臣は、前条第一項の規定により登録を申請した者（以下この条において「登録申請者」という。）が次に掲げる要件の全てに適合しているときは、第二十三条の二の二十三第一項の登録をしなければならない。

一　国際標準化機構及び国際電気標準会議が定めた製品の認証を行う機関に関する基準並びに製造管理及び品質管理の方法の審査を行う機関に関する基準に適合すること。

二　登録申請者が第二十三条の二の二十三第一項の規定により基準適合性認証を受けなければならないこととされる指定高度管理医療機器等の製造販売若しくは製造をする者又は外国指定高度管理医療機器製造等事業者（以下この号において「製造販売業者等」という。）に支配されているものとして次のいずれかに該当するものでないこと。

イ　登録申請者が株式会社である場合にあつては、製造販売業者等がその親法人（会社法（平成十七年法律第八十六号）第八百七十九条第一項に規定する親法人をいう。）であること。

ロ　登録申請者の役員（持分会社（会社法第五百七十五条第一項に規定する持分会社をいう。）にあつては、業務を執行する社員）に占める製造販売業者等の役員又は職員（過去二年間に当該製造販売業者等の役員又は職員であつた者を含む。）の割合が二分の一を超えていること。

ハ　登録申請者（法人にあつては、その代表権を有する役員）が、製造販売業者等の役員又は職員（過去二年間に当該製造販売業者等の役員又は職員であつた者を含む。）であること。

2　厚生労働大臣は、登録申請者が次の各号のいずれかに該当するときは、前項の規定にかかわらず、第二十三条の二の二十三第一項の登録をしてはならない。

一　この法律その他薬事に関する法令で政令で定めるもの又はこれに基づく命令若しくは処分に違反して刑に処せられ、その執行を終わり、又は執行を受けることがなくなつた日から起算して二年を経過しない者であること。

二　第二十三条の十六第一項の規定により登録を取り消され、その取消しの日から起算して二年を経過しない者であること。

三　法人にあつては、その業務を行う役員のうちに前二号のいずれかに該当する者があること。

3　登録は、認証機関登録簿に次に掲げる事項を記載してするものとする。

一　登録年月日及び登録番号

二　登録認証機関の名称及び住所

三　基準適合性認証を行う事業所の所在地

四　登録認証機関が行う基準適合性認証の業務の範囲

（登録の公示等）

第二十三条の八　厚生労働大臣は、第二十三条の二の二十三第一項の登録をしたときは、登録認証機関の名称及び住所、基準適合性認証を行う事業所の所在地、登録認証機関が行う基準適合性認証の業務の範囲並びに当該登録をした日を公示しなければならない。

2　登録認証機関は、その名称、住所、基準適合性認証を行う事業所の所在地又は登録認証機関が行う基準適合性認証の業務の範囲を変更しようとするときは、変更しようとする日の二週間前までに、その旨を厚生労働大臣に届け出なければならない。

3　厚生労働大臣は、前項の規定による届出があつたときは、その旨を公示しなければならない。

（基準適合性認証のための審査の義務）

第二十三条の九　登録認証機関は、基準適合性認証を行うことを求められたときは、正当な理由がある場合を除き、遅滞なく、基準適合性認証のための審査を行わなければならない。

2　登録認証機関は、公正に、かつ、厚生労働省令で定める基準に適合する方法により基準適合性認証のための審査を行わなければならない。

（業務規程）

第二十三条の十　登録認証機関は、基準適合性認証の業務に関する規程（以下「業務規程」という。）を定め、基準適合性認証の業務の開始前に、厚生労働大臣の認可を受けなければならない。これを変更しようとするときも、同様とする。

2　業務規程には、基準適合性認証の実施方法、基準適合性認証に関する料金その他の厚生労働省令で定める事項を定めておかなければならない。

3　厚生労働大臣は、第一項の認可をした業務規程が基準適合性認証の公正な実施上不適当となつたと認めるときは、登録認証機関に対し、その業務規程を変更すべきことを命ずることができる。

（帳簿の備付け等）

第二十三条の十一　登録認証機関は、厚生労働省令で定めるところにより、帳簿を備え付け、これに基準適合性認証の業務に関する事項で厚生労働省令で定めるものを記載し、及びこれを保存しなければならない。

（認証取消し等の命令）

第二十三条の十一の二　厚生労働大臣は、登録認証機関が第二十三条の四第一項の規定に違反していると認めるとき、又は基準適合性認証を受けた者が同条第二項各号のいずれかに該当すると認めるときは、当該登録認証機関に対し、当該基準適合性認証の取消しその他必要な措置を採るべきことを命ずることができる。

（適合命令）

第二十三条の十二　厚生労働大臣は、登録認証機関が第二十三条の七第一項各号のいずれかに適合しなくなつたと認めるときは、当該登録認証機関に対し、これらの規定に適合するため必要な措置を採るべきことを命ずることができる。

（改善命令）

第二十三条の十三　厚生労働大臣は、登録認証機関が第二十三条の九の規定に違反していると認めるときは、当該登録認証機関に対し、基準適合性認証のための審査を行うべきこと、又は基準適合性認証のための審査の方法その他の業務の方法の改善に関し必要な措置を採るべきことを命ずることができる。

（基準適合性認証についての申請及び厚生労働大臣の命令）

第二十三条の十四　基準適合性認証を受けようとする者は、申請に係る指定高度管理医療機器等について、登録認証機関が基準適合性認証のための審査を行わない場合又は登録認証機関の基準適合性認証の結果に異議のある場合は、厚生労働大臣に対し、登録認証機関が基準適合性認証のための審査を行うこと、又は改めて基準適合性認証のための審査を行うことを命ずべきことを申請することができる。

2　厚生労働大臣は、前項の申請があつた場合において、当該申請に係る登録認証機関が第二十三条の九の規定に違反していると認めるときは、当該登録認証機関に対し、前条の規定による命令をするものとする。

3　厚生労働大臣は、前項の場合において、前条の規定による命令をし、又は命令をしないことの決定をしたときは、遅滞なく、当該申請をした者に通知するものとする。

（業務の休廃止）

第二十三条の十五　登録認証機関は、基準適合性認証の業務の全部又は一部を休止し、又は廃止しようとするときは、厚生労働省令で定めるところにより、あらかじめ、その旨を厚生労働大臣に届け出なければならない。

2　厚生労働大臣は、前項の規定による届出があつたときは、その旨を公示しなければならない。

（登録の取消し等）

第二十三条の十六　厚生労働大臣は、登録認証機関が第二十三条の七第二項各号（第二号を除く。）のいずれかに該当するに至つたときは、その登録を取り消すものとする。

2　厚生労働大臣は、登録認証機関が次の各号のいずれかに該当するときは、その登録を取り消し、又は期間を定めて基準適合性認証の業務の全部若しくは一部の停止を命ずることができる。

一　第二十三条の四第一項、第二十三条の五、第二十三条の八第二項、第二十三条の九、第二十三条の十第一項、第二十三条の十一、前条第一項又は次条第一項の規定に違反したとき。

二　第二十三条の十第三項又は第二十三条の十一の二から第二十三条の十三までの規定による命令に違反したとき。

三　正当な理由がないのに次条第二項各号の規定による請求を拒んだとき。

四　不正の手段により第二十三条の二の二十三第一項の登録を受けたとき。

3　厚生労働大臣は、前二項の規定により登録を取り消し、又は前項の規定により基準適合性認証の業務の全部若しくは一部の停止を命じたときは、その旨を公示しなければならない。

（財務諸表の備付け及び閲覧等）

第二十三条の十七　登録認証機関は、毎事業年度経過後三月以内に、その事業年度の財産目録、貸借対照表及び損益計算書又は収支計算書並びに事業報告書（その作成に代えて電磁的記録の作成がされている場合における当該電磁的記録を含む。次項及び第九十一条において「財務諸表等」という。）を作成し、五年間事業所に備えて置かなければならない。

2　指定高度管理医療機器等の製造販売業者その他の利害関係人は、登録認証機関の業務時間内は、いつでも、次に掲げる請求をすることができる。ただし、第二号又は第四号の請求をするには、登録認証機関の定めた費用を支払わなければならない。

一　財務諸表等が書面をもつて作成されているときは、当該書面の閲覧又は謄写の請求

二　前号の書面の謄本又は抄本の請求

三　財務諸表等が電磁的記録をもつて作成されているときは、当該電磁的記録に記録された事項を厚生労働省令で定める方法により表示したものの閲覧又は謄写の請求

四　前号の電磁的記録に記録された事項を電磁的方法であつて厚生労働省令で定めるものにより提供することの請求又は当該事項を記載した書面の交付の請求

（厚生労働大臣による基準適合性認証の業務の実施）

第二十三条の十八　厚生労働大臣は、第二十三条の二の二十三第一項の登録を受ける者がいないとき、第二十三条の十五第一項の規定による基準適合性認証の業務の全部又は一部の休止又は廃止の届出があつたとき、第二十三条の十六第一項若しくは第二項の規定により第二十三条の二の二十三第一項の登録を取り消し、又は登録認証機関に対し基準適合性認証の業務の全部若しくは一部の停止を命じたとき、登録認証機関が天災その他の事由により基準適合性認証の業務の全部又は一部を実施することが困難となつたときその他必要があると認めるときは、当該基準適合性認証の業務の全部又は一部を行うものとする。

2　厚生労働大臣は、前項の場合において必要があると認めるときは、機構に、当該基準適合性認証の業務の全部又は一部を行わせることができる。

3　厚生労働大臣は、前二項の規定により基準適合性認証の業務の全部若しくは一部を自ら行い、若しくは機構に行わせることとするとき、自ら行つていた基準適合性認証の業務の全部若しくは一部を行わないこととするとき、又は機構に行わせていた基準適合性認証の業務の全部若しくは一部を行わせないこととするときは、その旨を公示しなければならない。

4　厚生労働大臣が第一項又は第二項の規定により基準適合性認証の業務の全部若しくは一部を自ら行い、又は機構に行わせる場合における基準適合性認証の業務の引継ぎその他の必要な事項は、厚生労働省令で定める。

（政令への委任）

第二十三条の十九　この節に定めるもののほか、指定高度管理医療機器等の指定、登録認証機関の登録、製造販売品目の認証その他登録認証機関の業務に関し必要な事項は、政令で定める。

第六章　略

第七章　医薬品、医療機器及び再生医療等製品の販売業等

第一節　医薬品の販売業

（医薬品の販売業の許可）

第二十四条　薬局開設者又は医薬品の販売業の許可を受けた者でなければ、業として、医薬品を販売し、授与し、又は販売若しくは授与の目的で貯蔵し、若しくは陳列（配置することを含む。以下同じ。）してはならない。ただし、医薬品の製造販売業者がその製造等をし、又は輸入した医薬品を薬局開設者又は医薬品の製造販売業者、製造業者若しくは販売業者に、医薬品の製造業者がその製造した医薬品を医薬品の製造販売業者又は製造業者に、それぞれ販売し、授与し、又はその販売若しくは授与の目的で貯蔵し、若しくは陳列するときは、この限りでない。

2　前項の許可は、六年ごとにその更新を受けなければ、その期間の経過によつて、その効力を失う。

（医薬品の販売業の許可の種類）

第二十五条　医薬品の販売業の許可は、次の各号に掲げる区分に応じ、当該各号に定める業務について行う。

一　店舗販売業の許可　要指導医薬品（第四条第五項第三号に規定する要指導医薬品をいう。以下同じ。）又は一般用医薬品を、店舗において販売し、又は授与する業務

二　配置販売業の許可　一般用医薬品を、配置により販売し、又は授与する業務

三　卸売販売業の許可　医薬品を、薬局開設者、医薬品の製造販売業者、製造業者若しくは販売業者又は病院、診療所若しくは飼育動物診療施設の開設者その他厚生労働省令で定める者（第三十四条第三項において「薬局開設者等」という。）に対し、販売し、又は授与する業務

（店舗販売業の許可）

第二十六条　店舗販売業の許可は、店舗ごとに、その

店舗の所在地の都道府県知事（その店舗の所在地が保健所を設置する市又は特別区の区域にある場合においては、市長又は区長。次項及び第二十八条第三項において同じ。）が与える。

2　前項の許可を受けようとする者は、厚生労働省令で定めるところにより、次に掲げる事項を記載した申請書をその店舗の所在地の都道府県知事に提出しなければならない。

一　氏名又は名称及び住所並びに法人にあつては、その代表者の氏名

二　その店舗の名称及び所在地

三　その店舗の構造設備の概要

四　その店舗において医薬品の販売又は授与の業務を行う体制の概要

五　法人にあつては、店舗販売業者（店舗販売業の許可を受けた者をいう。以下同じ。）の業務を行う役員の氏名

六　その他厚生労働省令で定める事項

3　前項の申請書には、次に掲げる書類を添付しなければならない。

一　その店舗の平面図

二　第二十八条第一項の規定によりその店舗をその指定する者に実地に管理させる場合にあつては、その指定する者の氏名及び住所を記載した書類

三　第一項の許可を受けようとする者及び前号の者以外にその店舗において薬事に関する実務に従事する薬剤師又は登録販売者（第四条第五項第一号に規定する登録販売者をいう。以下同じ。）を置く場合にあつては、その薬剤師又は登録販売者の氏名及び住所を記載した書類

四　その店舗において販売し、又は授与する医薬品の要指導医薬品及び一般用医薬品に係る厚生労働省令で定める区分を記載した書類

五　その店舗においてその店舗以外の場所にいる者に対して一般用医薬品を販売し、又は授与する場合にあつては、その者との間の通信手段その他の厚生労働省令で定める事項を記載した書類

六　その他厚生労働省令で定める書類

4　次の各号のいずれかに該当するときは、第一項の許可を与えないことができる。

一　その店舗の構造設備が、厚生労働省令で定める基準に適合しないとき。

二　薬剤師又は登録販売者を置くことその他その店舗において医薬品の販売又は授与の業務を行う体制が適切に医薬品を販売し、又は授与するために必要な基準として厚生労働省令で定めるものに適合しないとき。

三　申請者が、第五条第三号イからヘまでのいずれかに該当するとき。

（店舗販売品目）

第二十七条　店舗販売業者は、薬局医薬品（第四条第五項第二号に規定する薬局医薬品をいう。以下同じ。）を販売し、授与し、又は販売若しくは授与の目的で貯蔵し、若しくは陳列してはならない。

（店舗の管理）

第二十八条　店舗販売業者は、その店舗を、自ら実地に管理し、又はその指定する者に実地に管理させなければならない。

2　前項の規定により店舗を実地に管理する者（以下「店舗管理者」という。）は、厚生労働省令で定めるところにより、薬剤師又は登録販売者でなければならない。

3　店舗管理者は、その店舗以外の場所で業として店舗の管理その他薬事に関する実務に従事する者であつてはならない。ただし、その店舗の所在地の都道府県知事の許可を受けたときは、この限りでない。

（店舗管理者の義務）

第二十九条　店舗管理者は、保健衛生上支障を生ずるおそれがないように、その店舗に勤務する薬剤師、登録販売者その他の従業者を監督し、その店舗の構造設備及び医薬品その他の物品を管理し、その他その店舗の業務につき、必要な注意をしなければならない。

2　店舗管理者は、保健衛生上支障を生ずるおそれがないように、その店舗の業務につき、店舗販売業者に対し必要な意見を述べなければならない。

（店舗販売業者の遵守事項）

第二十九条の二　厚生労働大臣は、厚生労働省令で、次に掲げる事項その他店舗の業務に関し店舗販売業者が遵守すべき事項を定めることができる。

一　店舗における医薬品の管理の実施方法に関する事項

二　店舗における医薬品の販売又は授与の実施方法（その店舗においてその店舗以外の場所にいる者に対して一般用医薬品を販売し、又は授与する場合におけるその者との間の通信手段に応じた当該実施方法を含む。）に関する事項

2　店舗販売業者は、第二十八条第一項の規定により店舗管理者を指定したときは、前条第二項の規定による店舗管理者の意見を尊重しなければならない。

（店舗における掲示）

第二十九条の三　店舗販売業者は、厚生労働省令で定めるところにより、当該店舗を利用するために必要な情報であつて厚生労働省令で定める事項を、当該店舗の見やすい場所に掲示しなければならない。

（配置販売業の許可）

第三十条　配置販売業の許可は、配置しようとする区域をその区域に含む都道府県ごとに、その都道府県知事が与える。

2　次の各号のいずれかに該当するときは、前項の許可を与えないことができる。

一　薬剤師又は登録販売者が配置することその他当該都道府県の区域において医薬品の配置販売を行う体制が適切に医薬品を配置販売するために必要な基準として厚生労働省令で定めるものに適合しないとき。

二　申請者が、第五条第三号イからヘまでのいずれかに該当するとき。

（配置販売品目）

第三十一条　配置販売業の許可を受けた者（以下「配置販売業者」という。）は、一般用医薬品のうち経年変化が起こりにくいことその他の厚生労働大臣の定める基準に適合するもの以外の医薬品を販売し、授与し、又は販売若しくは授与の目的で貯蔵し、若しくは陳列してはならない。

（都道府県ごとの区域の管理）

第三十一条の二　配置販売業者は、その業務に係る都道府県の区域を、自ら管理し、又は当該都道府県の区域内において配置販売に従事する配置員のうちから指定したものに管理させなければならない。

2　前項の規定により都道府県の区域を管理する者（以下「区域管理者」という。）は、厚生労働省令で定めるところにより、薬剤師又は登録販売者でなければならない。

（区域管理者の義務）

第三十一条の三　区域管理者は、保健衛生上支障を生ずるおそれがないように、その業務に関し配置員を監督し、医薬品その他の物品を管理し、その他その区域の業務につき、必要な注意をしなければならない。

2　区域管理者は、保健衛生上支障を生ずるおそれがないように、その区域の業務につき、配置販売業者に対し必要な意見を述べなければならない。

（配置販売業者の遵守事項）

第三十一条の四　厚生労働大臣は、厚生労働省令で、配置販売の業務に関する記録方法その他配置販売の業務に関し配置販売業者が遵守すべき事項を定めることができる。

2　配置販売業者は、第三十一条の二第一項の規定により区域管理者を指定したときは、前条第二項の規定による区域管理者の意見を尊重しなければならない。

（配置従事の届出）

第三十二条　配置販売業者又はその配置員は、医薬品の配置販売に従事しようとするときは、その氏名、配置販売に従事しようとする区域その他厚生労働省令で定める事項を、あらかじめ、配置販売に従事しようとする区域の都道府県知事に届け出なければならない。

（配置従事者の身分証明書）

第三十三条　配置販売業者又はその配置員は、その住所地の都道府県知事が発行する身分証明書の交付を受け、かつ、これを携帯しなければ、医薬品の配置販売に従事してはならない。

2　前項の身分証明書に関し必要な事項は、厚生労働省令で定める。

（卸売販売業の許可）

第三十四条　卸売販売業の許可は、営業所ごとに、その営業所の所在地の都道府県知事が与える。

2　次の各号のいずれかに該当するときは、前項の許可を与えないことができる。

一　その営業所の構造設備が、厚生労働省令で定める基準に適合しないとき。

二　申請者が、第五条第三号イからヘまでのいずれかに該当するとき。

3　卸売販売業の許可を受けた者（以下「卸売販売業者」という。）は、当該許可に係る営業所については、業として、医薬品を、薬局開設者等以外の者に対し、販売し、又は授与してはならない。

（営業所の管理）

第三十五条　卸売販売業者は、営業所ごとに、薬剤師を置き、その営業所を管理させなければならない。ただし、卸売販売業者が薬剤師の場合であつて、自らその営業所を管理するときは、この限りでない。

2　卸売販売業者が、薬剤師による管理を必要としない医薬品として厚生労働省令で定めるもののみを販売又は授与する場合には、前項の規定にかかわらず、その営業所を管理する者（以下「医薬品営業所管理者」という。）は、薬剤師又は薬剤師以外の者であつて当該医薬品の品目に応じて厚生労働省令で定めるものでなければならない。

3　医薬品営業所管理者は、その営業所以外の場所で業として営業所の管理その他薬事に関する実務に従事する者であつてはならない。ただし、その営業所の所在地の都道府県知事の許可を受けたときは、この限りでない。

（医薬品営業所管理者の義務）

第三十六条　医薬品営業所管理者は、保健衛生上支障を生ずるおそれがないように、その営業所に勤務する薬剤師その他の従業者を監督し、その営業所の構造設備及び医薬品その他の物品を管理し、その他その営業所の業務につき、必要な注意をしなければならない。

2　医薬品営業所管理者は、保健衛生上支障を生ずるおそれがないように、その営業所の業務につき、卸売販売業者に対し必要な意見を述べなければならない。

（卸売販売業者の遵守事項）

第三十六条の二　厚生労働大臣は、厚生労働省令で、営業所における医薬品の試験検査の実施方法その他営業所の業務に関し卸売販売業者が遵守すべき事項を定めることができる。

2　卸売販売業者は、第三十五条第一項又は第二項の規定により医薬品営業所管理者を置いたときは、前条第二項の規定による医薬品営業所管理者の意見を尊重しなければならない。

（薬局医薬品の販売に従事する者等）

第三十六条の三　薬局開設者は、厚生労働省令で定めるところにより、薬局医薬品につき、薬剤師に販売させ、又は授与させなければならない。

2　薬局開設者は、薬局医薬品を使用しようとする者以外の者に対して、正当な理由なく、薬局医薬品を販売し、又は授与してはならない。ただし、薬剤師、薬局開設者、医薬品の製造販売業者、製造業者若しくは販売業者、医師、歯科医師若しくは獣医師又は病院、診療所若しくは飼育動物診療施設の開設者（以下「薬剤師等」という。）に販売し、又は授与するときは、この限りでない。

（薬局医薬品に関する情報提供及び指導等）

第三十六条の四　薬局開設者は、薬局医薬品の適正な使用のため、薬局医薬品を販売し、又は授与する場合には、厚生労働省令で定めるところにより、その薬局において医薬品の販売又は授与に従事する薬剤師に、対面により、厚生労働省令で定める事項を記載した書面（当該事項が電磁的記録に記録されているときは、当該電磁的記録に記録された事項を厚生労働省令で定める方法により表示したものを含む。）を用いて必要な情報を提供させ、及び必要な薬学的知見に基づく指導を行わせなければならない。ただし、薬剤師等に販売し、又は授与するときは、この限りでない。

2　薬局開設者は、前項の規定による情報の提供及び指導を行わせるに当たつては、当該薬剤師に、あらかじめ、薬局医薬品を使用しようとする者の年齢、他の薬剤又は医薬品の使用の状況その他の厚生労働省令で定める事項を確認させなければならない。

3　薬局開設者は、第一項本文に規定する場合において、同項の規定による情報の提供又は指導ができないとき、その他薬局医薬品の適正な使用を確保することができないと認められるときは、薬局医薬品を販売し、又は授与してはならない。

4　薬局開設者は、薬局医薬品の適正な使用のため、その薬局において薬局医薬品を購入し、若しくは譲り受けようとする者又はその薬局において薬局医薬品を購入し、若しくは譲り受けた者若しくはこれらの者によつて購入され、若しくは譲り受けられた薬局医薬品を使用する者から相談があつた場合には、厚生労働省令で定めるところにより、その薬局において医薬品の販売又は授与に従事する薬剤師に、必要な情報を提供させ、又は必要な薬学的知見に基づく指導を行わせなければならない。

（要指導医薬品の販売に従事する者等）

第三十六条の五　薬局開設者又は店舗販売業者は、厚生労働省令で定めるところにより、要指導医薬品につき、薬剤師に販売させ、又は授与させなければならない。

2　薬局開設者又は店舗販売業者は、要指導医薬品を使用しようとする者以外の者に対して、正当な理由なく、要指導医薬品を販売し、又は授与してはならない。ただし、薬剤師等に販売し、又は授与するときは、この限りでない。

（要指導医薬品に関する情報提供及び指導等）

第三十六条の六　薬局開設者又は店舗販売業者は、要指導医薬品の適正な使用のため、要指導医薬品を販売し、又は授与する場合には、厚生労働省令で定めるところにより、その薬局又は店舗において医薬品の販売又は授与に従事する薬剤師に、対面により、厚生労働省令で定める事項を記載した書面（当該事項が電磁的記録に記録されているときは、当該電磁的記録に記録された事項を厚生労働省令で定める方法により表示したものを含む。）を用いて必要な情報を提供させ、及び必要な薬学的知見に基づく指導を行わせなければならない。ただし、薬剤師等に販売し、又は授与するときは、この限りでない。

2　薬局開設者又は店舗販売業者は、前項の規定による情報の提供及び指導を行わせるに当たつては、当該薬剤師に、あらかじめ、要指導医薬品を使用しようとする者の年齢、他の薬剤又は医薬品の使用の状況その他の厚生労働省令で定める事項を確認させなければならない。

3　薬局開設者又は店舗販売業者は、第一項本文に規定する場合において、同項の規定による情報の提供又は指導ができないとき、その他要指導医薬品の適正な使用を確保することができないと認められるときは、要指導医薬品を販売し、又は授与してはならない。

4　薬局開設者又は店舗販売業者は、要指導医薬品の適正な使用のため、その薬局若しくは店舗において要指導医薬品を購入し、若しくは譲り受けようとする者又はその薬局若しくは店舗において要指導医薬品を購入し、若しくは譲り受けた者若しくはこれらの者によつて購入され、若しくは譲り受けられた要指導医薬品を使用する者から相談があつた場合には、厚生労働省令で定めるところにより、その薬局又は店舗において医薬品の販売又は授与に従事する薬剤師に、必要な情報を提供させ、又は必要な薬学的知見に基づく指導を行わせなければならない。

（一般用医薬品の区分）

第三十六条の七　一般用医薬品（専ら動物のために使用されることが目的とされているものを除く。）は、次のように区分する。

一　第一類医薬品　その副作用等により日常生活に支障を来す程度の健康被害が生ずるおそれがある医薬品のうちその使用に関し特に注意が必要なものとして厚生労働大臣が指定するもの及びその製造販売の承認の申請に際して第十四条第八項に該当するとされた医薬品であつて当該申請に係る承認を受けてから厚生労働省令で定める期間を経過しないもの

二　第二類医薬品　その副作用等により日常生活に支障を来す程度の健康被害が生ずるおそれがある医薬品（第一類医薬品を除く。）であつて厚生労働大臣が指定するもの

三　第三類医薬品　第一類医薬品及び第二類医薬品以外の一般用医薬品

2　厚生労働大臣は、前項第一号及び第二号の規定による指定に資するよう医薬品に関する情報の収集に努めるとともに、必要に応じてこれらの指定を変更しなければならない。

3　厚生労働大臣は、第一項第一号又は第二号の規定による指定をし、又は変更しようとするときは、薬事・食品衛生審議会の意見を聴かなければならない。

（資質の確認）

第三十六条の八　都道府県知事は、一般用医薬品の販売又は授与に従事しようとする者がそれに必要な資質を有することを確認するために、厚生労働省令で定めるところにより試験を行う。

2　前項の試験に合格した者又は第二類医薬品及び第三類医薬品の販売若しくは授与に従事するために必要な資質を有する者として政令で定める基準に該当する者であつて、医薬品の販売又は授与に従事しようとするものは、都道府県知事の登録を受けなければならない。

3　第五条第三号イからへまでのいずれかに該当する者は、前項の登録を受けることができない。

4　第二項の登録又はその消除その他必要な事項は、厚生労働省令で定める。

（一般用医薬品の販売に従事する者）

第三十六条の九　薬局開設者、店舗販売業者又は配置販売業者は、厚生労働省令で定めるところにより、一般用医薬品につき、次の各号に掲げる区分に応じ、当該各号に定める者に販売させ、又は授与させなければならない。

一　第一類医薬品　薬剤師

二　第二類医薬品及び第三類医薬品　薬剤師又は登録販売者

（一般用医薬品に関する情報提供等）

第三十六条の十　薬局開設者又は店舗販売業者は、第一類医薬品の適正な使用のため、第一類医薬品を販売し、又は授与する場合には、厚生労働省令で定めるところにより、その薬局又は店舗において医薬品の販売又は授与に従事する薬剤師に、厚生労働省令で定める事項を記載した書面（当該事項が電磁的記録に記録されているときは、当該電磁的記録に記録された事項を厚生労働省令で定める方法により表示したものを含む。）を用いて必要な情報を提供させなければならない。ただし、薬剤師等に販売し、又は授与するときは、この限りでない。

2　薬局開設者又は店舗販売業者は、前項の規定による情報の提供を行わせるに当たつては、当該薬剤師に、あらかじめ、第一類医薬品を使用しようとする者の年齢、他の薬剤又は医薬品の使用の状況その他の厚生労働省令で定める事項を確認させなければならない。

3　薬局開設者又は店舗販売業者は、第二類医薬品の適正な使用のため、第二類医薬品を販売し、又は授与する場合には、厚生労働省令で定めるところにより、その薬局又は店舗において医薬品の販売又は授与に従事する薬剤師又は登録販売者に、必要な情報を提供させるよう努めなければならない。ただし、薬剤師等に販売し、又は授与するときは、この限りでない。

4　薬局開設者又は店舗販売業者は、前項の規定による情報の提供を行わせるに当たつては、当該薬剤師又は登録販売者に、あらかじめ、第二類医薬品を使用しようとする者の年齢、他の薬剤又は医薬品の使用の状況その他の厚生労働省令で定める事項を確認させるよう努めなければならない。

5　薬局開設者又は店舗販売業者は、一般用医薬品の適正な使用のため、その薬局若しくは店舗において一般用医薬品を購入し、若しくは譲り受けようとする者又はその薬局若しくは店舗において一般用医薬品を購入し、若しくは譲り受けた者若しくはこれ

らの者によつて購入され、若しくは譲り受けられた一般用医薬品を使用する者から相談があつた場合には、厚生労働省令で定めるところにより、その薬局又は店舗において医薬品の販売又は授与に従事する薬剤師又は登録販売者に、必要な情報を提供させなければならない。

6　第一項の規定は、第一類医薬品を購入し、又は譲り受ける者から説明を要しない旨の意思の表明があつた場合（第一類医薬品が適正に使用されると認められる場合に限る。）には、適用しない。

7　配置販売業者については、前各項（第一項ただし書及び第三項ただし書を除く。）の規定を準用する。この場合において、第一項本文及び第三項本文中「販売し、又は授与する場合」とあるのは「配置する場合」と、「薬局又は店舗」とあるのは「業務に係る都道府県の区域」と、「医薬品の販売又は授与」とあるのは「医薬品の配置販売」と、第五項中「その薬局若しくは店舗において一般用医薬品を購入し、若しくは譲り受けようとする者又はその薬局若しくは店舗において一般用医薬品を購入し、若しくは譲り受けた者若しくはこれらの者によつて購入され、若しくは譲り受けられた一般用医薬品を使用する者」とあるのは「配置販売によつて一般用医薬品を購入し、若しくは譲り受けようとする者又は配置した一般用医薬品を使用する者」と、「薬局又は店舗」とあるのは「業務に係る都道府県の区域」と、「医薬品の販売又は授与」とあるのは「医薬品の配置販売」と読み替えるものとする。

（販売方法等の制限）

第三十七条　薬局開設者又は店舗販売業者は店舗による販売又は授与以外の方法により、配置販売業者は配置以外の方法により、それぞれ医薬品を販売し、授与し、又はその販売若しくは授与の目的で医薬品を貯蔵し、若しくは陳列してはならない。

2　配置販売業者は、医薬品の直接の容器又は直接の被包（内袋を含まない。第五十四条及び第五十七条第一項を除き、以下同じ。）を開き、その医薬品を分割販売してはならない。

（準用）

第三十八条　店舗販売業については、第十条及び第十一条の規定を準用する。

2　配置販売業及び卸売販売業については、第十条第一項及び第十一条の規定を準用する。

第二節　医療機器の販売業、貸与業及び修理業

（高度管理医療機器等の販売業及び貸与業の許可）

第三十九条　高度管理医療機器又は特定保守管理医療機器（以下「高度管理医療機器等」という。）の販売業又は貸与業の許可を受けた者でなければ、それぞれ、業として、高度管理医療機器等を販売し、授与し、若しくは貸与し、若しくは販売、授与若しくは貸与の目的で陳列し、又は高度管理医療機器プログラム（高度管理医療機器のうちプログラムであるものをいう。以下この項において同じ。）を電気通信回線を通じて提供してはならない。ただし、高度管理医療機器等の製造販売業者がその製造等をし、又は輸入をした高度管理医療機器等を高度管理医療機器等の製造販売業者、製造業者、販売業者又は貸与業者に、高度管理医療機器等の製造業者がその製造した高度管理医療機器等を高度管理医療機器等の製造販売業者又は製造業者に、それぞれ販売し、授与し、若しくは貸与し、若しくは販売、授与若しくは貸与の目的で陳列し、又は高度管理医療機器プログラムを電気通信回線を通じて提供するときは、この限りでない。

2　前項の許可は、営業所ごとに、その営業所の所在地の都道府県知事（その営業所の所在地が保健所を設置する市又は特別区の区域にある場合においては、市長又は区長。第三十九条の三第一項において同じ。）が与える。

3　次の各号のいずれかに該当するときは、第一項の許可を与えないことができる。

一　その営業所の構造設備が、厚生労働省令で定める基準に適合しないとき。

二　申請者が、第五条第三号イからヘまでのいずれかに該当するとき。

4　第一項の許可は、六年ごとにその更新を受けなければ、その期間の経過によつて、その効力を失う。

（管理者の設置）

第三十九条の二　前条第一項の許可を受けた者は、厚生労働省令で定めるところにより、高度管理医療機器等の販売又は貸与を実地に管理させるために、営業所ごとに、厚生労働省令で定める基準に該当する者（次項において「高度管理医療機器等営業所管理者」という。）を置かなければならない。

2　高度管理医療機器等営業所管理者は、その営業所以外の場所で業として営業所の管理その他薬事に関する実務に従事する者であつてはならない。ただし、その営業所の所在地の都道府県知事の許可を受けたときは、この限りでない。

（管理医療機器の販売業及び貸与業の届出）

第三十九条の三　管理医療機器（特定保守管理医療機器を除く。以下この節において同じ。）を業として販売し、授与し、若しくは貸与し、若しくは販売、授与若しくは貸与の目的で陳列し、又は管理医療機器プログラム（管理医療機器のうちプログラムであ

るものをいう。以下この項において同じ。）を電気通信回線を通じて提供しようとする者（第三十九条第一項の許可を受けた者を除く。）は、あらかじめ、営業所ごとに、その営業所の所在地の都道府県知事に厚生労働省令で定める事項を届け出なければならない。ただし、管理医療機器の製造販売業者がその製造等をし、又は輸入をした管理医療機器を管理医療機器の製造販売業者、製造業者、販売業者又は貸与業者に、管理医療機器の製造業者がその製造した管理医療機器を管理医療機器の製造販売業者又は製造業者に、それぞれ販売し、授与し、若しくは貸与し、若しくは販売、授与若しくは貸与の目的で陳列し、又は管理医療機器プログラムを電気通信回線を通じて提供しようとするときは、この限りでない。

2　厚生労働大臣は、厚生労働省令で、管理医療機器の販売業者又は貸与業者に係る営業所の構造設備の基準を定めることができる。

（準用）

第四十条　第三十九条第一項の高度管理医療機器等の販売業又は貸与業については、第八条、第九条（第一項各号を除く。）、第十条第一項及び第十一条の規定を準用する。この場合において、第九条第一項中「次に掲げる事項」とあるのは、「高度管理医療機器又は特定保守管理医療機器の販売業又は貸与業の営業所における高度管理医療機器又は特定保守管理医療機器の品質確保の実施方法」と読み替えるものとする。

2　前条第一項の管理医療機器の販売業又は貸与業については、第九条第一項（各号を除く。）及び第十条第一項の規定を準用する。この場合において、第九条第一項中「次に掲げる事項」とあるのは、「管理医療機器（特定保守管理医療機器を除く。以下この項において同じ。）の販売業又は貸与業の営業所における管理医療機器の品質確保の実施方法」と読み替えるものとする。

3　一般医療機器（特定保守管理医療機器を除く。以下この項において同じ。）を業として販売し、授与し、若しくは貸与し、若しくは販売、授与若しくは貸与の目的で陳列し、又は一般医療機器のうちプログラムであるものを電気通信回線を通じて提供しようとする者（第三十九条第一項の許可を受けた者及び前条第一項の規定による届出を行つた者を除く。）については、第九条第一項（各号を除く。）の規定を準用する。この場合において、同項中「次に掲げる事項」とあるのは、「一般医療機器（特定保守管理医療機器を除く。以下この項において同じ。）の販売業又は貸与業の営業所における一般医療機器の品質確保の実施方法」と読み替えるものとする。

4　前三項に規定するもののほか、必要な技術的読替えは、政令で定める。

（医療機器の修理業の許可）

第四十条の二　医療機器の修理業の許可を受けた者でなければ、業として、医療機器の修理をしてはならない。

2　前項の許可は、修理する物及びその修理の方法に応じ厚生労働省令で定める区分（以下「修理区分」という。）に従い、厚生労働大臣が修理をしようとする事業所ごとに与える。

3　第一項の許可は、三年を下らない政令で定める期間ごとにその更新を受けなければ、その期間の経過によつて、その効力を失う。

4　次の各号のいずれかに該当するときは、第一項の許可を与えないことができる。

一　その事業所の構造設備が、厚生労働省令で定める基準に適合しないとき。

二　申請者が、第五条第三号イからヘまでのいずれかに該当するとき。

5　第一項の許可を受けた者は、当該事業所に係る修理区分を変更し、又は追加しようとするときは、厚生労働大臣の許可を受けなければならない。

6　前項の許可については、第一項から第四項までの規定を準用する。

（準用）

第四十条の三　医療機器の修理業については、第二十三条の二の十四第三項及び第四項、第二十三条の二の十五第二項、第二十三条の二の十六第二項並びに第二十三条の二の二十二の規定を準用する。この場合において、第二十三条の二の十四第四項中「医療機器責任技術者」とあり、第二十三条の二の十五第二項中「医療機器責任技術者又は体外診断用医薬品製造管理者」とあり、及び第二十三条の二の十六第二項中「医療機器責任技術者、体外診断用医薬品製造管理者」とあるのは、「医療機器修理責任技術者」と読み替えるものとする。

（情報提供）

第四十条の四　医療機器の販売業者、貸与業者又は修理業者は、医療機器を一般に購入し、譲り受け、借り受け、若しくは使用し、又は医療機器プログラムの電気通信回線を通じた提供を受ける者に対し、医療機器の適正な使用のために必要な情報を提供するよう努めなければならない。

第三節　略

第八章　医薬品等の基準及び検定

（日本薬局方等）

第四十一条　厚生労働大臣は、医薬品の性状及び品質の適正を図るため、薬事・食品衛生審議会の意見を聴いて、日本薬局方を定め、これを公示する。

2　厚生労働大臣は、少なくとも十年ごとに日本薬局方の全面にわたつて薬事・食品衛生審議会の検討が行われるように、その改定について薬事・食品衛生審議会に諮問しなければならない。

3　厚生労働大臣は、医療機器、再生医療等製品又は体外診断用医薬品の性状、品質及び性能の適正を図るため、薬事・食品衛生審議会の意見を聴いて、必要な基準を設けることができる。

（医薬品等の基準）

第四十二条　厚生労働大臣は、保健衛生上特別の注意を要する医薬品又は再生医療等製品につき、薬事・食品衛生審議会の意見を聴いて、その製法、性状、品質、貯法等に関し、必要な基準を設けることができる。

2　厚生労働大臣は、保健衛生上の危害を防止するために必要があるときは、医薬部外品、化粧品又は医療機器について、薬事・食品衛生審議会の意見を聴いて、その性状、品質、性能等に関し、必要な基準を設けることができる。

（検定）

第四十三条　厚生労働大臣の指定する医薬品又は再生医療等製品は、厚生労働大臣の指定する者の検定を受け、かつ、これに合格したものでなければ、販売し、授与し、又は販売若しくは授与の目的で貯蔵し、若しくは陳列してはならない。ただし、厚生労働省令で別段の定めをしたときは、この限りでない。

2　厚生労働大臣の指定する医療機器は、厚生労働大臣の指定する者の検定を受け、かつ、これに合格したものでなければ、販売し、貸与し、授与し、若しくは販売、貸与若しくは授与の目的で貯蔵し、若しくは陳列し、又は医療機器プログラムにあつては、電気通信回線を通じて提供してはならない。ただし、厚生労働省令で別段の定めをしたときは、この限りでない。

3　前二項の検定に関し必要な事項は、政令で定める。

4　第一項及び第二項の検定の結果については、審査請求をすることができない。

第九章　医薬品等の取扱い

第一節　略

第二節　医薬品の取扱い

（処方箋医薬品の販売）

第四十九条　薬局開設者又は医薬品の販売業者は、医師、歯科医師又は獣医師から処方箋の交付を受けた者以外の者に対して、正当な理由なく、厚生労働大臣の指定する医薬品を販売し、又は授与してはならない。ただし、薬剤師等に販売し、又は授与するときは、この限りでない。

2　薬局開設者又は医薬品の販売業者は、その薬局又は店舗に帳簿を備え、医師、歯科医師又は獣医師から処方箋の交付を受けた者に対して前項に規定する医薬品を販売し、又は授与したときは、厚生労働省令の定めるところにより、その医薬品の販売又は授与に関する事項を記載しなければならない。

3　薬局開設者又は医薬品の販売業者は、前項の帳簿を、最終の記載の日から二年間、保存しなければならない。

（直接の容器等の記載事項）

第五十条　医薬品は、その直接の容器又は直接の被包に、次に掲げる事項が記載されていなければならない。ただし、厚生労働省令で別段の定めをしたときは、この限りでない。

一　製造販売業者の氏名又は名称及び住所

二　名称（日本薬局方に収められている医薬品にあつては日本薬局方において定められた名称、その他の医薬品で一般的名称があるものにあつてはその一般的名称）

三　製造番号又は製造記号

四　重量、容量又は個数等の内容量

五　日本薬局方に収められている医薬品にあつては、「日本薬局方」の文字及び日本薬局方において直接の容器又は直接の被包に記載するように定められた事項

六　要指導医薬品にあつては、厚生労働省令で定める事項

七　一般用医薬品にあつては、第三十六条の七第一項に規定する区分ごとに、厚生労働省令で定める事項

八　第四十一条第三項の規定によりその基準が定められた体外診断用医薬品にあつては、その基準において直接の容器又は直接の被包に記載するように定められた事項

九　第四十二条第一項の規定によりその基準が定められた医薬品にあつては、貯法、有効期間その他その基準において直接の容器又は直接の被包に記載するように定められた事項

十　日本薬局方に収められていない医薬品にあつては、その有効成分の名称（一般的名称があるものにあつては、その一般的名称）及びその分量（有効成分が不明のものにあつては、その本質及び製造方法の要旨）

十一　習慣性があるものとして厚生労働大臣の指定する医薬品にあつては、「注意―習慣性あり」の文字
十二　前条第一項の規定により厚生労働大臣の指定する医薬品にあつては、「注意―医師等の処方箋により使用すること」の文字
十三　厚生労働大臣が指定する医薬品にあつては、「注意―人体に使用しないこと」の文字
十四　厚生労働大臣の指定する医薬品にあつては、その使用の期限
十五　前各号に掲げるもののほか、厚生労働省令で定める事項

第五十一条　医薬品の直接の容器又は直接の被包が小売のために包装されている場合において、その直接の容器又は直接の被包に記載された第四十四条第一項若しくは第二項又は前条各号に規定する事項が外部の容器又は外部の被包を透かして容易に見ることができないときは、その外部の容器又は外部の被包にも、同様の事項が記載されていなければならない。

（添付文書等の記載事項）
第五十二条　医薬品は、これに添付する文書又はその容器若しくは被包（以下この条において「添付文書等」という。）に、当該医薬品に関する最新の論文その他により得られた知見に基づき、次に掲げる事項（次項及び次条において「添付文書等記載事項」という。）が記載されていなければならない。ただし、厚生労働省令で別段の定めをしたときは、この限りでない。
一　用法、用量その他使用及び取扱い上の必要な注意
二　日本薬局方に収められている医薬品にあつては、日本薬局方において添付文書等に記載するように定められた事項
三　第四十一条第三項の規定によりその基準が定められた体外診断用医薬品にあつては、その基準において添付文書等に記載するように定められた事項
四　第四十二条第一項の規定によりその基準が定められた医薬品にあつては、その基準において添付文書等に記載するように定められた事項
五　前各号に掲げるもののほか、厚生労働省令で定める事項
2　薬局開設者、医薬品の製造販売業者若しくは製造業者又は卸売販売業者が、体外診断用医薬品を薬剤師、薬局開設者、医薬品の製造販売業者若しくは製造業者、卸売販売業者、医師、歯科医師若しくは獣医師又は病院、診療所若しくは飼育動物診療施設の開設者に販売し、又は授与する場合において、その販売し、又は授与する時に、次の各号のいずれにも該当するときは、前項の規定にかかわらず、当該体外診断用医薬品は、添付文書等に、添付文書等記載事項が記載されていることを要しない。
一　当該体外診断用医薬品の製造販売業者が、当該体外診断用医薬品の添付文書等記載事項について、厚生労働省令で定めるところにより、電子情報処理組織を使用する方法その他の情報通信の技術を利用する方法であつて厚生労働省令で定めるものにより提供しているとき。
二　当該体外診断用医薬品を販売し、又は授与しようとする者が、添付文書等に添付文書等記載事項が記載されていないことについて、厚生労働省令で定めるところにより、当該体外診断用医薬品を購入し、又は譲り受けようとする者の承諾を得ているとき。

（添付文書等記載事項の届出等）
第五十二条の二　医薬品の製造販売業者は、厚生労働大臣が指定する医薬品の製造販売をするときは、あらかじめ、厚生労働省令で定めるところにより、当該医薬品の添付文書等記載事項のうち使用及び取扱い上の必要な注意その他の厚生労働省令で定めるものを厚生労働大臣に届け出なければならない。これを変更しようとするときも、同様とする。
2　医薬品の製造販売業者は、前項の規定による届出をしたときは、直ちに、当該医薬品の添付文書等記載事項について、電子情報処理組織を使用する方法その他の情報通信の技術を利用する方法であつて厚生労働省令で定めるものにより公表しなければならない。

（機構による添付文書等記載事項の届出の受理）
第五十二条の三　厚生労働大臣は、機構に、前条第一項の厚生労働大臣が指定する医薬品（専ら動物のために使用されることが目的とされているものを除く。次項において同じ。）についての同条第一項の規定による届出の受理に係る事務を行わせることができる。
2　厚生労働大臣が前項の規定により機構に届出の受理に係る事務を行わせることとしたときは、前条第一項の厚生労働大臣が指定する医薬品についての同項の規定による届出をしようとする者は、同項の規定にかかわらず、厚生労働省令で定めるところにより、機構に届け出なければならない。
3　機構は、前項の届出を受理したときは、厚生労働省令で定めるところにより、厚生労働大臣にその旨を通知しなければならない。

（記載方法）
第五十三条　第四十四条第一項若しくは第二項又は第五十条から第五十二条までに規定する事項の記

載は、他の文字、記事、図画又は図案に比較して見やすい場所にされていなければならず、かつ、これらの事項については、厚生労働省令の定めるところにより、当該医薬品を一般に購入し、又は使用する者が読みやすく、理解しやすいような用語による正確な記載がなければならない。

（記載禁止事項）

第五十四条　医薬品は、これに添付する文書、その医薬品又はその容器若しくは被包（内袋を含む。）に、次に掲げる事項が記載されていてはならない。

一　当該医薬品に関し虚偽又は誤解を招くおそれのある事項

二　第十四条、第十九条の二、第二十三条の二の五又は第二十三条の二の十七の承認を受けていない効能、効果又は性能（第十四条第一項、第二十三条の二の五第一項又は第二十三条の二の二十三第一項の規定により厚生労働大臣がその基準を定めて指定した医薬品にあつては、その基準において定められた効能、効果又は性能を除く。）

三　保健衛生上危険がある用法、用量又は使用期間

（販売、授与等の禁止）

第五十五条　第五十条から前条までの規定に触れる医薬品は、販売し、授与し、又は販売若しくは授与の目的で貯蔵し、若しくは陳列してはならない。ただし、厚生労働省令で別段の定めをしたときは、この限りでない。

2　模造に係る医薬品、第十三条の三第一項の認定若しくは第二十三条の二の四第一項の登録を受けていない製造所（外国にある製造所に限る。）において製造された医薬品、第十三条第一項若しくは第六項若しくは第二十三条の二の三第一項の規定に違反して製造された医薬品又は第十四条第一項若しくは第九項（第十九条の二第五項において準用する場合を含む。）、第十九条の二第四項、第二十三条の二の五第一項若しくは第十一項（第二十三条の二の十七第五項において準用する場合を含む。）、第二十三条の二の十七第四項若しくは第二十三条の二の二十三第一項若しくは第六項の規定に違反して製造販売をされた医薬品についても、前項と同様とする。

（販売、製造等の禁止）

第五十六条　次の各号のいずれかに該当する医薬品は、販売し、授与し、又は販売若しくは授与の目的で製造し、輸入し、貯蔵し、若しくは陳列してはならない。

一　日本薬局方に収められている医薬品であつて、その性状又は品質が日本薬局方で定める基準に適合しないもの

二　第四十一条第三項の規定によりその基準が定められた体外診断用医薬品であつて、その性状、品質又は性能がその基準に適合しないもの

三　第十四条、第十九条の二、第二十三条の二の五又は第二十三条の二の十七の承認を受けた医薬品であつて、その成分若しくは分量（成分が不明のものにあつては、その本質又は製造方法）又は性状、品質若しくは性能がその承認の内容と異なるもの（第十四条第十項（第十九条の二第五項において準用する場合を含む。）又は第二十三条の二の五第十二項（第二十三条の二の十七第五項において準用する場合を含む。）の規定に違反していないものを除く。）

四　第十四条第一項、第二十三条の二の五第一項又は第二十三条の二の二十三第一項の規定により厚生労働大臣が基準を定めて指定した医薬品であつて、その成分若しくは分量（成分が不明のものにあつては、その本質又は製造方法）又は性状、品質若しくは性能がその基準に適合しないもの

五　第四十二条第一項の規定によりその基準が定められた医薬品であつて、その基準に適合しないもの

六　その全部又は一部が不潔な物質又は変質若しくは変敗した物質から成つている医薬品

七　異物が混入し、又は付着している医薬品

八　病原微生物その他疾病の原因となるものにより汚染され、又は汚染されているおそれがある医薬品

九　着色のみを目的として、厚生労働省令で定めるタール色素以外のタール色素が使用されている医薬品

第五十七条　医薬品は、その全部若しくは一部が有毒若しくは有害な物質からなつているためにその医薬品を保健衛生上危険なものにするおそれがある物とともに、又はこれと同様のおそれがある容器若しくは被包（内袋を含む。）に収められていてはならず、また、医薬品の容器又は被包は、その医薬品の使用方法を誤らせやすいものであつてはならない。

2　前項の規定に触れる医薬品は、販売し、授与し、又は販売若しくは授与の目的で製造し、輸入し、貯蔵し、若しくは陳列してはならない。

（陳列等）

第五十七条の二　薬局開設者又は医薬品の販売業者は、医薬品を他の物と区別して貯蔵し、又は陳列しなければならない。

2　薬局開設者又は店舗販売業者は、要指導医薬品及び一般用医薬品（専ら動物のために使用されることが目的とされているものを除く。）を陳列する場合

には、厚生労働省令で定めるところにより、これらを区別して陳列しなければならない。

3　薬局開設者、店舗販売業者又は配置販売業者は、一般用医薬品を陳列する場合には、厚生労働省令で定めるところにより、第一類医薬品、第二類医薬品又は第三類医薬品の区分ごとに、陳列しなければならない。

（封）

第五十八条　医薬品の製造販売業者は、医薬品の製造販売をするときは、厚生労働省令で定めるところにより、医薬品を収めた容器又は被包に封を施さなければならない。ただし、医薬品の製造販売業者又は製造業者に販売し、又は授与するときは、この限りでない。

第三節及び第四節　略

第五節　医療機器の取扱い

（直接の容器等の記載事項）

第六十三条　医療機器は、その医療機器又はその直接の容器若しくは直接の被包に、次に掲げる事項が記載されていなければならない。ただし、厚生労働省令で別段の定めをしたときは、この限りでない。

一　製造販売業者の氏名又は名称及び住所

二　名称

三　製造番号又は製造記号

四　厚生労働大臣の指定する医療機器にあつては、重量、容量又は個数等の内容量

五　第四十一条第三項の規定によりその基準が定められた医療機器にあつては、その基準においてその医療機器又はその直接の容器若しくは直接の被包に記載するように定められた事項

六　第四十二条第二項の規定によりその基準が定められた医療機器にあつては、その基準においてその医療機器又はその直接の容器若しくは直接の被包に記載するように定められた事項

七　厚生労働大臣の指定する医療機器にあつては、その使用の期限

八　前各号に掲げるもののほか、厚生労働省令で定める事項

2　前項の医療機器が特定保守管理医療機器である場合においては、その医療機器に、同項第一号から第三号まで及び第八号に掲げる事項が記載されていなければならない。ただし、厚生労働省令で別段の定めをしたときは、この限りでない。

（添付文書等の記載事項）

第六十三条の二　医療機器は、これに添付する文書又はその容器若しくは被包（以下この条において「添付文書等」という。）に、当該医療機器に関する最新の論文その他により得られた知見に基づき、次に掲げる事項（次項及び次条において「添付文書等記載事項」という。）が記載されていなければならない。ただし、厚生労働省令で別段の定めをしたときは、この限りでない。

一　使用方法その他使用及び取扱い上の必要な注意

二　厚生労働大臣の指定する医療機器にあつては、その保守点検に関する事項

三　第四十一条第三項の規定によりその基準が定められた医療機器にあつては、その基準において添付文書等に記載するように定められた事項

四　第四十二条第二項の規定によりその基準が定められた医療機器にあつては、その基準において添付文書等に記載するように定められた事項

五　前各号に掲げるもののほか、厚生労働省令で定める事項

2　医療機器の製造販売業者、製造業者、販売業者又は貸与業者が、医療機器を医療機器の製造販売業者、製造業者、販売業者若しくは貸与業者、医師、歯科医師若しくは獣医師又は病院、診療所若しくは飼育動物診療施設の開設者に販売し、貸与し、若しくは授与し、又は医療機器プログラムをこれらの者に電気通信回線を通じて提供する場合において、その販売し、貸与し、若しくは授与し、又は電気通信回線を通じて提供する時に、次の各号のいずれにも該当するときは、前項の規定にかかわらず、当該医療機器は、添付文書等に、添付文書等記載事項が記載されていることを要しない。

一　当該医療機器の製造販売業者が、当該医療機器の添付文書等記載事項について、厚生労働省令で定めるところにより、電子情報処理組織を使用する方法その他の情報通信の技術を利用する方法であつて厚生労働省令で定めるものにより提供しているとき。

二　当該医療機器を販売し、貸与し、若しくは授与し、又は医療機器プログラムをこれらの者に電気通信回線を通じて提供しようとする者が、添付文書等に添付文書等記載事項が記載されていないことについて、厚生労働省令で定めるところにより、当該医療機器を購入し、借り受け、若しくは譲り受け、又は電気通信回線を通じて提供を受けようとする者の承諾を得ているとき。

（添付文書等記載事項の届出等）

第六十三条の三　医療機器の製造販売業者は、厚生労働大臣が指定する医療機器の製造販売をするときは、あらかじめ、厚生労働省令で定めるところにより、当該医療機器の添付文書等記載事項のうち使用及び取扱い上の必要な注意その他の厚生労働省令で定めるものを厚生労働大臣に届け出なければならない。

これを変更しようとするときも、同様とする。

2　医療機器の製造販売業者は、前項の規定による届出をしたときは、直ちに、当該医療機器の添付文書等記載事項について、電子情報処理組織を使用する方法その他の情報通信の技術を利用する方法であつて厚生労働省令で定めるものにより公表しなければならない。

（準用）

第六十四条　医療機器については、第五十二条の三から第五十五条までの規定を準用する。この場合において、第五十二条の三第一項及び第二項中「前条第一項」とあるのは「第六十三条の三第一項」と、第五十三条中「第四十四条第一項若しくは第二項又は第五十条から第五十二条まで」とあるのは「第六十三条又は第六十三条の二」と、第五十四条第二号中「第十四条、第十九条の二、第二十三条の二の五」とあるのは「第二十三条の二の五」と、「効能、効果」とあるのは「効果」と、「第十四条第一項、第二十三条の二の五第一項又は第二十三条の二の二十三第一項」とあるのは「第二十三条の二の二十三第一項」と、第五十五条第一項中「第五十条から前条まで」とあるのは「第六十三条から第六十三条の三まで又は第六十四条において準用する第五十二条の三から前条まで」と、「販売し、授与し、又は販売若しくは授与の目的で貯蔵し、若しくは陳列してはならない」とあるのは「販売し、貸与し、授与し、若しくは販売、貸与若しくは授与の目的で貯蔵し、若しくは陳列し、又は医療機器プログラムにあつては電気通信回線を通じて提供してはならない」と、同条第二項中「第十三条の三第一項の認定若しくは第二十三条の二の四第一項の登録」とあるのは「第二十三条の二の四第一項の登録」と、「第十三条第一項若しくは第六項若しくは第二十三条の二の三第一項」とあるのは「第二十三条の二の三第一項」と、「第十四条第一項若しくは第九項（第十九条の二第五項において準用する場合を含む。）、第十九条の二第四項、第二十三条の二の五第一項」とあるのは「第二十三条の二の五第一項」と読み替えるものとする。

（販売、製造等の禁止）

第六十五条　次の各号のいずれかに該当する医療機器は、販売し、貸与し、授与し、若しくは販売、貸与若しくは授与の目的で製造し、輸入し、貯蔵し、若しくは陳列し、又は医療機器プログラムにあつては電気通信回線を通じて提供してはならない。

一　第四十一条第三項の規定によりその基準が定められた医療機器であつて、その性状、品質又は性能がその基準に適合しないもの

二　第二十三条の二の五又は第二十三条の二の十七の厚生労働大臣の承認を受けた医療機器であつて、その性状、品質又は性能がその承認の内容と異なるもの（第二十三条の二の五第十二項（第二十三条の二の十七第五項において準用する場合を含む。）の規定に違反していないものを除く。）

三　第二十三条の二の二十三第一項の規定により厚生労働大臣が基準を定めて指定した医療機器であつて、その性状、品質又は性能がその基準に適合しないもの

四　第四十二条第二項の規定によりその基準が定められた医療機器であつて、その基準に適合しないもの

五　その全部又は一部が不潔な物質又は変質若しくは変敗した物質から成つている医療機器

六　異物が混入し、又は付着している医療機器

七　病原微生物その他疾病の原因となるものにより汚染され、又は汚染されているおそれがある医療機器

八　その使用によつて保健衛生上の危険を生ずるおそれがある医療機器

第六節　略

第十章　医薬品等の広告

（誇大広告等）

第六十六条　何人も、医薬品、医薬部外品、化粧品、医療機器又は再生医療等製品の名称、製造方法、効能、効果又は性能に関して、明示的であると暗示的であるとを問わず、虚偽又は誇大な記事を広告し、記述し、又は流布してはならない。

2　医薬品、医薬部外品、化粧品、医療機器又は再生医療等製品の効能、効果又は性能について、医師その他の者がこれを保証したものと誤解されるおそれがある記事を広告し、記述し、又は流布することは、前項に該当するものとする。

3　何人も、医薬品、医薬部外品、化粧品、医療機器又は再生医療等製品に関して堕胎を暗示し、又はわいせつにわたる文書又は図画を用いてはならない。

（特定疾病用の医薬品及び再生医療等製品の広告の制限）

第六十七条　政令で定めるがんその他の特殊疾病に使用されることが目的とされている医薬品又は再生医療等製品であつて、医師又は歯科医師の指導の下に使用されるのでなければ危害を生ずるおそれが特に大きいものについては、厚生労働省令で、医薬品又は再生医療等製品を指定し、その医薬品又は再生医療等製品に関する広告につき、医薬関係者以外の一般人を対象とする広告方法を制限する等、当該医薬品又は再生医療等製品の適正な使用の確保

のために必要な措置を定めることができる。

2　厚生労働大臣は、前項に規定する特殊疾病を定める政令について、その制定又は改廃に関する閣議を求めるには、あらかじめ、薬事・食品衛生審議会の意見を聴かなければならない。ただし、薬事・食品衛生審議会が軽微な事項と認めるものについては、この限りでない。

（承認前の医薬品、医療機器及び再生医療等製品の広告の禁止）

第六十八条　何人も、第十四条第一項、第二十三条の二の五第一項若しくは第二十三条の二の二十三第一項に規定する医薬品若しくは医療機器又は再生医療等製品であつて、まだ第十四条第一項、第十九条の二第一項、第二十三条の二の五第一項、第二十三条の二の十七第一項、第二十三条の二十五第一項若しくは第二十三条の三十七第一項の承認又は第二十三条の二の二十三第一項の認証を受けていないものについて、その名称、製造方法、効能、効果又は性能に関する広告をしてはならない。

第十一章　医薬品等の安全対策

（情報の提供等）

第六十八条の二　医薬品、医療機器若しくは再生医療等製品の製造販売業者、卸売販売業者、医療機器卸売販売業者等（医療機器の販売業者又は貸与業者のうち、薬局開設者、医療機器の製造販売業者、販売業者若しくは貸与業者若しくは病院、診療所若しくは飼育動物診療施設の開設者に対し、業として、医療機器を販売し、若しくは授与するもの又は薬局開設者若しくは病院、診療所若しくは飼育動物診療施設の開設者に対し、業として、医療機器を貸与するものをいう。次項において同じ。）、再生医療等製品卸売販売業者（再生医療等製品の販売業者のうち、再生医療等製品の製造販売業者若しくは販売業者又は病院、診療所若しくは飼育動物診療施設の開設者に対し、業として、再生医療等製品を販売し、又は授与するものをいう。同項において同じ。）又は外国製造医薬品等特例承認取得者、外国製造医療機器等特例承認取得者若しくは外国製造再生医療等製品特例承認取得者（以下「外国特例承認取得者」と総称する。）は、医薬品、医療機器又は再生医療等製品の有効性及び安全性に関する事項その他医薬品、医療機器又は再生医療等製品の適正な使用のために必要な情報（第六十三条の二第一項第二号の規定による指定がされた医療機器の保守点検に関する情報を含む。次項において同じ。）を収集し、及び検討するとともに、薬局開設者、病院、診療所若しくは飼育動物診療施設の開設者、医薬品の販売業者、医療機器の販売業者、貸与業者若しくは修理業者、再生医療等製品の販売業者又は医師、歯科医師、薬剤師、獣医師その他の医薬関係者に対し、これを提供するよう努めなければならない。

2　薬局開設者、病院、診療所若しくは飼育動物診療施設の開設者、医薬品の販売業者、医療機器の販売業者、貸与業者若しくは修理業者、再生医療等製品の販売業者又は医師、歯科医師、薬剤師、獣医師その他の医薬関係者は、医薬品、医療機器若しくは再生医療等製品の製造販売業者、卸売販売業者、医療機器卸売販売業者等、再生医療等製品卸売販売業者又は外国特例承認取得者が行う医薬品、医療機器又は再生医療等製品の適正な使用のために必要な情報の収集に協力するよう努めなければならない。

3　薬局開設者、病院若しくは診療所の開設者又は医師、歯科医師、薬剤師その他の医薬関係者は、医薬品、医療機器及び再生医療等製品の適正な使用を確保するため、相互の密接な連携の下に第一項の規定により提供される情報の活用（第六十三条の二第一項第二号の規定による指定がされた医療機器の保守点検の適切な実施を含む。）その他必要な情報の収集、検討及び利用を行うことに努めなければならない。

（医薬品、医療機器及び再生医療等製品の適正な使用に関する普及啓発）

第六十八条の三　国、都道府県、保健所を設置する市及び特別区は、関係機関及び関係団体の協力の下に、医薬品、医療機器及び再生医療等製品の適正な使用に関する啓発及び知識の普及に努めるものとする。

（再生医療等製品取扱医療関係者による再生医療等製品に係る説明等）

第六十八条の四　再生医療等製品取扱医療関係者は、再生医療等製品の有効性及び安全性その他再生医療等製品の適正な使用のために必要な事項について、当該再生医療等製品の使用の対象者に対し適切な説明を行い、その同意を得て当該再生医療等製品を使用するよう努めなければならない。

（特定医療機器に関する記録及び保存）

第六十八条の五　人の体内に植え込む方法で用いられる医療機器その他の医療を提供する施設以外において用いられることが想定されている医療機器であつて保健衛生上の危害の発生又は拡大を防止するためにその所在が把握されている必要があるものとして厚生労働大臣が指定する医療機器（以下この条及び次条において「特定医療機器」という。）については、第二十三条の二の五の承認を受けた者又は選任外国製造医療機器等製造販売業者（以下この条及び次条において「特定医療機器承認取得者等」という。）は、特定医療機器の植込みその他の使用の対象者（次項において「特定医療機器利用者」という。）の氏名、住所その他の厚生労働省令で定める事項を記録し、かつ、これを適切に保存しなければならない。

2　特定医療機器を取り扱う医師その他の医療関係者は、その担当した特定医療機器利用者に係る前項に規定する厚生労働省令で定める事項に関する情報を、直接又は特定医療機器の販売業者若しくは貸与業者を介する等の方法により特定医療機器承認取得者等に提供するものとする。ただし、特定医療機器利用者がこれを希望しないときは、この限りでない。

3　特定医療機器の販売業者又は貸与業者は、第一項の規定による記録及び保存の事務（以下この条及び次条において「記録等の事務」という。）が円滑に行われるよう、特定医療機器を取り扱う医師その他の医療関係者に対する説明その他の必要な協力を行わなければならない。

4　特定医療機器承認取得者等は、その承認を受けた特定医療機器の一の品目の全てを取り扱う販売業者その他の厚生労働省令で定める基準に適合する者に対して、記録等の事務の全部又は一部を委託することができる。この場合において、特定医療機器承認取得者等は、あらかじめ、当該委託を受けようとする者の氏名、住所その他の厚生労働省令で定める事項を厚生労働大臣に届け出なければならない。

5　特定医療機器承認取得者等、特定医療機器の販売業者若しくは貸与業者若しくは前項の委託を受けた者又はこれらの役員若しくは職員は、正当な理由なく、記録等の事務に関しその職務上知り得た人の秘密を漏らしてはならない。これらの者であつた者についても、同様とする。

6　前各項に定めるもののほか、記録等の事務に関し必要な事項は、厚生労働省令で定める。

（特定医療機器に関する指導及び助言）

第六十八条の六　厚生労働大臣又は都道府県知事は、特定医療機器承認取得者等、前条第四項の委託を受けた者、特定医療機器の販売業者若しくは貸与業者又は特定医療機器を取り扱う医師その他の医療関係者に対し、記録等の事務について必要な指導及び助言を行うことができる。

（再生医療等製品に関する記録及び保存）

第六十八条の七　再生医療等製品につき第二十三条の二十五の承認を受けた者又は選任外国製造再生医療等製品製造販売業者（以下この条及び次条において「再生医療等製品承認取得者等」という。）は、再生医療等製品を譲り受けた再生医療等製品の製造販売業者若しくは販売業者又は病院、診療所若しくは飼育動物診療施設の開設者の氏名、住所その他の厚生労働省令で定める事項を記録し、かつ、これを適切に保存しなければならない。

2　再生医療等製品の販売業者は、再生医療等製品の製造販売業者若しくは販売業者又は病院、診療所若しくは飼育動物診療施設の開設者に対し、再生医療等製品を販売し、又は授与したときは、その譲り受けた者に係る前項の厚生労働省令で定める事項に関する情報を当該再生医療等製品承認取得者等に提供しなければならない。

3　再生医療等製品取扱医療関係者は、その担当した厚生労働大臣の指定する再生医療等製品（以下この条において「指定再生医療等製品」という。）の使用の対象者の氏名、住所その他の厚生労働省令で定める事項を記録するものとする。

4　病院、診療所又は飼育動物診療施設の管理者は、前項の規定による記録を適切に保存するとともに、指定再生医療等製品につき第二十三条の二十五の承認を受けた者、選任外国製造再生医療等製品製造販売業者又は第六項の委託を受けた者（以下この条において「指定再生医療等製品承認取得者等」という。）からの要請に基づいて、当該指定再生医療等製品の使用による保健衛生上の危害の発生又は拡大を防止するための措置を講ずるために必要と認められる場合であつて、当該指定再生医療等製品の使用の対象者の利益になるときに限り、前項の規定による記録を当該指定再生医療等製品承認取得者等に提供するものとする。

5　指定再生医療等製品の販売業者は、前二項の規定による記録及び保存の事務が円滑に行われるよう、当該指定再生医療等製品を取り扱う医師その他の医療関係者又は病院、診療所若しくは飼育動物診療施設の管理者に対する説明その他の必要な協力を行わなければならない。

6　再生医療等製品承認取得者等は、その承認を受けた再生医療等製品の一の品目の全てを取り扱う販売業者その他の厚生労働省令で定める基準に適合する者に対して、第一項の規定による記録又は保存の事務の全部又は一部を委託することができる。この場合において、再生医療等製品承認取得者等は、あらかじめ、当該委託を受けようとする者の氏名、住所その他の厚生労働省令で定める事項を厚生労働大臣に届け出なければならない。

7　指定再生医療等製品承認取得者等又はこれらの役員若しくは職員は、正当な理由なく、第四項の保健衛生上の危害の発生又は拡大を防止するために講ずる措置の実施に関し、その職務上知り得た人の秘密を漏らしてはならない。これらの者であつた者についても、同様とする。

8　前各項に定めるもののほか、第一項、第三項及び第四項の規定による記録及び保存の事務（次条において「記録等の事務」という。）に関し必要な事項は、厚生労働省令で定める。

（再生医療等製品に関する指導及び助言）

第六十八条の八　厚生労働大臣又は都道府県知事は、再生医療等製品承認取得者等、前条第六項の委託を受けた者、再生医療等製品の販売業者、再生医療等製品取扱医療関係者又は病院、診療所若しくは飼育動物診療施設の管理者に対し、記録等の事務について必要な指導及び助言を行うことができる。

（危害の防止）

第六十八条の九　医薬品、医薬部外品、化粧品、医療機器若しくは再生医療等製品の製造販売業者又は外国特例承認取得者は、その製造販売をし、又は第十九条の二、第二十三条の二の十七若しくは第二十三条の三十七の承認を受けた医薬品、医薬部外品、化粧品、医療機器又は再生医療等製品の使用によつて保健衛生上の危害が発生し、又は拡大するおそれがあることを知つたときは、これを防止するために廃棄、回収、販売の停止、情報の提供その他必要な措置を講じなければならない。

2　薬局開設者、病院、診療所若しくは飼育動物診療施設の開設者、医薬品、医薬部外品若しくは化粧品の販売業者、医療機器の販売業者、貸与業者若しくは修理業者、再生医療等製品の販売業者又は医師、歯科医師、薬剤師、獣医師その他の医薬関係者は、前項の規定により医薬品、医薬部外品、化粧品、医療機器若しくは再生医療等製品の製造販売業者又は外国特例承認取得者が行う必要な措置の実施に協力するよう努めなければならない。

（副作用等の報告）

第六十八条の十　医薬品、医薬部外品、化粧品、医療機器若しくは再生医療等製品の製造販売業者又は外国特例承認取得者は、その製造販売をし、又は第十九条の二、第二十三条の二の十七若しくは第二十三条の三十七の承認を受けた医薬品、医薬部外品、化粧品、医療機器又は再生医療等製品について、当該品目の副作用その他の事由によるものと疑われる疾病、障害又は死亡の発生、当該品目の使用によるものと疑われる感染症の発生その他の医薬品、医薬部外品、化粧品、医療機器又は再生医療等製品の有効性及び安全性に関する事項で厚生労働省令で定めるものを知つたときは、その旨を厚生労働省令で定めるところにより厚生労働大臣に報告しなければならない。

2　薬局開設者、病院、診療所若しくは飼育動物診療施設の開設者又は医師、歯科医師、薬剤師、登録販売者、獣医師その他の医薬関係者は、医薬品、医療機器又は再生医療等製品について、当該品目の副作用その他の事由によるものと疑われる疾病、障害若しくは死亡の発生又は当該品目の使用によるものと疑われる感染症の発生に関する事項を知つた場合において、保健衛生上の危害の発生又は拡大を防止するため必要があると認めるときは、その旨を厚生労働大臣に報告しなければならない。

3　機構は、独立行政法人医薬品医療機器総合機構法（平成十四年法律第百九十二号）第十五条第一項第一号イに規定する副作用救済給付又は同項第二号イに規定する感染救済給付の請求のあつた者に係る疾病、障害及び死亡に係る情報の整理又は当該疾病、障害及び死亡に関する調査を行い、厚生労働省令で定めるところにより、その結果を厚生労働大臣に報告しなければならない。

（回収の報告）

第六十八条の十一　医薬品、医薬部外品、化粧品、医療機器若しくは再生医療等製品の製造販売業者、外国特例承認取得者又は第八十条第一項から第三項までに規定する輸出用の医薬品、医薬部外品、化粧品、医療機器若しくは再生医療等製品の製造業者は、その製造販売をし、製造をし、又は第十九条の二、第二十三条の二の十七若しくは第二十三条の三十七の承認を受けた医薬品、医薬部外品、化粧品、医療機器又は再生医療等製品を回収するとき（第七十条第一項の規定による命令を受けて回収するときを除く。）は、厚生労働省令で定めるところにより、回収に着手した旨及び回収の状況を厚生労働大臣に報告しなければならない。

（薬事・食品衛生審議会への報告等）

第六十八条の十二　厚生労働大臣は、毎年度、前二条の規定によるそれぞれの報告の状況について薬事・食品衛生審議会に報告し、必要があると認めるときは、その意見を聴いて、医薬品、医薬部外品、化粧品、医療機器又は再生医療等製品の使用による保健衛生上の危害の発生又は拡大を防止するために必要な措置を講ずるものとする。

2　薬事・食品衛生審議会は、前項、第六十八条の十四第二項及び第六十八条の二十四第二項に規定するほか、医薬品、医薬部外品、化粧品、医療機器又は再生医療等製品の使用による保健衛生上の危害の発生又は拡大を防止するために必要な措置について、調査審議し、必要があると認めるときは、厚生労働大臣に意見を述べることができる。

3　厚生労働大臣は、第一項の報告又は措置を行うに当たつては、第六十八条の十第一項若しくは第二項若しくは前条の規定による報告に係る情報の整理又は当該報告に関する調査を行うものとする。

（機構による副作用等の報告に係る情報の整理及び調査の実施）

第六十八条の十三　厚生労働大臣は、機構に、医薬品（専ら動物のために使用されることが目的とされているものを除く。以下この条において同じ。）、医薬部外品（専ら動物のために使用されることが目的とされているものを除く。以下この条において同じ。）、化粧品、医療機器（専ら動物のために使用されることが目的とされているものを除く。以下この条において同じ。）又は再生医療等製品（専ら動物のために使用されることが目的とされているものを除く。以下この条において同じ。）のうち政令で定めるものについての前条第三項に規定する情報の整理を行わせることができる。

2　厚生労働大臣は、前条第一項の報告又は措置を行うため必要があると認めるときは、機構に、医薬品、医薬部外品、化粧品、医療機器又は再生医療等製品についての同条第三項の規定による調査を行わせることができる。

3　厚生労働大臣が第一項の規定により機構に情報の整理を行わせることとしたときは、同項の政令で定める医薬品、医薬部外品、化粧品、医療機器又は再生医療等製品に係る第六十八条の十第一項若しくは第二項又は第六十八条の十一の規定による報告をしようとする者は、これらの規定にかかわらず、厚生労働省令で定めるところにより、機構に報告しなければならない。

4　機構は、第一項の規定による情報の整理又は第二項の規定による調査を行つたときは、遅滞なく、当該情報の整理又は調査の結果を厚生労働省令で定めるところにより、厚生労働大臣に通知しなければならない。

（再生医療等製品に関する感染症定期報告）

第六十八条の十四　再生医療等製品の製造販売業者又は外国特例再生医療等製品承認取得者は、厚生労働省令で定めるところにより、その製造販売をし、又は第二十三条の三十七の承認を受けた再生医療等製品又は当該再生医療等製品の原料若しくは材料による感染症に関する最新の論文その他により得られた知見に基づき当該再生医療等製品を評価し、その成果を厚生労働大臣に定期的に報告しなければならない。

2　厚生労働大臣は、毎年度、前項の規定による報告の状況について薬事・食品衛生審議会に報告し、必要があると認めるときは、その意見を聴いて、再生医療等製品の使用による保健衛生上の危害の発生又は拡大を防止するために必要な措置を講ずるものとする。

3　厚生労働大臣は、前項の報告又は措置を行うに当たつては、第一項の規定による報告に係る情報の整理又は当該報告に関する調査を行うものとする。

（機構による感染症定期報告に係る情報の整理及び調査の実施）

第六十八条の十五　厚生労働大臣は、機構に、再生医療等製品（専ら動物のために使用されることが目的とされているものを除く。以下この条において同じ。）又は当該再生医療等製品の原料若しくは材料のうち政令で定めるものについての前条第三項に規定する情報の整理を行わせることができる。

2　厚生労働大臣は、前条第二項の報告又は措置を行うため必要があると認めるときは、機構に、再生医療等製品又は当該再生医療等製品の原料若しくは材料についての同条第三項の規定による調査を行わせることができる。

3　厚生労働大臣が第一項の規定により機構に情報の整理を行わせることとしたときは、同項の政令で定める再生医療等製品又は当該再生医療等製品の原料若しくは材料に係る前条第一項の規定による報告をしようとする者は、同項の規定にかかわらず、厚生労働省令で定めるところにより、機構に報告しなければならない。

4　機構は、第一項の規定による情報の整理又は第二項の規定による調査を行つたときは、遅滞なく、当該情報の整理又は調査の結果を厚生労働省令で定めるところにより、厚生労働大臣に通知しなければならない。

第十二章　生物由来製品の特例

（生物由来製品の製造管理者）

第六十八条の十六　第十七条第三項及び第五項並びに第二十三条の二の十四第三項及び第五項の規定にかかわらず、生物由来製品の製造業者は、当該生物由来製品の製造については、厚生労働大臣の承認を受けて自らその製造を実地に管理する場合のほか、その製造を実地に管理させるために、製造所（医療機器又は体外診断用医薬品たる生物由来製品にあつては、その製造工程のうち第二十三条の二の三第一項に規定する設計、組立て、滅菌その他の厚生労働省令で定めるものをするものに限る。）ごとに、厚生労働大臣の承認を受けて、医師、細菌学的知識を有する者その他の技術者を置かなければならない。

2　前項に規定する生物由来製品の製造を管理する者については、第七条第三項及び第八条第一項の規定を準用する。この場合において、第七条第三項中「その薬局の所在地の都道府県知事」とあるのは、「厚生労働大臣」と読み替えるものとする。

（直接の容器等の記載事項）

第六十八条の十七　生物由来製品は、第五十条各号、

第五十九条各号、第六十一条各号又は第六十三条第一項各号に掲げる事項のほか、その直接の容器又は直接の被包に、次に掲げる事項が記載されていなければならない。ただし、厚生労働省令で別段の定めをしたときは、この限りでない。

一　生物由来製品（特定生物由来製品を除く。）にあつては、生物由来製品であることを示す厚生労働省令で定める表示

二　特定生物由来製品にあつては、特定生物由来製品であることを示す厚生労働省令で定める表示

三　第六十八条の十九において準用する第四十二条第一項の規定によりその基準が定められた生物由来製品にあつては、その基準において直接の容器又は直接の被包に記載するように定められた事項

四　前三号に掲げるもののほか、厚生労働省令で定める事項

（添付文書等の記載事項）

第六十八条の十八　生物由来製品は、第五十二条第一項各号（第六十条又は第六十二条において準用する場合を含む。）又は第六十三条の二第一項各号に掲げる事項のほか、これに添付する文書又はその容器若しくは被包に、次に掲げる事項が記載されていなければならない。ただし、厚生労働省令で別段の定めをしたときは、この限りでない。

一　生物由来製品の特性に関して注意を促すための厚生労働省令で定める事項

二　次条において準用する第四十二条第一項の規定によりその基準が定められた生物由来製品にあつては、その基準においてこれに添付する文書又はその容器若しくは被包に記載するように定められた事項

三　前二号に掲げるもののほか、厚生労働省令で定める事項

（準用）

第六十八条の十九　生物由来製品については、第四十二条第一項、第五十一条、第五十三条及び第五十五条第一項の規定を準用する。この場合において、第四十二条第一項中「保健衛生上特別の注意を要する医薬品又は再生医療等製品」とあるのは「生物由来製品」と、第五十一条中「第四十四条第一項若しくは第二項又は前条各号」とあるのは「第六十八条の十七各号」と、第五十三条中「第四十四条第一項若しくは第二項又は第五十条から第五十二条まで」とあるのは「第六十八条の十七、第六十八条の十八又は第六十八条の十九において準用する第五十一条」と、第五十五条第一項中「第五十条から前条まで」とあるのは「第六十八条の十七、第六十八条の十八又は第六十八条の十九において準用する第五十一条若しくは第五十三条」と、「販売し、授与し、又は販売」とあるのは「販売し、貸与し、授与し、又は販売、貸与」と読み替えるものとする。

（販売、製造等の禁止）

第六十八条の二十　前条において準用する第四十二条第一項の規定により必要な基準が定められた生物由来製品であつて、その基準に適合しないものは、販売し、貸与し、授与し、又は販売、貸与若しくは授与の目的で製造し、輸入し、貯蔵し、若しくは陳列してはならない。

（特定生物由来製品取扱医療関係者による特定生物由来製品に係る説明）

第六十八条の二十一　特定生物由来製品を取り扱う医師その他の医療関係者（以下「特定生物由来製品取扱医療関係者」という。）は、特定生物由来製品の有効性及び安全性その他特定生物由来製品の適正な使用のために必要な事項について、当該特定生物由来製品の使用の対象者に対し適切な説明を行い、その理解を得るよう努めなければならない。

（生物由来製品に関する記録及び保存）

第六十八条の二十二　生物由来製品につき第十四条若しくは第二十三条の二の五の承認を受けた者、選任外国製造医薬品等製造販売業者又は選任外国製造医療機器等製造販売業者（以下この条及び次条において「生物由来製品承認取得者等」という。）は、生物由来製品を譲り受け、又は借り受けた薬局開設者、生物由来製品の製造販売業者、販売業者若しくは貸与業者又は病院、診療所若しくは飼育動物診療施設の開設者の氏名、住所その他の厚生労働省令で定める事項を記録し、かつ、これを適切に保存しなければならない。

2　生物由来製品の販売業者又は貸与業者は、薬局開設者、生物由来製品の製造販売業者、販売業者若しくは貸与業者又は病院、診療所若しくは飼育動物診療施設の開設者に対し、生物由来製品を販売し、貸与し、又は授与したときは、その譲り受け、又は借り受けた者に係る前項の厚生労働省令で定める事項に関する情報を当該生物由来製品承認取得者等に提供しなければならない。

3　特定生物由来製品取扱医療関係者は、その担当した特定生物由来製品の使用の対象者の氏名、住所その他の厚生労働省令で定める事項を記録するものとする。

4　薬局の管理者又は病院、診療所若しくは飼育動物診療施設の管理者は、前項の規定による記録を適切に保存するとともに、特定生物由来製品につき第十四条若しくは第二十三条の二の五の承認を受けた者、選任外国製造医薬品等製造販売業者、選任外国

製造医療機器等製造販売業者又は第六項の委託を受けた者（以下この条において「特定生物由来製品承認取得者等」という。）からの要請に基づいて、当該特定生物由来製品の使用による保健衛生上の危害の発生又は拡大を防止するための措置を講ずるために必要と認められる場合であつて、当該特定生物由来製品の使用の対象者の利益になるときに限り、前項の規定による記録を当該特定生物由来製品承認取得者等に提供するものとする。

5　特定生物由来製品の販売業者又は貸与業者は、前二項の規定による記録及び保存の事務が円滑に行われるよう、当該特定生物由来製品取扱医療関係者又は薬局の管理者若しくは病院、診療所若しくは飼育動物診療施設の管理者に対する説明その他の必要な協力を行わなければならない。

6　生物由来製品承認取得者等は、その承認を受けた生物由来製品の一の品目の全てを取り扱う販売業者その他の厚生労働省令で定める基準に適合する者に対して、第一項の規定による記録又は保存の事務の全部又は一部を委託することができる。この場合において、生物由来製品承認取得者等は、あらかじめ、厚生労働省令で定める事項を厚生労働大臣に届け出なければならない。

7　特定生物由来製品承認取得者等又はこれらの役員若しくは職員は、正当な理由なく、第四項の保健衛生上の危害の発生又は拡大を防止するために講ずる措置の実施に関し、その職務上知り得た人の秘密を漏らしてはならない。これらの者であつた者についても、同様とする。

8　前各項に定めるもののほか、第一項、第三項及び第四項の規定による記録及び保存の事務（次条において「記録等の事務」という。）に関し必要な事項は、厚生労働省令で定める。

（生物由来製品に関する指導及び助言）

第六十八条の二十三　厚生労働大臣又は都道府県知事は、生物由来製品承認取得者等、前条第六項の委託を受けた者、生物由来製品の販売業者若しくは貸与業者、特定生物由来製品取扱医療関係者若しくは薬局の管理者又は病院、診療所若しくは飼育動物診療施設の管理者に対し、記録等の事務について必要な指導及び助言を行うことができる。

（生物由来製品に関する感染症定期報告）

第六十八条の二十四　生物由来製品の製造販売業者、外国特例医薬品等承認取得者又は外国特例医療機器等承認取得者は、厚生労働省令で定めるところにより、その製造販売をし、又は第十九条の二若しくは第二十三条の二の十七の承認を受けた生物由来製品又は当該生物由来製品の原料若しくは材料による感染症に関する最新の論文その他により得られた知見に基づき当該生物由来製品を評価し、その成果を厚生労働大臣に定期的に報告しなければならない。

2　厚生労働大臣は、毎年度、前項の規定による報告の状況について薬事・食品衛生審議会に報告し、必要があると認めるときは、その意見を聴いて、生物由来製品の使用による保健衛生上の危害の発生又は拡大を防止するために必要な措置を講ずるものとする。

3　厚生労働大臣は、前項の報告又は措置を行うに当たつては、第一項の規定による報告に係る情報の整理又は当該報告に関する調査を行うものとする。

（機構による感染症定期報告に係る情報の整理及び調査の実施）

第六十八条の二十五　厚生労働大臣は、機構に、生物由来製品（専ら動物のために使用されることが目的とされているものを除く。以下この条において同じ。）又は当該生物由来製品の原料若しくは材料のうち政令で定めるものについての前条第三項に規定する情報の整理を行わせることができる。

2　厚生労働大臣は、前条第二項の報告又は措置を行うため必要があると認めるときは、機構に、生物由来製品又は当該生物由来製品の原料若しくは材料についての同条第三項の規定による調査を行わせることができる。

3　厚生労働大臣が第一項の規定により機構に情報の整理を行わせることとしたときは、同項の政令で定める生物由来製品又は当該生物由来製品の原料若しくは材料に係る前条第一項の規定による報告をしようとする者は、同項の規定にかかわらず、厚生労働省令で定めるところにより、機構に報告しなければならない。

4　機構は、第一項の規定による情報の整理又は第二項の規定による調査を行つたときは、遅滞なく、当該情報の整理又は調査の結果を厚生労働省令で定めるところにより、厚生労働大臣に通知しなければならない。

第十三章　監督

（立入検査等）

第六十九条　厚生労働大臣又は都道府県知事は、医薬品、医薬部外品、化粧品、医療機器若しくは再生医療等製品の製造販売業者若しくは製造業者、医療機器の修理業者、第十八条第三項、第二十三条の二の十五第三項、第二十三条の三十五第三項、第六十八条の五第四項、第六十八条の七第六項若しくは第六十八条の二十二第六項の委託を受けた者又は第八十条の六第一項の登録を受けた者（以下この項において「製造販売業者等」という。）が、第十二条の

二、第十三条第四項（同条第七項において準用する場合を含む。）、第十四条第二項、第九項若しくは第十項、第十四条の三第二項、第十四条の九、第十七条、第十八条第一項若しくは第二項、第十九条、第二十三条、第二十三条の二の二、第二十三条の二の三第四項、第二十三条の二の五第二項、第十一項若しくは第十二項、第二十三条の二の八第二項、第二十三条の二の十二、第二十三条の二の十四（第四十条の三において準用する場合を含む。）、第二十三条の二の十五第一項若しくは第二項（第四十条の三において準用する場合を含む。）、第二十三条の二の十六（第四十条の三において準用する場合を含む。）、第二十三条の二の二十二（第四十条の三において準用する場合を含む。）、第二十三条の二十一、第二十三条の二十二第四項（同条第七項において準用する場合を含む。）、第二十三条の二十五第二項、第九項若しくは第十項、第二十三条の二十八第二項、第二十三条の三十四、第二十三条の三十五第一項若しくは第二項、第二十三条の三十六、第二十三条の四十二、第四十条の二第四項（同条第六項において準用する場合を含む。）、第四十条の四、第四十六条第一項若しくは第四項、第五十八条、第六十八条の二第一項若しくは第二項、第六十八条の五第一項若しくは第四項から第六項まで、第六十八条の七第一項若しくは第六項から第八項まで、第六十八条の九、第六十八条の十第一項、第六十八条の十一、第六十八条の十四第一項、第六十八条の十六、第六十八条の二十二第一項若しくは第六項から第八項まで、第六十八条の二十四第一項、第八十条第一項から第三項まで若しくは第七項、第八十条の八若しくは第八十条の九第一項の規定又は第七十一条、第七十二条第一項から第三項まで、第七十二条の四、第七十三条、第七十五条第一項若しくは第七十五条の二第一項に基づく命令を遵守しているかどうかを確かめるために必要があると認めるときは、当該製造販売業者等に対して、厚生労働省令で定めるところにより必要な報告をさせ、又は当該職員に、工場、事務所その他当該製造販売業者等が医薬品、医薬部外品、化粧品、医療機器若しくは再生医療等製品を業務上取り扱う場所に立ち入り、その構造設備若しくは帳簿書類その他の物件を検査させ、若しくは従業員その他の関係者に質問させることができる。

2　都道府県知事（薬局、店舗販売業又は高度管理医療機器等若しくは管理医療機器（特定保守管理医療機器を除く。）の販売業若しくは貸与業にあつては、その薬局、店舗又は営業所の所在地が保健所を設置する市又は特別区の区域にある場合においては、市長又は区長。第七十条第一項、第七十二条第四項、第七十二条の二第一項、第七十二条の四、第七十二条の五、第七十三条、第七十五条第一項、第七十六条及び第八十一条の二において同じ。）は、薬局開設者、医薬品の販売業者、第三十九条第一項若しくは第三十九条の三第一項の医療機器の販売業者若しくは貸与業者又は再生医療等製品の販売業者（以下この項において「販売業者等」という。）が、第五条、第七条、第八条（第四十条第一項及び第四十条の七第一項において準用する場合を含む。）、第九条第一項（第四十条第一項から第三項まで及び第四十条の七第一項において準用する場合を含む。）若しくは第二項（第四十条第一項及び第四十条の七第一項において準用する場合を含む。）、第九条の二から第九条の四まで、第十条第一項（第三十八条、第四十条第一項及び第二項並びに第四十条の七第一項において準用する場合を含む。）若しくは第二項（第三十八条第一項において準用する場合を含む。）、第十一条（第三十八条、第四十条第一項及び第四十条の七第一項において準用する場合を含む。）、第二十六条第四項、第二十七条から第二十九条の三まで、第三十条第二項、第三十一条から第三十三条まで、第三十四条第二項若しくは第三項、第三十五条から第三十六条の六まで、第三十六条の九から第三十七条まで、第三十九条第三項、第三十九条の二、第三十九条の三第二項、第四十条の四、第四十条の五第三項若しくは第五項、第四十条の六、第四十五条、第四十六条第一項若しくは第四項、第四十九条、第五十七条の二（第六十五条の五において準用する場合を含む。）、第六十八条の二、第六十八条の五第三項、第五項若しくは第六項若しくは第八十条第四項、第六十八条の七第二項、第五項若しくは第八項、第六十八条の九第二項、第六十八条の十第二項、第六十八条の二十二第二項、第五項若しくは第八項若しくは第八十条第七項の規定又は第七十二条第四項、第七十二条の二、第七十二条の四、第七十三条、第七十四条、第七十五条第一項若しくは第七十五条の二第一項に基づく命令を遵守しているかどうかを確かめるために必要があると認めるときは、当該販売業者等に対して、厚生労働省令で定めるところにより必要な報告をさせ、又は当該職員に、薬局、店舗、事務所その他当該販売業者等が医薬品、医療機器若しくは再生医療等製品を業務上取り扱う場所に立ち入り、その構造設備若しくは帳簿書類その他の物件を検査させ、若しくは従業員その他の関係者に質問させることができる。

3　都道府県知事は、薬局開設者が、第八条の二第一項若しくは第二項又は第七十二条の三に基づく命令を遵守しているかどうかを確かめるために必要があると認めるときは、当該薬局開設者に対して、厚生労働省令で定めるところにより必要な報告をさせ、又は当該職員に、薬局に立ち入り、その構造設備若しくは帳簿書類その他の物件を検査させ、若しくは従業員その他の関係者に質問させることができる。

4　厚生労働大臣、都道府県知事、保健所を設置する市の市長又は特別区の区長は、前三項に定めるもののほか必要があると認めるときは、薬局開設者、病院、診療所若しくは飼育動物診療施設の開設者、医薬品、医薬部外品、化粧品、医療機器若しくは再生医療等製品の製造販売業者、製造業者若しくは販売業者、医療機器の貸与業者若しくは修理業者、第八十条の六第一項の登録を受けた者その他医薬品、医薬部外品、化粧品、医療機器若しくは再生医療等製品を業務上取り扱う者又は第十八条第三項、第二十三条の二の十五第三項、第二十三条の三十五第三項、第六十八条の五第四項、第六十八条の七第六項若しくは第六十八条の二十二第六項の委託を受けた者に対して、厚生労働省令で定めるところにより必要な報告をさせ、又は当該職員に、薬局、病院、診療所、飼育動物診療施設、工場、店舗、事務所その他医薬品、医薬部外品、化粧品、医療機器若しくは再生医療等製品を業務上取り扱う場所に立ち入り、その構造設備若しくは帳簿書類その他の物件を検査させ、従業員その他の関係者に質問させ、若しくは第七十条第一項に規定する物に該当する疑いのある物を、試験のため必要な最少分量に限り、収去させることができる。

5　厚生労働大臣又は都道府県知事は、必要があると認めるときは、登録認証機関に対して、基準適合性認証の業務又は経理の状況に関し、報告をさせ、又は当該職員に、登録認証機関の事務所に立ち入り、帳簿書類その他の物件を検査させ、若しくは関係者に質問させることができる。

6　当該職員は、前各項の規定による立入検査、質問又は収去をする場合には、その身分を示す証明書を携帯し、関係人の請求があつたときは、これを提示しなければならない。

7　第一項から第五項までの権限は、犯罪捜査のために認められたものと解釈してはならない。

（機構による立入検査等の実施）

第六十九条の二　厚生労働大臣は、機構に、前条第一項若しくは第五項の規定による立入検査若しくは質問又は同条第四項の規定による立入検査、質問若しくは収去のうち政令で定めるものを行わせることができる。

2　都道府県知事は、機構に、前条第一項の規定による立入検査若しくは質問又は同条第四項の規定による立入検査、質問若しくは収去のうち政令で定めるものを行わせることができる。

3　機構は、第一項の規定により同項の政令で定める立入検査、質問又は収去をしたときは、厚生労働省令で定めるところにより、当該立入検査、質問又は収去の結果を厚生労働大臣に、前項の規定により同項の政令で定める立入検査、質問又は収去をしたときは、厚生労働省令で定めるところにより、当該立入検査、質問又は収去の結果を都道府県知事に通知しなければならない。

4　第一項又は第二項の政令で定める立入検査、質問又は収去の業務に従事する機構の職員は、政令で定める資格を有する者でなければならない。

5　前項に規定する機構の職員は、第一項又は第二項の政令で定める立入検査、質問又は収去をする場合には、その身分を示す証明書を携帯し、関係人の請求があつたときは、これを提示しなければならない。

（緊急命令）

第六十九条の三　厚生労働大臣は、医薬品、医薬部外品、化粧品、医療機器又は再生医療等製品による保健衛生上の危害の発生又は拡大を防止するため必要があると認めるときは、医薬品、医薬部外品、化粧品、医療機器若しくは再生医療等製品の製造販売業者、製造業者若しくは販売業者、医療機器の貸与業者若しくは修理業者、第十八条第三項、第二十三条の二の十五第三項、第二十三条の三十五第三項、第六十八条の五第四項、第六十八条の七第六項若しくは第六十八条の二十二第六項の委託を受けた者、第八十条の六第一項の登録を受けた者又は薬局開設者に対して、医薬品、医薬部外品、化粧品、医療機器若しくは再生医療等製品の販売若しくは授与、医療機器の貸与若しくは修理又は医療機器プログラムの電気通信回線を通じた提供を一時停止することその他保健衛生上の危害の発生又は拡大を防止するための応急の措置を採るべきことを命ずることができる。

（廃棄等）

第七十条　厚生労働大臣又は都道府県知事は、医薬品、医薬部外品、化粧品、医療機器又は再生医療等製品を業務上取り扱う者に対して、第四十三条第一項の規定に違反して貯蔵され、若しくは陳列されている医薬品若しくは再生医療等製品、同項の規定に違反して販売され、若しくは授与された医薬品若しくは再生医療等製品、同条第二項の規定に違反して貯蔵され、若しくは陳列されている医療機器、同項の規定に違反して販売され、貸与され、若しくは授与された医療機器、同項の規定に違反して電気通信回線を通じて提供された医療機器プログラム、第四十四条第三項、第五十五条（第六十条、第六十二条、第六十四条、第六十五条の五及び第六十八条の十九において準用する場合を含む。）、第五十六条（第六十条及び第六十二条において準用する場合を含む。）、第五十七条第二項（第六十条、第六十二条及び第六十五条の五において準用する場合を含む。）、第六十五条、第六十五条の六若しくは第六十八条の二十に規定する医薬品、医薬部外品、化粧品、医療機器若しくは再生医療等製品、第二十三条の四の規定により第二十三条の二の二十三の認証を取り消された医療機器若しくは体外診断用医薬品、第七十四条の二第一項若しくは第三項第二号（第七十五条の二の二第二項において準用する場合を含む。）、第四号若しくは第五号（第七十五条の二の二第二項において準用する場合を含む。）の規定により第十四条若しくは第十九条の二の承認を取り消された医薬品、医薬部外品若しくは化粧品、第二十三条の二の五若しくは第二十三条の二の十七の承認を取り消された医療機器若しくは体外診断用医薬品、第二十三条の二十五若しくは第二十三条の三十七の承認を取り消された再生医療等製品、第七十五条の三の規定により第十四条の三第一項（第二十条第一項において準用する場合を含む。）の規定による第十四条若しくは第十九条の二の承認を取り消された医薬品、第七十五条の三の規定により第二十三条の二の八第一項（第二十三条の二の二十第一項において準用する場合を含む。）の規定による第二十三条の二の五若しくは第二十三条の二の十七の承認を取り消された医療機器若しくは体外診断用医薬品、第七十五条の三の規定により第二十三条の二十八第一項（第二十三条の四十第一項において準用する場合を含む。）の規定による第二十三条の二十五若しくは第二十三条の三十七の承認を取り消された再生医療等製品又は不良な原料若しくは材料について、廃棄、回収その他公衆衛生上の危険の発生を防止するに足りる措置を採るべきことを命ずることができる。

2　厚生労働大臣、都道府県知事、保健所を設置する市の市長又は特別区の区長は、前項の規定による命令を受けた者がその命令に従わないとき、又は緊急の必要があるときは、当該職員に、同項に規定する物を廃棄させ、若しくは回収させ、又はその他の必要な処分をさせることができる。

3　当該職員が前項の規定による処分をする場合には、第六十九条第六項の規定を準用する。

（検査命令）

第七十一条　厚生労働大臣又は都道府県知事は、必要があると認めるときは、医薬品、医薬部外品、化粧品、医療機器若しくは再生医療等製品の製造販売業者又は医療機器の修理業者に対して、その製造販売又は修理をする医薬品、医薬部外品、化粧品、医療機器又は再生医療等製品について、厚生労働大臣又は都道府県知事の指定する者の検査を受けるべきことを命ずることができる。

（改善命令等）

第七十二条　厚生労働大臣は、医薬品、医薬部外品、化粧品、医療機器又は再生医療等製品の製造販売業者に対して、その品質管理又は製造販売後安全管理の方法（医療機器及び体外診断用医薬品の製造販売業者にあつては、その製造管理若しくは品質管理に係る業務を行う体制又はその製造販売後安全管理の方法。以下この項において同じ。）が第十二条の二第一号若しくは第二号、第二十三条の二の二第一号若しくは第二号又は第二十三条の二十一第一号若しくは第二号に規定する厚生労働省令で定める基準に適合しない場合においては、その品質管理若しくは製造販売後安全管理の方法の改善を命じ、又はその改善を行うまでの間その業務の全部若しくは一部の停止を命ずることができる。

2　厚生労働大臣は、医薬品、医薬部外品、化粧品、医療機器若しくは再生医療等製品の製造販売業者（選任外国製造医薬品等製造販売業者、選任外国製造医療機器等製造販売業者又は選任外国製造再生医療等製品製造販売業者（以下「選任製造販売業者」と総称する。）を除く。以下この項において同じ。）又は第八十条第一項から第三項までに規定する輸出用の医薬品、医薬部外品、化粧品、医療機器若しくは再生医療等製品の製造業者に対して、その物の製造所における製造管理若しくは品質管理の方法（医療機器及び体外診断用医薬品の製造販売業者にあつては、その物の製造管理又は品質管理の方法。以下この項において同じ。）が第十四条第二項第四号、第二十三条の二の五第二項第四号、第二十三条の二十五第二項第四号若しくは第八十条第二項に規定する厚生労働省令で定める基準に適合せず、又はその製造管理若しくは品質管理の方法によつて医薬品、医薬部外品、化粧品、医療機器若しくは再生医療等製品が第五十六条（第六十条及び第六十二条において準用する場合を含む。）、第六十五条若しくは第六十五条の六に規定する医薬品、医薬部外品、化粧品、医療機器若しくは再生医療等製品若しくは第六十八条の二十に規定する生物由来製品に該当するようになるおそれがある場合においては、その製造管理若しくは品質管理の方法の改善を命じ、又はその改善を行うまでの間その業務の全部若しくは一部の停止を命ずることができる。

3　厚生労働大臣又は都道府県知事は、医薬品（体外診断用医薬品を除く。）、医薬部外品、化粧品若しくは再生医療等製品の製造業者又は医療機器の修理業者に対して、その構造設備が、第十三条第四項第一号、第二十三条の二十二第四項第一号若しくは第四十条の二第四項第一号の規定に基づく厚生労働省令で定める基準に適合せず、又はその構造設備によつて医薬品、医薬部外品、化粧品、医療機器若しくは再生医療等製品が第五十六条（第六十条及び第六十二条において準用する場合を含む。）、第六十五条若しくは第六十五条の六に規定する医薬品、医薬部外品、化粧品、医療機器若しくは再生医療等製品若しくは第六十八条の二十に規定する生物由来製品に該当するようになるおそれがある場合においては、その構造設備の改善を命じ、又はその改善を行うまでの間当該施設の全部若しくは一部を使用することを禁止することができる。

4　都道府県知事は、薬局開設者、医薬品の販売業者、第三十九条第一項若しくは第三十九条の三第一項の医療機器の販売業者若しくは貸与業者又は再生医療等製品の販売業者に対して、その構造設備が、第五条第一号、第二十六条第四項第一号、第三十四条第二項第一号、第三十九条第三項第一号、第三十九条の三第二項若しくは第四十条の五第三項第一号の規定に基づく厚生労働省令で定める基準に適合せず、又はその構造設備によつて医薬品、医療機器若しくは再生医療等製品が第五十六条、第六十五条若しくは第六十五条の六に規定する医薬品、医療機器若しくは再生医療等製品若しくは第六十八条の二十に規定する生物由来製品に該当するようになるおそれがある場合においては、その構造設備の改善を命じ、又はその改善を行うまでの間当該施設の全部若しくは一部を使用することを禁止することができる。

第七十二条の二　都道府県知事は、薬局開設者又は店舗販売業者に対して、その薬局又は店舗が第五条第二号又は第二十六条第四項第二号の規定に基づく厚生労働省令で定める基準に適合しなくなつた場合においては、当該基準に適合するようにその業務の体制を整備することを命ずることができる。

2　都道府県知事は、配置販売業者に対して、その都道府県の区域における業務を行う体制が、第三十条第二項第一号の規定に基づく厚生労働省令で定める基準に適合しなくなつた場合においては、当該基準に適合するようにその業務を行う体制を整備することを命ずることができる。

第七十二条の三　都道府県知事は、薬局開設者が第八条の二第一項若しくは第二項の規定による報告をせず、又は虚偽の報告をしたときは、期間を定めて、当該薬局開設者に対し、その報告を行い、又はその報告の内容を是正すべきことを命ずることができる。

第七十二条の四　前三条に規定するもののほか、厚生労働大臣は、医薬品、医薬部外品、化粧品、医療機器若しくは再生医療等製品の製造販売業者若しくは製造業者又は医療機器の修理業者について、都道府県知事は、薬局開設者、医薬品の販売業者、第三十九条第一項若しくは第三十九条の三第一項の医療機器の販売業者若しくは貸与業者又は再生医療等製品の販売業者について、その者にこの法律又はこれに基づく命令の規定に違反する行為があつた場合において、保健衛生上の危害の発生又は拡大を防止するために必要があると認めるときは、その製造販売業者、製造業者、修理業者、薬局開設者、販売業者又は貸与業者に対して、その業務の運営の改善に必要な措置を採るべきことを命ずることができる。

2　厚生労働大臣は、医薬品、医薬部外品、化粧品、医療機器若しくは再生医療等製品の製造販売業者若しくは製造業者又は医療機器の修理業者について、都道府県知事は、薬局開設者、医薬品の販売業者、第三十九条第一項若しくは第三十九条の三第一項の医療機器の販売業者若しくは貸与業者又は再生医療等製品の販売業者について、その者に第二十三条の二十六第一項又は第七十九条第一項の規定により付された条件に違反する行為があつたときは、その製造販売業者、製造業者、修理業者、薬局開設者、販売業者又は貸与業者に対して、その条件に対する違反を是正するために必要な措置を採るべきことを命ずることができる。

（中止命令等）

第七十二条の五　厚生労働大臣又は都道府県知事は、第六十八条の規定に違反した者に対して、その行為の中止その他公衆衛生上の危険の発生を防止するに足りる措置を採るべきことを命ずることができる。

2　厚生労働大臣又は都道府県知事は、第六十八条の規定に違反する広告（次条において「承認前の医薬品等に係る違法広告」という。）である特定電気通信（特定電気通信役務提供者の損害賠償責任の制限及び発信者情報の開示に関する法律（平成十三年法律第百三十七号）第二条第一号に規定する特定電気通信をいう。以下同じ。）による情報の送信があるときは、特定電気通信役務提供者（同法第二条第三号に規定する特定電気通信役務提供者をいう。以下同じ。）に対して、当該送信を防止する措置を講ずることを要請することができる。

（損害賠償責任の制限）

第七十二条の六　特定電気通信役務提供者は、前条第二項の規定による要請を受けて承認前の医薬品等に係る違法広告である特定電気通信による情報の送信を防止する措置を講じた場合その他の承認前の医薬品等に係る違法広告である特定電気通信による情報の送信を防止する措置を講じた場合において、当該措置により送信を防止された情報の発信者（特定電気通信役務提供者の損害賠償責任の制限及び発信者情報の開示に関する法律第二条第四号に規定する発信者をいう。以下同じ。）に生じた損害については、当該措置が当該情報の不特定の者に対する送信を防止するために必要な限度において行われたものであるときは、賠償の責めに任じない。

（医薬品等総括製造販売責任者等の変更命令）

第七十三条　厚生労働大臣は、医薬品等総括製造販売責任者、医療機器等総括製造販売責任者若しくは再生医療等製品総括製造販売責任者、医薬品製造管理者、医薬部外品等責任技術者、医療機器責任技術者、体外診断用医薬品製造管理者若しくは再生医療等製品製造管理者又は医療機器修理責任技術者について、都道府県知事は、薬局の管理者又は店舗管理者、区域管理者若しくは医薬品営業所管理者、医療機器の販売業若しくは貸与業の管理者若しくは再生医療等製品営業所管理者について、その者にこの法律その他薬事に関する法令で政令で定めるもの若しくはこれに基づく処分に違反する行為があつたとき、又はその者が管理者若しくは責任技術者として不適当であると認めるときは、その製造販売業者、製造業者、修理業者、薬局開設者、販売業者又は貸与業者に対して、その変更を命ずることができる。

（配置販売業の監督）

第七十四条　都道府県知事は、配置販売業の配置員が、その業務に関し、この法律若しくはこれに基づく命令又はこれらに基づく処分に違反する行為をしたときは、当該配置販売業者に対して、期間を定めてその配置員による配置販売の業務の停止を命ずることができる。この場合において、必要があるときは、その配置員に対しても、期間を定めてその業務の停止を命ずることができる。

（承認の取消し等）

第七十四条の二　厚生労働大臣は、第十四条、第二十三条の二の五又は第二十三条の二十五の承認（第二十三条の二十六第一項の規定により条件及び期限を付したものを除く。）を与えた医薬品、医薬部外品、化粧品、医療機器又は再生医療等製品が第十四条第二項第三号イからハまで（同条第九項において準用する場合を含む。）、第二十三条の二の五第二項第三号イからハまで（同条第十一項において準用する場合を含む。）若しくは第二十三条の二十五第二項第三号イからハまで（同条第九項において準用する場合を含む。）のいずれかに該当するに至つたと認めるとき、又は第二十三条の二十六第一項の規定により条件及び期限を付した第二十三条の二十五の承認を与えた再生医療等製品が第二十三条の二十六第一項第二号若しくは第三号のいずれかに該当しなくなつたと認めるとき、若しくは第二十三条の二十五第二項第三号ハ（同条第九項において準用する場合を含む。）若しくは第二十三条の二十六第四項の規定により読み替えて適用される第二十三条の二十五第九項において準用する同条第二項第三号イ若しくはロのいずれかに該当するに至つたと認めるときは、薬事・食品衛生審議会の意見を聴いて、その承認を取り消さなければならない。

2　厚生労働大臣は、医薬品、医薬部外品、化粧品、医療機器又は再生医療等製品の第十四条、第二十三条の二の五又は第二十三条の二十五の承認を与えた事項の一部について、保健衛生上の必要があると認めるに至つたときは、その変更を命ずることができる。

3　厚生労働大臣は、前二項に定める場合のほか、医薬品、医薬部外品、化粧品、医療機器又は再生医療等製品の第十四条、第二十三条の二の五又は第二十三条の二十五の承認を受けた者が次の各号のいずれかに該当する場合には、その承認を取り消し、又はその承認を与えた事項の一部についてその変更を命ずることができる。

一　第十二条第一項の許可（承認を受けた品目の種類に応じた許可に限る。）、第二十三条の二第一項の許可（承認を受けた品目の種類に応じた許可に限る。）又は第二十三条の二十第一項の許可について、第十二条第二項、第二十三条の二第二項若しくは第二十三条の二十第二項の規定によりその効力が失われたとき、又は次条第一項の規定により取り消されたとき。

二　第十四条第六項、第二十三条の二の五第六項若しくは第八項又は第二十三条の二十五第六項の規定に違反したとき。

三　第十四条の四第一項、第十四条の六第一項、第二十三条の二十九第一項若しくは第二十三条の三十一第一項の規定により再審査若しくは再評価を受けなければならない場合又は第二十三条の二の九第一項の規定により使用成績に関する評価を受けなければならない場合において、定められた期限までに必要な資料の全部若しくは一部を提出せず、又は虚偽の記載をした資料若しくは第十四条の四第四項後段、第十四条の六第四項、第二十三条の二の九第四項後段、第二十三条の二十九第四項後段若しくは第二十三条の三十一第四項の規定に適合しない資料を提出したとき。

四　第七十二条第二項の規定による命令に従わなかつたとき。

五　第二十三条の二十六第一項又は第七十九条第一項の規定により第十四条、第二十三条の二の五又は第二十三条の二十五の承認に付された条件に違反したとき。

六　第十四条、第二十三条の二の五又は第二十三条の二十五の承認を受けた医薬品、医薬部外品、化粧品、医療機器又は再生医療等製品について正当な理由がなく引き続く三年間製造販売をしていないとき。

（許可の取消し等）

第七十五条　厚生労働大臣は、医薬品、医薬部外品、

化粧品、医療機器若しくは再生医療等製品の製造販売業者、医薬品（体外診断用医薬品を除く。）、医薬部外品、化粧品若しくは再生医療等製品の製造業者又は医療機器の修理業者について、都道府県知事は、薬局開設者、医薬品の販売業者、第三十九条第一項若しくは第三十九条の三第一項の医療機器の販売業者若しくは貸与業者又は再生医療等製品の販売業者について、この法律その他薬事に関する法令で政令で定めるもの若しくはこれに基づく処分に違反する行為があつたとき、又はこれらの者（これらの者が法人であるときは、その業務を行う役員を含む。）が第五条第三号、第十二条の二第三号、第十三条第四項第二号（同条第七項において準用する場合を含む。）、第二十三条の二の二第三号、第二十三条の二十一第三号、第二十三条の二十二第四項第二号（同条第七項において準用する場合を含む。）、第二十六条第四項第三号、第三十条第二項第二号、第三十四条第二項第二号、第三十九条第三項第二号、第四十条の二第四項第二号（同条第六項において準用する場合を含む。）若しくは第四十条の五第三項第二号の規定に該当するに至つたときは、その許可を取り消し、又は期間を定めてその業務の全部若しくは一部の停止を命ずることができる。

2　都道府県知事は、医薬品、医薬部外品、化粧品、医療機器若しくは再生医療等製品の製造販売業者、医薬品（体外診断用医薬品を除く。）、医薬部外品、化粧品若しくは再生医療等製品の製造業者又は医療機器の修理業者について前項の処分が行われる必要があると認めるときは、その旨を厚生労働大臣に通知しなければならない。

3　第一項に規定するもののほか、厚生労働大臣は、医薬品、医療機器又は再生医療等製品の製造販売業者又は製造業者が、次の各号のいずれかに該当するときは、期間を定めてその業務の全部又は一部の停止を命ずることができる。

一　当該製造販売業者又は製造業者（血液製剤（安全な血液製剤の安定供給の確保等に関する法律（昭和三十一年法律第百六十号）第二条第一項に規定する血液製剤をいう。次号及び第三号において同じ。）の製造販売業者又は製造業者に限る。）が、同法第二十六条第二項の勧告に従わなかつたとき。

二　採血事業者（安全な血液製剤の安定供給の確保等に関する法律第二条第三項に規定する採血事業者をいう。次号において同じ。）以外の者が国内で採取した血液又は国内で有料で採取され、若しくは提供のあつせんをされた血液を原料として血液製剤を製造したとき。

三　当該製造販売業者又は製造業者以外の者（血液製剤の製造販売業者又は製造業者を除く。）が国内で採取した血液（採血事業者又は病院若しくは診療所の開設者が安全な血液製剤の安定供給の確保等に関する法律第十二条第一項に規定する厚生労働省令で定める物の原料とする目的で採取した血液を除く。）又は国内で有料で採取され、若しくは提供のあつせんをされた血液を原料として医薬品（血液製剤を除く。）、医療機器又は再生医療等製品を製造したとき。

（登録の取消し等）

第七十五条の二　厚生労働大臣は、医療機器又は体外診断用医薬品の製造業者について、この法律その他薬事に関する法令で政令で定めるもの若しくはこれに基づく処分に違反する行為があつたとき、不正の手段により第二十三条の二の三第一項の登録を受けたとき、又は当該者（当該者が法人であるときは、その業務を行う役員を含む。）が同条第四項の規定に該当するに至つたときは、その登録を取り消し、又は期間を定めてその業務の全部若しくは一部の停止を命ずることができる。

2　都道府県知事は、医療機器又は体外診断用医薬品の製造業者について前項の処分が行われる必要があると認めるときは、その旨を厚生労働大臣に通知しなければならない。

（外国製造医薬品等の製造販売の承認の取消し等）

第七十五条の二の二　厚生労働大臣は、外国特例承認取得者が次の各号のいずれかに該当する場合には、その者が受けた当該承認の全部又は一部を取り消すことができる。

一　選任製造販売業者が欠けた場合において新たに製造販売業者を選任しなかつたとき。

二　厚生労働大臣が、必要があると認めて、外国特例承認取得者に対し、厚生労働省令で定めるところにより必要な報告を求めた場合において、その報告がされず、又は虚偽の報告がされたとき。

三　厚生労働大臣が、必要があると認めて、その職員に、外国特例承認取得者の工場、事務所その他医薬品、医薬部外品、化粧品、医療機器又は再生医療等製品を業務上取り扱う場所においてその構造設備又は帳簿書類その他の物件についての検査をさせ、従業員その他の関係者に質問をさせようとした場合において、その検査が拒まれ、妨げられ、若しくは忌避され、又はその質問に対して、正当な理由なしに答弁がされず、若しくは虚偽の答弁がされたとき。

四　次項において準用する第七十二条第二項又は第七十四条の二第二項若しくは第三項（第一号及び第四号を除く。）の規定による請求に応じなかつたとき。

五　外国特例承認取得者又は選任製造販売業者についてこの法律その他薬事に関する法令で政令

で定めるもの又はこれに基づく処分に違反する行為があつたとき。

2　第十九条の二、第二十三条の二の十七又は第二十三条の三十七の承認については、第七十二条第二項並びに第七十四条の二第一項、第二項及び第三項（第一号及び第四号を除く。）の規定を準用する。この場合において、第七十二条第二項中「第十四条第二項第四号、第二十三条の二の五第二項第四号、第二十三条の二十五第二項第四号若しくは第八十条第二項」とあるのは「第十九条の二第五項において準用する第十四条第二項第四号、第二十三条の二の十七第五項において準用する第二十三条の二の五第二項第四号若しくは第二十三条の三十七第五項において準用する第二十三条の二十五第二項第四号」と、「命じ、又はその改善を行うまでの間その業務の全部若しくは一部の停止を命ずる」とあるのは「請求する」と、第七十四条の二第一項中「第二十三条の二十六第一項」とあるのは「第二十三条の三十七第五項において準用する第二十三条の二十六第一項」と、「第十四条第二項第三号イからハまで（同条第九項」とあるのは「第十九条の二第五項において準用する第十四条第二項第三号イからハまで（第十九条の二第五項において準用する第十四条第九項」と、「第二十三条の二の五第二項第三号イからハまで（同条第十一項」とあるのは「第二十三条の二の十七第五項において準用する第二十三条の二の五第二項第三号イからハまで（第二十三条の二の十七第五項において準用する第二十三条の二の五第十一項」と、「第二十三条の二十五第二項第三号イからハまで（同条第九項」とあるのは「第二十三条の三十七第五項において準用する第二十三条の二十五第二項第三号イからハまで（第二十三条の三十七第五項において準用する第二十三条の二十五第九項」と、「第二十三条の二十六第一項第二号」とあるのは「第二十三条の三十七第五項において準用する第二十三条の二十六第一項第二号」と、「第二十三条の二十五第二項第三号ハ（同条第九項」とあるのは「第二十三条の三十七第五項において準用する第二十三条の二十五第二項第三号ハ（第二十三条の三十七第五項において準用する第二十三条の二十五第九項」と、「第二十三条の二十六第四項」とあるのは「第二十三条の三十七第六項において準用する第二十三条の二十六第四項」と、「第二十三条の二十五第九項」とあるのは「第二十三条の三十七第五項において準用する第二十三条の二十五第九項」と、「同条第二項第三号イ」とあるのは「第二十三条の三十七第五項において準用する第二十三条の二十五第二項第三号イ」と、同条第二項中「命ずる」とあるのは「請求する」と、同条第三項中「前二項」とあるのは「第七十五条の二の二第二項において準用する第七十四条の二第一項及び第二項」と、「命ずる」とあるのは「請求する」と、「第十四条第六項、第二十三条の二の五第六項若しくは第八項又は第二十三条の二十五第六項」とあるのは「第十九条の二第五項において準用する第十四条第六項、第二十三条の二の十七第五項において準用する第二十三条の二の五第六項若しくは第八項又は第二十三条の三十七第五項において準用する第二十三条の二十五第六項」と、「第十四条の四第一項、第十四条の六第一項、第二十三条の二十九第一項若しくは第二十三条の三十一第一項」とあるのは「第十九条の四において準用する第十四条の四第一項若しくは第十四条の六第一項若しくは第二十三条の三十九において準用する第二十三条の二十九第一項若しくは第二十三条の三十一第一項」と、「第二十三条の二の九第一項」とあるのは「第二十三条の二の十九において準用する第二十三条の二の九第一項」と、「第十四条の四第四項後段、第十四条の六第四項、第二十三条の二の九第四項後段、第二十三条の二十九第四項後段若しくは第二十三条の三十一第四項」とあるのは「第十九条の四において準用する第十四条の四第四項後段若しくは第十四条の六第四項、第二十三条の二の十九において準用する第二十三条の二の九第四項後段若しくは第二十三条の三十九において準用する第二十三条の二十九第四項後段若しくは第二十三条の三十一第四項」と、「第二十三条の二十六第一項」とあるのは「第二十三条の三十七第五項において準用する第二十三条の二十六第一項」と読み替えるものとする。

3　第二十三条の二の二十三の認証を受けた外国指定高度管理医療機器製造等事業者については、第七十二条第二項の規定を準用する。この場合において、同項中「製造所における製造管理若しくは品質管理の方法（医療機器及び体外診断用医薬品の製造販売業者にあつては、その物の製造管理又は品質管理の方法。以下この項において同じ。）が第十四条第二項第四号、第二十三条の二の五第二項第四号、第二十三条の二十五第二項第四号若しくは第八十条第二項」とあるのは「製造管理若しくは品質管理の方法が第二十三条の二の五第二項第四号」と、「医薬品、医薬部外品、化粧品、医療機器若しくは再生医療等製品が」とあるのは「指定高度管理医療機器等が」と、「（第六十条及び第六十二条において準用する場合を含む。）、第六十五条若しくは第六十五条の六」とあるのは「若しくは第六十五条」と、「医薬品、医薬部外品、化粧品、医療機器若しくは再生医療等製品若しくは」とあるのは「医療機器若しくは体外診断用医薬品若しくは」と、「命じ、又はその改善を行うまでの間その業務の全部若しくは一部停止を命ずる」とあるのは「請求する」と読み替えるものとする。

4　厚生労働大臣は、機構に、第一項第三号の規定による検査又は質問のうち政令で定めるものを行わせることができる。この場合において、機構は、当該検査又は質問をしたときは、厚生労働省令で定めるところにより、当該検査又は質問の結果を厚生労働大臣に通知しなければならない。

（特例承認の取消し等）

第七十五条の三　厚生労働大臣は、第十四条の三第一項（第二十条第一項において準用する場合を含む。以下この条において同じ。）、第二十三条の二の八第一項（第二十三条の二の二十第一項において準用する場合を含む。以下この条において同じ。）又は第二十三条の二十八第一項（第二十三条の四十第一項において準用する場合を含む。以下この条において同じ。）の規定による第十四条、第十九条の二、第二十三条の二の五、第二十三条の二の十七、第二十三条の二十五又は第二十三条の三十七の承認に係る品目が第十四条の三第一項各号、第二十三条の二の八第一項各号若しくは第二十三条の二十八第一項各号のいずれかに該当しなくなつたと認めるとき、又は保健衛生上の危害の発生若しくは拡大を防止するため必要があると認めるときは、これらの承認を取り消すことができる。

（医薬品等外国製造業者及び再生医療等製品外国製造業者の認定の取消し等）

第七十五条の四　厚生労働大臣は、第十三条の三第一項又は第二十三条の二十四第一項の認定を受けた者が次の各号のいずれかに該当する場合には、その者が受けた当該認定の全部又は一部を取り消すことができる。

一　厚生労働大臣が、必要があると認めて、第十三条の三第一項又は第二十三条の二十四第一項の認定を受けた者に対し、厚生労働省令で定めるところにより必要な報告を求めた場合において、その報告がされず、又は虚偽の報告がされたとき。

二　厚生労働大臣が、必要があると認めて、その職員に、第十三条の三第一項又は第二十三条の二十四第一項の認定を受けた者の工場、事務所その他医薬品（体外診断用医薬品を除く。）、医薬部外品、化粧品又は再生医療等製品を業務上取り扱う場所においてその構造設備又は帳簿書類その他の物件についての検査をさせ、従業員その他の関係者に質問させようとした場合において、その検査が拒まれ、妨げられ、若しくは忌避され、又はその質問に対して、正当な理由なしに答弁がされず、若しくは虚偽の答弁がされたとき。

三　次項において準用する第七十二条第三項の規定による請求に応じなかつたとき。

四　この法律その他薬事に関する法令で政令で定めるもの又はこれに基づく処分に違反する行為があつたとき。

2　第十三条の三第一項又は第二十三条の二十四第一項の認定を受けた者については、第七十二条第三項の規定を準用する。この場合において、同項中「命じ、又はその改善を行うまでの間当該施設の全部若しくは一部を使用することを禁止する」とあるのは、「請求する」と読み替えるものとする。

3　第一項第二号の規定による検査又は質問については、第七十五条の二の二第四項の規定を準用する。

（医療機器等外国製造業者の登録の取消し等）

第七十五条の五　厚生労働大臣は、第二十三条の二の四第一項の登録を受けた者が次の各号のいずれかに該当する場合には、その者が受けた当該登録の全部又は一部を取り消すことができる。

一　厚生労働大臣が、必要があると認めて、第二十三条の二の四第一項の登録を受けた者に対し、厚生労働省令で定めるところにより必要な報告を求めた場合において、その報告がされず、又は虚偽の報告がされたとき。

二　厚生労働大臣が、必要があると認めて、その職員に、第二十三条の二の四第一項の登録を受けた者の工場、事務所その他医療機器又は体外診断用医薬品を業務上取り扱う場所においてその構造設備又は帳簿書類その他の物件についての検査をさせ、従業員その他の関係者に質問させようとした場合において、その検査が拒まれ、妨げられ、若しくは忌避され、又はその質問に対して、正当な理由なしに答弁がされず、若しくは虚偽の答弁がされたとき。

三　次項において準用する第七十二条の四第一項の規定による請求に応じなかつたとき。

四　不正の手段により第二十三条の二の四第一項の登録を受けたとき。

五　この法律その他薬事に関する法令で政令で定めるもの又はこれに基づく処分に違反する行為があつたとき。

2　第二十三条の二の四第一項の登録を受けた者については、第七十二条の四第一項の規定を準用する。この場合において、同項中「前三条に規定するもののほか、厚生労働大臣」とあるのは「厚生労働大臣」と、「医薬品、医薬部外品、化粧品、医療機器若しくは再生医療等製品の製造販売業者若しくは製造業者又は医療機器の修理業者について、都道府県知事は、薬局開設者、医薬品の販売業者、第三十九条第一項若しくは第三十九条の三第一項の医療機器の販売業者若しくは貸与業者又は再生医療等製品の販売業者」とあるのは「第二十三条の二の四第一項の登録を受けた者」と、「その製造販売業者、製造業者、修理業者、薬局開設者、販売業者又は貸与業者」とあるのは「その者」と、「命ずる」とあるのは「請求する」と読み替えるものとする。

3　第一項第二号の規定による検査又は質問については、第七十五条の二の二第四項の規定を準用する。

（許可等の更新を拒否する場合の手続）

第七十六条　厚生労働大臣又は都道府県知事は、第四条第四項、第十二条第二項、第十三条第三項（同条第七項において準用する場合を含む。）、第二十三条の二第二項、第二十三条の二十第二項、第二十三条の二十二第三項（同条第七項において準用する場合を含む。）、第二十四条第二項、第三十九条第四項、第四十条の二第三項若しくは第四十条の五第四項の許可の更新、第十三条の三第三項において準用する第十三条第三項（第十三条の三第三項において準用する第十三条第七項において準用する場合を含む。）若しくは第二十三条の二十四第三項において準用する第二十三条の二十二第三項（第二十三条の二十四第三項において準用する第二十三条の二十二第七項において準用する場合を含む。）の認定の更新又は第二十三条の二の三第三項（第二十三条の二の四第二項において準用する場合を含む。）若しくは第二十三条の六第三項の登録の更新を拒もうとするときは、当該処分の名宛人に対し、その処分の理由を通知し、弁明及び有利な証拠の提出の機会を与えなければならない。

（聴聞の方法の特例）

第七十六条の二　第七十五条の二の二第一項第五号（選任製造販売業者に係る部分に限る。）に該当することを理由として同項の規定による処分をしようとする場合における行政手続法（平成五年法律第八十八号）第三章第二節の規定の適用については、当該処分の名宛人の選任製造販売業者は、同法第十五条第一項の通知を受けた者とみなす。

（薬事監視員）

第七十六条の三　第六十九条第一項から第四項まで、第七十条第二項、第七十六条の七第二項又は第七十六条の八第一項に規定する当該職員の職権を行わせるため、厚生労働大臣、都道府県知事、保健所を設置する市の市長又は特別区の区長は、国、都道府県、保健所を設置する市又は特別区の職員のうちから、薬事監視員を命ずるものとする。

2　前項に定めるもののほか、薬事監視員に関し必要な事項は、政令で定める。

第十四章　略

第十五章　希少疾病用医薬品、希少疾病用医療機器及び希少疾病用再生医療等製品の指定等

（指定等）

第七十七条の二　厚生労働大臣は、次の各号のいずれにも該当する医薬品、医療機器又は再生医療等製品につき、製造販売をしようとする者（本邦に輸出されるものにつき、外国において製造等をする者を含む。）から申請があつたときは、薬事・食品衛生審議会の意見を聴いて、当該申請に係る医薬品、医療機器又は再生医療等製品を希少疾病用医薬品、希少疾病用医療機器又は希少疾病用再生医療等製品として指定することができる。

一　その用途に係る対象者の数が本邦において厚生労働省令で定める人数に達しないこと。

二　申請に係る医薬品、医療機器又は再生医療等製品につき、製造販売の承認が与えられるとしたならば、その用途に関し、特に優れた使用価値を有することとなる物であること。

2　厚生労働大臣は、前項の規定による指定をしたときは、その旨を公示するものとする。

（資金の確保）

第七十七条の三　国は、前条第一項各号のいずれにも該当する医薬品、医療機器及び再生医療等製品の試験研究を促進するのに必要な資金の確保に努めるものとする。

（税制上の措置）

第七十七条の四　国は、租税特別措置法（昭和三十二年法律第二十六号）で定めるところにより、希少疾病用医薬品、希少疾病用医療機器及び希少疾病用再生医療等製品の試験研究を促進するため必要な措置を講ずるものとする。

（試験研究等の中止の届出）

第七十七条の五　第七十七条の二第一項の規定による指定を受けた者は、当該指定に係る希少疾病用医薬品、希少疾病用医療機器又は希少疾病用再生医療等製品の試験研究又は製造若しくは輸入を中止しようとするときは、あらかじめ、その旨を厚生労働大臣に届け出なければならない。

（指定の取消し等）

第七十七条の六　厚生労働大臣は、前条の規定による届出があつたときは、第七十七条の二第一項の規定による指定（以下この条において「指定」という。）を取り消さなければならない。

2　厚生労働大臣は、次の各号のいずれかに該当するときは、指定を取り消すことができる。

一　希少疾病用医薬品、希少疾病用医療機器又は希少疾病用再生医療等製品が第七十七条の二第一項各号のいずれかに該当しなくなつたとき。

二　指定に関し不正の行為があつたとき。

三　正当な理由なく希少疾病用医薬品、希少疾病用医療機器又は希少疾病用再生医療等製品の試験研究又は製造販売が行われないとき。

四　指定を受けた者についてこの法律その他薬事に関する法令で政令で定めるもの又はこれに基づく処分に違反する行為があつたとき。

3　厚生労働大臣は、前二項の規定により指定を取り消したときは、その旨を公示するものとする。

（平五法二七・追加、平五法八九・平一一法一六〇・平一四法九六・一部改正、平二五法八四・旧第七十七条の二の五繰下・一部改正）

（省令への委任）

第七十七条の七　この章に定めるもののほか、希少疾病用医薬品、希少疾病用医療機器又は希少疾病用再生医療等製品に関し必要な事項は、厚生労働省令で定める。

第十六章　雑則

（手数料）

第七十八条　次の各号に掲げる者（厚生労働大臣に対して申請する者に限る。）は、それぞれ当該各号の申請に対する審査に要する実費の額を考慮して政令で定める額の手数料を納めなければならない。

一　第十二条第二項の許可の更新を申請する者

二　第十三条第三項の許可の更新を申請する者

三　第十三条第六項の許可の区分の変更の許可を申請する者

四　第十三条の三第一項の認定を申請する者

五　第十三条の三第三項において準用する第十三条第三項の認定の更新を申請する者

六　第十三条の三第三項において準用する第十三条第六項の認定の区分の変更又は追加の認定を申請する者

七　第十四条又は第十九条の二の承認を申請する者

八　第十四条第六項（同条第九項（第十九条の二第五項において準用する場合を含む。）及び第十九条の二第五項において準用する場合を含む。）の調査を申請する者

九　第十四条の四（第十九条の四において準用する場合を含む。）の再審査を申請する者

十　第二十三条の二第二項の許可の更新を申請する者

十一　第二十三条の二の三第三項（第二十三条の二の四第二項において準用する場合を含む。）の登録の更新を申請する者

十二　第二十三条の二の四第一項の登録を申請する者

十三　第二十三条の二の五又は第二十三条の二の十七の承認を申請する者

十四　第二十三条の二の五第六項又は第八項（これらの規定を同条第十一項（第二十三条の二の十七第五項において準用する場合を含む。）及び第二十三条の二の十七第五項において準用する場合を含む。）の調査を申請する者

十五　第二十三条の二の九（第二十三条の二の十九において準用する場合を含む。）の使用成績に関する評価を申請する者

十六　第二十三条の十八第一項の基準適合性認証を申請する者

十七　第二十三条の二十第二項の許可の更新を申請する者

十八　第二十三条の二十二第三項の許可の更新を申請する者

十九　第二十三条の二十二第六項の許可の区分の変更の許可を申請する者

二十　第二十三条の二十四第一項の認定を申請する者

二十一　第二十三条の二十四第三項において準用する第二十三条の二十二第三項の認定の更新を申請する者

二十二　第二十三条の二十四第三項において準用する第二十三条の二十二第六項の認定の区分の変更又は追加の認定を申請する者

二十三　第二十三条の二十五又は第二十三条の三十七の承認を申請する者

二十四　第二十三条の二十五第六項（同条第九項（第二十三条の三十七第五項において準用する場合を含む。）及び第二十三条の三十七第五項において準用する場合を含む。）の調査を申請する者

二十五　第二十三条の二十九（第二十三条の三十九において準用する場合を含む。）の再審査を申請する者

二十六　第四十条の二第一項の許可を申請する者

二十七　第四十条の二第三項の許可の更新を申請する者

二十八　第四十条の二第五項の修理区分の変更又は追加の許可を申請する者

二十九　第八十条第一項から第三項までの調査を申請する者

2　機構が行う第十三条の二第一項（第十三条の三第三項及び第八十条第四項において準用する場合を含む。）の調査、第十四条の二第一項（第十四条の五第一項（第十九条の四において準用する場合を含む。）並びに第十九条の二第五項及び第六項において準用する場合を含む。）の医薬品等審査等、第二十三条の二の七第一項（第二十三条の二の十第一項（第二十三条の二の十九において準用する場合を含む。）並びに第二十三条の二の十七第五項及び第六項において準用する場合を含む。）の医療機器等審査等、第二十三条の十八第二項の基準適合性認証、

第二十三条の二十三第一項（第二十三条の二十四第三項及び第八十条第五項において準用する場合を含む。）の調査又は第二十三条の二十七第一項（第二十三条の三十第一項（第二十三条の三十九において準用する場合を含む。）並びに第二十三条の三十七第五項及び第六項において準用する場合を含む。）の再生医療等製品審査等を受けようとする者は、当該調査、医薬品等審査等、医療機器等審査等、基準適合性認証又は再生医療等製品審査等に要する実費の額を考慮して政令で定める額の手数料を機構に納めなければならない。

3　前項の規定により機構に納められた手数料は、機構の収入とする。

（許可等の条件）

第七十九条　この法律に規定する許可、認定又は承認には、条件又は期限を付し、及びこれを変更することができる。

2　前項の条件又は期限は、保健衛生上の危害の発生を防止するため必要な最小限度のものに限り、かつ、許可、認定又は承認を受ける者に対し不当な義務を課することとなるものであつてはならない。

（適用除外等）

第八十条　輸出用の医薬品（体外診断用医薬品を除く。以下この項において同じ。）、医薬部外品又は化粧品の製造業者は、その製造する医薬品、医薬部外品又は化粧品が政令で定めるものであるときは、その物の製造所における製造管理又は品質管理の方法が第十四条第二項第四号に規定する厚生労働省令で定める基準に適合しているかどうかについて、製造をしようとするとき、及びその開始後三年を下らない政令で定める期間を経過するごとに、厚生労働大臣の書面による調査又は実地の調査を受けなければならない。

2　輸出用の医療機器又は体外診断用医薬品の製造業者は、その製造する医療機器又は体外診断用医薬品が政令で定めるものであるときは、その物の製造所における製造管理又は品質管理の方法が厚生労働省令で定める基準に適合しているかどうかについて、製造をしようとするとき、及びその開始後三年を下らない政令で定める期間を経過するごとに、厚生労働大臣の書面による調査又は実地の調査を受けなければならない。

3　輸出用の再生医療等製品の製造業者は、その製造する再生医療等製品の製造所における製造管理又は品質管理の方法が第二十三条の二十五第二項第四号に規定する厚生労働省令で定める基準に適合しているかどうかについて、製造をしようとするとき、及びその開始後三年を下らない政令で定める期間を経過するごとに、厚生労働大臣の書面による調査又は実地の調査を受けなければならない。

4　第一項又は第二項の調査については、第十三条の二の規定を準用する。この場合において、同条第一項中「又は化粧品」とあるのは「、化粧品又は医療機器（専ら動物のために使用されることが目的とされているものを除く。以下この条において同じ。）」と、「前条第一項若しくは第六項の許可又は同条第三項（同条第七項において準用する場合を含む。以下この条において同じ。）の許可の更新についての同条第五項（同条第七項において準用する場合を含む。）」とあるのは「第八十条第一項又は第二項」と、同条第二項中「行わないものとする。この場合において、厚生労働大臣は、前条第一項若しくは第六項の許可又は同条第三項の許可の更新をするときは、機構が第四項の規定により通知する調査の結果を考慮しなければならない」とあるのは「行わないものとする」と、同条第三項中「又は化粧品」とあるのは「、化粧品又は医療機器」と、「前条第一項若しくは第六項の許可又は同条第三項の許可の更新」とあるのは「第八十条第一項又は第二項の調査」と読み替えるものとする。

5　第三項の調査については、第二十三条の二十三の規定を準用する。この場合において、同条第一項中「前条第一項若しくは第六項の許可又は同条第三項（同条第七項において準用する場合を含む。以下この条において同じ。）の許可の更新についての同条第五項（同条第七項において準用する場合を含む。）」とあるのは「第八十条第三項」と、同条第二項中「行わないものとする。この場合において、厚生労働大臣は、前条第一項若しくは第六項の許可又は同条第三項の許可の更新をするときは、機構が第四項の規定により通知する調査の結果を考慮しなければならない」とあるのは「行わないものとする」と、同条第三項中「前条第一項若しくは第六項の許可又は同条第三項の許可の更新」とあるのは「第八十条第三項の調査」と読み替えるものとする。

6　第一項から第三項までに規定するほか、輸出用の医薬品、医薬部外品、化粧品、医療機器又は再生医療等製品については、政令で、この法律の一部の適用を除外し、その他必要な特例を定めることができる。

7　薬局開設者が当該薬局における設備及び器具をもつて医薬品を製造し、その医薬品を当該薬局において販売し、又は授与する場合については、政令で、第三章、第四章及び第七章の規定の一部の適用を除外し、その他必要な特例を定めることができる。

8　第十四条の三第一項（第二十条第一項において準用する場合を含む。）の規定による第十四条若しくは第十九条の二の承認を受けて製造販売がされた医薬品、第二十三条の二の八第一項（第二十三条の二の二十第一項において準用する場合を含む。）の規定による第二十三条の二の五若しくは第二十三条の二の十七の承認を受けて製造販売がされた医療機器若しくは体外診断用医薬品又は第二十三条の二十八第一項（第二十三条の四十第一項において準用する場合を含む。）の規定による第二十三条の二十五若しくは第二十三条の三十七の承認を受けて製造販売がされた再生医療等製品については、政令で、第四十三条、第四十四条、第五十条、第五十一条（第六十五条の五及び第六十八条の十九において準用する場合を含む。）、第五十二条第一項、第五十二条の二、第五十四条（第六十四条及び第六十五条の五において準用する場合を含む。）、第五十五条第一項（第六十四条、第六十五条の五及び第六十八条の十九において準用する場合を含む。）、第五十六条、第六十三条、第六十三条の二第一項、第六十三条の三、第六十五条から第六十五条の四まで、第六十五条の六、第六十八条の十七、第六十八条の十八及び第六十八条の二十の規定の一部の適用を除外し、その他必要な特例を定めることができる。

9　第十四条第一項に規定する化粧品以外の化粧品については、政令で、この法律の一部の適用を除外し、医薬部外品等責任技術者の義務の遂行のための配慮事項その他必要な特例を定めることができる。

（治験の取扱い）

第八十条の二　治験の依頼をしようとする者は、治験を依頼するに当たつては、厚生労働省令で定める基準に従つてこれを行わなければならない。

2　治験（薬物、機械器具等又は人若しくは動物の細胞に培養その他の加工を施したもの若しくは人若しくは動物の細胞に導入され、これらの体内で発現する遺伝子を含有するもの（以下この条から第八十条の四まで及び第八十三条第一項において「薬物等」という。）であつて、厚生労働省令で定めるものを対象とするものに限る。以下この項において同じ。）の依頼をしようとする者又は自ら治験を実施しようとする者は、あらかじめ、厚生労働省令で定めるところにより、厚生労働大臣に治験の計画を届け出なければならない。ただし、当該治験の対象とされる薬物等を使用することが緊急やむを得ない場合として厚生労働省令で定める場合には、当該治験を開始した日から三十日以内に、厚生労働省令で定めるところにより、厚生労働大臣に治験の計画を届け出たときは、この限りでない。

3　前項本文の規定による届出をした者（当該届出に係る治験の対象とされる薬物等につき初めて同項の規定による届出をした者に限る。）は、当該届出をした日から起算して三十日を経過した後でなければ、治験を依頼し、又は自ら治験を実施してはならない。この場合において、厚生労働大臣は、当該届出に係る治験の計画に関し保健衛生上の危害の発生を防止するため必要な調査を行うものとする。

4　治験の依頼を受けた者又は自ら治験を実施しようとする者は、厚生労働省令で定める基準に従つて、治験をしなければならない。

5　治験の依頼をした者は、厚生労働省令で定める基準に従つて、治験を管理しなければならない。

6　治験の依頼をした者又は自ら治験を実施した者は、当該治験の対象とされる薬物等について、当該薬物等の副作用によるものと疑われる疾病、障害又は死亡の発生、当該薬物等の使用によるものと疑われる感染症の発生その他の治験の対象とされる薬物等の有効性及び安全性に関する事項で厚生労働省令で定めるものを知つたときは、その旨を厚生労働省令で定めるところにより厚生労働大臣に報告しなければならない。この場合において、厚生労働大臣は、当該報告に係る情報の整理又は当該報告に関する調査を行うものとする。

7　厚生労働大臣は、治験が第四項又は第五項の基準に適合するかどうかを調査するため必要があると認めるときは、治験の依頼をし、自ら治験を実施し、若しくは依頼を受けた者その他治験の対象とされる薬物等を業務上取り扱う者に対して、必要な報告をさせ、又は当該職員に、病院、診療所、飼育動物診療施設、工場、事務所その他治験の対象とされる薬物等を業務上取り扱う場所に立ち入り、その構造設備若しくは帳簿書類その他の物件を検査させ、若しくは従業員その他の関係者に質問させることができる。

8　前項の規定による立入検査及び質問については、第六十九条第六項の規定を、前項の規定による権限については、同条第七項の規定を準用する。

9　厚生労働大臣は、治験の対象とされる薬物等の使用による保健衛生上の危害の発生又は拡大を防止するため必要があると認めるときは、治験の依頼をしようとし、若しくは依頼をした者、自ら治験を実施しようとし、若しくは実施した者又は治験の依頼を受けた者に対し、治験の依頼の取消し又はその変更、治験の中止又はその変更その他必要な指示を行うことができる。

10　治験の依頼をした者若しくは自ら治験を実施した者又はその役員若しくは職員は、正当な理由なく、治験に関しその職務上知り得た人の秘密を漏らしてはならない。これらの者であつた者についても、同様とする。

（機構による治験の計画に係る調査等の実施）

第八十条の三　厚生労働大臣は、機構に、治験の対象とされる薬物等（専ら動物のために使用されることが目的とされているものを除く。以下この条及び次条において同じ。）のうち政令で定めるものに係る治験の計画についての前条第三項後段の規定による調査を行わせることができる。

2　厚生労働大臣は、前項の規定により機構に調査を行わせるときは、当該調査を行わないものとする。
3　機構は、厚生労働大臣が第一項の規定により機構に調査を行わせることとした場合において、当該調査を行つたときは、遅滞なく、当該調査の結果を厚生労働省令で定めるところにより厚生労働大臣に通知しなければならない。
4　厚生労働大臣が第一項の規定により機構に調査を行わせることとしたときは、同項の政令で定める薬物等に係る治験の計画についての前条第二項の規定による届出をしようとする者は、同項の規定にかかわらず、厚生労働省令で定めるところにより、機構に届け出なければならない。
5　機構は、前項の規定による届出を受理したときは、厚生労働省令で定めるところにより、厚生労働大臣にその旨を通知しなければならない。

第八十条の四　厚生労働大臣は、機構に、政令で定める薬物等についての第八十条の二第六項に規定する情報の整理を行わせることができる。
2　厚生労働大臣は、第八十条の二第九項の指示を行うため必要があると認めるときは、機構に、薬物等についての同条第六項の規定による調査を行わせることができる。
3　厚生労働大臣が、第一項の規定により機構に情報の整理を行わせることとしたときは、同項の政令で定める薬物等に係る第八十条の二第六項の規定による報告をしようとする者は、同項の規定にかかわらず、厚生労働省令で定めるところにより、機構に報告しなければならない。
4　機構は、第一項の規定による情報の整理又は第二項の規定による調査を行つたときは、遅滞なく、当該情報の整理又は調査の結果を厚生労働省令で定めるところにより、厚生労働大臣に通知しなければならない。

第八十条の五　厚生労働大臣は、機構に、第八十条の二第七項の規定による立入検査又は質問のうち政令で定めるものを行わせることができる。
2　前項の立入検査又は質問については、第六十九条の二第三項から第五項までの規定を準用する。

（原薬等登録原簿）
第八十条の六　原薬等を製造する者（外国において製造する者を含む。）は、その原薬等の名称、成分（成分が不明のものにあつては、その本質）、製法、性状、品質、貯法その他厚生労働省令で定める事項について、原薬等登録原簿に登録を受けることができる。
2　厚生労働大臣は、前項の登録の申請があつたときは、次条第一項の規定により申請を却下する場合を除き、前項の厚生労働省令で定める事項を原薬等登録原簿に登録するものとする。
3　厚生労働大臣は、前項の規定による登録をしたときは、厚生労働省令で定める事項を公示するものとする。

第八十条の七　厚生労働大臣は、前条第一項の登録の申請が当該原薬等の製法、性状、品質又は貯法に関する資料を添付されていないとき、その他の厚生労働省令で定める場合に該当するときは、当該申請を却下するものとする。
2　厚生労働大臣は、前項の規定により申請を却下したときは、遅滞なく、その理由を示して、その旨を申請者に通知するものとする。

第八十条の八　第八十条の六第一項の登録を受けた者は、同項に規定する厚生労働省令で定める事項の一部を変更しようとするとき（当該変更が厚生労働省令で定める軽微な変更であるときを除く。）は、その変更について、原薬等登録原簿に登録を受けなければならない。この場合においては、同条第二項及び第三項並びに前条の規定を準用する。
2　第八十条の六第一項の登録を受けた者は、前項の厚生労働省令で定める軽微な変更について、厚生労働省令で定めるところにより、厚生労働大臣にその旨を届け出なければならない。

第八十条の九　厚生労働大臣は、第八十条の六第一項の登録を受けた者が次の各号のいずれかに該当するときは、その者に係る登録を抹消する。
一　不正の手段により第八十条の六第一項の登録を受けたとき。
二　第八十条の七第一項に規定する厚生労働省令で定める場合に該当するに至つたとき。
三　この法律その他薬事に関する法令で政令で定めるもの又はこれに基づく処分に違反する行為があつたとき。
2　厚生労働大臣は、前項の規定により登録を抹消したときは、その旨を、当該抹消された登録を受けていた者に対し通知するとともに、公示するものとする。

（機構による登録等の実施）
第八十条の十　厚生労働大臣は、機構に、政令で定める原薬等に係る第八十条の六第二項（第八十条の八第一項において準用する場合を含む。）の規定による登録及び前条第一項の規定による登録の抹消（以下この条において「登録等」という。）を行わせることができる。
2　第八十条の六第三項、第八十条の七及び前条第二項の規定は、前項の規定により機構が登録等を行う場合に準用する。
3　厚生労働大臣が第一項の規定により機構に登録

等を行わせることとしたときは、同項の政令で定める原薬等に係る第八十条の六第一項若しくは第八十条の八第一項の登録を受けようとする者又は同条第二項の規定による届出をしようとする者は、第八十条の六第二項（第八十条の八第一項において準用する場合を含む。）及び第八十条の八第二項の規定にかかわらず、厚生労働省令で定めるところにより、機構に申請又は届出をしなければならない。

4　機構は、前項の申請に係る登録をしたとき、若しくは申請を却下したとき、同項の届出を受理したとき、又は登録を抹消したときは、厚生労働省令で定めるところにより、厚生労働大臣にその旨を通知しなければならない。

5　機構が行う第三項の申請に係る登録若しくはその不作為、申請の却下又は登録の抹消については、厚生労働大臣に対して、行政不服審査法による審査請求をすることができる。この場合において、厚生労働大臣は、行政不服審査法第二十五条第二項及び第三項、第四十六条第一項及び第二項並びに第四十九条第三項の規定の適用については、機構の上級行政庁とみなす。

（都道府県等が処理する事務）

第八十一条　この法律に規定する厚生労働大臣の権限に属する事務の一部は、政令で定めるところにより、都道府県知事、保健所を設置する市の市長又は特別区の区長が行うこととすることができる。

（平一一法八七・全改、平一一法一六〇・平二三法一〇五・一部改正）

（緊急時における厚生労働大臣の事務執行）

第八十一条の二　第六十九条第二項及び第七十二条第四項の規定により都道府県知事の権限に属するものとされている事務は、保健衛生上の危害の発生又は拡大を防止するため緊急の必要があると厚生労働大臣が認める場合にあつては、厚生労働大臣又は都道府県知事が行うものとする。この場合においては、この法律の規定中都道府県知事に関する規定（当該事務に係るものに限る。）は、厚生労働大臣に関する規定として厚生労働大臣に適用があるものとする。

2　前項の場合において、厚生労働大臣又は都道府県知事が当該事務を行うときは、相互に密接な連携の下に行うものとする。

（事務の区分）

第八十一条の三　第二十一条、第二十三条の二の二十一、第二十三条の四十一、第六十九条第一項、第四項及び第五項、第六十九条の二第二項、第七十条第一項及び第二項、第七十一条、第七十二条第三項、第七十二条の五、第七十六条の六第一項から第五項まで及び第七項、第七十六条の七第一項及び第二項、第七十六条の七の二並びに第七十六条の八第一項の規定により都道府県が処理することとされている事務は、地方自治法（昭和二十二年法律第六十七号）第二条第九項第一号に規定する第一号法定受託事務（次項において単に「第一号法定受託事務」という。）とする。

2　第二十一条第一項及び第二項、第六十九条第一項及び第四項、第七十条第一項及び第二項、第七十一条、第七十二条第三項並びに第七十二条の五の規定により保健所を設置する市又は特別区が処理することとされている事務は、第一号法定受託事務とする。

（権限の委任）

第八十一条の四　この法律に規定する厚生労働大臣の権限は、厚生労働省令で定めるところにより、地方厚生局長に委任することができる。

2　前項の規定により地方厚生局長に委任された権限は、厚生労働省令で定めるところにより、地方厚生支局長に委任することができる。

（経過措置）

第八十二条　この法律の規定に基づき政令又は厚生労働省令を制定し、又は改廃する場合においては、それぞれ、政令又は厚生労働省令で、その制定又は改廃に伴い合理的に必要と判断される範囲内において、所要の経過措置（罰則に関する経過措置を含む。）を定めることができる。この法律の規定に基づき、厚生労働大臣が毒薬及び劇薬の範囲その他の事項を定め、又はこれを改廃する場合においても、同様とする。

（動物用医薬品等）

第八十三条　医薬品、医薬部外品、医療機器又は再生医療等製品（治験の対象とされる薬物等を含む。）であつて、専ら動物のために使用されることが目的とされているものに関しては、この法律（第二条第十五項、第九条の二、第九条の三第一項、第二項及び第四項、第三十六条の十第一項及び第二項（同条第七項においてこれらの規定を準用する場合を含む。）、第七十六条の四、第七十六条の六、第七十六条の六の二、第七十六条の七第一項及び第二項、第七十六条の七の二、第七十六条の八第一項、第七十六条の九、第七十六条の十、第七十七条、第八十一条の四、次項及び第三項並びに第八十三条の四第三項（第八十三条の五第二項において準用する場合を含む。）を除く。）中「厚生労働大臣」とあるのは「農林水産大臣」と、「厚生労働省令」とあるのは「農林水産省令」と、第二条第五項から第七項までの規定中「人」とあるのは「動物」と、第四条第一項中「都道府県知事（その所在地が保健所を設置する市又は特別区の区域にある場合においては、市長又は区長。次項、第七条第三項並びに第十条第一項（第三十八条第一項並びに第四十条第一項及び第二項において準用する場合を含む。）及び第二項（第三十八条第一項において準用する場合を含む。）において同じ。）」とあるのは「都道府県知事」と、同条第三項第四号イ中「医薬品の薬局医薬品、要指導医薬品及び一般用医薬品」とあり、並びに同号ロ、第二十五条第二号、第二十六条第三項第五号、第二十九条の二第一項第二号、第三十一条、第三十六条の九（見出しを含む。）、第三十六条の十の見出し、同条第五項及び第七項並びに第五十七条の二第三項中「一般用医薬品」とあるのは「医薬品」と、第八条の二第一項中「医療を受ける者」とあるのは「獣医療を受ける動物の飼育者」と、第九条第一項第二号中「一般用医薬品（第四条第五項第四号に規定する一般用医薬品をいう。以下同じ。）」とあるのは「医薬品」と、第十四条第二項第三号ロ中「又は」とあるのは「若しくは」と、「認められるとき」とあるのは「認められるとき、又は申請に係る医薬品が、その申請に係る使用方法に従い使用される場合に、当該医薬品が有する対象動物（牛、豚その他の食用に供される動物として農林水産省令で定めるものをいう。以下同じ。）についての残留性（医薬品の使用に伴いその医薬品の成分である物質（その物質が化学的に変化して生成した物質を含む。）が動物に残留する性質をいう。以下同じ。）の程度からみて、その使用に係る対象動物の肉、乳その他の食用に供される生産物で人の健康を損なうものが生産されるおそれがあることにより、医薬品として使用価値がないと認められるとき」と、同条第七項、第二十三条の二の五第九項及び第二十三条の二十五第七項中「医療上」とあるのは「獣医療上」と、第十四条の三第一項第一号、第二十三条の二の八第一項第一号及び第二十三条の二十八第一項第一号中「国民の生命及び健康」とあるのは「動物の生産又は健康の維持」と、第二十一条第一項中「都道府県知事（薬局開設者が当該薬局における設備及び器具をもつて医薬品を製造し、その医薬品を当該薬局において販売し、又は授与する場合であつて、当該薬局の所在地が保健所を設置する市又は特別区の区域にある場合においては、市長又は区長。次項、第六十九条第一項、第七十一条、第七十二条第三項及び第七十五条第二項において同じ。）」とあるのは「都道府県知事」と、第二十三条の二十五第二項第三号ロ及び第二十三条の二十六第一項第三号中「又は」とあるのは「若しくは」と、「有すること」とあるのは「有すること又は申請に係る使用方法に従い使用される場合にその使用に係る対象動物の肉、乳その他の食用に供される生産物で人の健康を損なうものが生産されるおそれがあること」と、第二十五条第一号中「要指導医薬品（第四条第五項第三号に規定する要指導医薬品をいう。以下同じ。）又は一般用医薬品」とあるのは「医薬品」と、第二十六条第一項中「都道府県知事（その店舗の所在地が保健所を設置する市又は特別区の区域にある場合においては、市長又は区長。次項及び第二十八条第三項において同じ。）」とあるのは「都道府県知事」と、同条第三項第四号中「医薬品の要指導医薬品及び一般用医薬品」とあるのは「医薬品」と、第三十六条の八第一項中「一般用医薬品」とあるのは「農林水産大臣が指定する医薬品（以下「指定医薬品」という。）以外の医薬品」と、同条第二項及び第三十六条の九第二号中「第二類医薬品及び第三類医薬品」とあるのは「指定医薬品以外の医薬品」と、同条第一号中「第一類医薬品」とあるのは「指定医薬品」と、第三十六条の十第三項及び第四項中「第二類医薬品」とあるのは「医薬品」と、第三十九条第二項中「都道府県知事（その営業所の所在地が保健所を設置する市又は特別区の区域にある場合においては、市長又は区長。第三十九条の三第一項において同じ。）」とあるのは「都道府県知事」と、第四十九条の見出し中「処方箋医薬品」とあるのは「要指示医薬品」と、同条第一項及び第二項中「処方箋の交付」とあるのは「処方箋の交付又は指示」と、第五十条第七号中「一般用医薬品にあつては、第三十六条の七第一項に規定する区分ごとに」とあるのは「指定医薬品にあつては」と、同条第十二号中「医師等の処方箋」とあるのは「獣医師等の処方箋・指示」と、同条第十三号及び第五十九条第九号中「人体」とあるのは「動物の身体」と、第五十七条の二第三項中「第一類医薬品、第二類医薬品又は第三類医薬品」とあるのは「指定医薬品又はそれ以外の医薬品」と、第六十九条第二項中「都道府県知事（薬局、店舗販売業又は高度管理医療機器等若しくは管理医療機器（特定保守管理医療機器を除く。）の販売業若しくは貸与業にあつては、その薬局、店舗又は営業所の所在地が保健所を設置する市又は特別区の区域にある場合においては、市長又は区長。第七十条第一項、第七十二条第四項、第七十二条の二第一項、第七十二条の四、第七十二条の五、第七十三条、第七十五条第一項、第七十六条及び第八十一条の二において同じ。）」とあるのは「都道府県知事」と、同条第四項及び第七十条第二項中「、都道府県知事、保健所を設置する市の市長又は特別区の区長」とあるのは「又は都道府県知事」と、第七十六条の三第一項中「、都道府県知事、保健所を設置する市の市長又は特別区の区長」とあるのは「又は都道府県知事」と、「、都道府県、保健所を設置する市又は特別区」とあるのは「又は都道府県」とする。

2　農林水産大臣は、前項の規定により読み替えて適用される第十四条第一項若しくは第九項（第十九条の二第五項において準用する場合を含む。以下この項において同じ。）又は第十九条の二第一項の承認の申請があつたときは、当該申請に係る医薬品につき前項の規定により読み替えて適用される第十四条第二項第三号ロ（残留性の程度に係る部分に限り、同条第九項及び第十九条の二第五項において準用する場合を含む。）に該当するかどうかについて、厚生労働大臣の意見を聴かなければならない。

3　農林水産大臣は、第一項の規定により読み替えて適用される第二十三条の二十五第一項若しくは第九項（第二十三条の三十七第五項において準用する場合を含む。以下この項において同じ。）又は第二十三条の三十七第一項の承認の申請があつたときは、当該申請に係る再生医療等製品につき第一項の規定により読み替えて適用される第二十三条の二十五第二項第三号ロ（当該再生医療等製品の使用に係る対象動物の肉、乳その他の食用に供される生産物で人の健康を損なうものが生産されるおそれに係る部分に限り、同条第九項において準用する場合（第二十三条の二十六第四項の規定により読み替えて適用される場合を含む。）及び第二十三条の三十七第五項において準用する場合を含む。）又は第二十三条の二十六第一項第三号（当該再生医療等製品の使用に係る対象動物の肉、乳その他の食用に供される生産物で人の健康を損なうものが生産されるおそれに係る部分に限り、第二十三条の三十七第五項において準用する場合を含む。）に該当するかどうかについて、厚生労働大臣の意見を聴かなければならない。

（動物用医薬品の製造及び輸入の禁止）

第八十三条の二　前条第一項の規定により読み替えて適用される第十三条第一項の許可（医薬品の製造業に係るものに限る。）を受けた者でなければ、動物用医薬品（専ら動物のために使用されることが目的とされている医薬品をいう。以下同じ。）の製造をしてはならない。

2　前条第一項の規定により読み替えて適用される第十二条第一項の許可（第一種医薬品製造販売業許可又は第二種医薬品製造販売業許可に限る。）を受けた者でなければ、動物用医薬品の輸入をしてはならない。

3　前二項の規定は、試験研究の目的で使用するために製造又は輸入をする場合その他の農林水産省令で定める場合には、適用しない。

（動物用再生医療等製品の製造及び輸入の禁止）

第八十三条の二の二　第八十三条第一項の規定により読み替えて適用される第二十三条の二十二第一項の許可を受けた者でなければ、動物用再生医療等製品（専ら動物のために使用されることが目的とされている再生医療等製品をいう。以下同じ。）の製造をしてはならない。

2　第八十三条第一項の規定により読み替えて適用される第二十三条の二十第一項の許可を受けた者でなければ、動物用再生医療等製品の輸入をしてはならない。

3　前二項の規定は、試験研究の目的で使用するために製造又は輸入をする場合その他の農林水産省令で定める場合には、適用しない。

（動物用医薬品の店舗販売業の許可の特例）

第八十三条の二の三　都道府県知事は、当該地域における薬局及び医薬品販売業の普及の状況その他の事情を勘案して特に必要があると認めるときは、第二十六条第四項の規定にかかわらず、店舗ごとに、第八十三条第一項の規定により読み替えて適用される第三十六条の八第一項の規定により農林水産大臣が指定する医薬品以外の動物用医薬品の品目を指定して店舗販売業の許可を与えることができる。

2　前項の規定により店舗販売業の許可を受けた者（次項において「動物用医薬品特例店舗販売業者」という。）に対する第二十七条並びに第三十六条の十第三項及び第四項の規定の適用については、第二十七条中「薬局医薬品（第四条第五項第二号に規定する薬局医薬品をいう。以下同じ。）」とあるのは「第八十三条の二の三第一項の規定により都道府県知事が指定した品目以外の医薬品」と、第三十六条の十第三項中「販売又は授与に従事する薬剤師又は登録販売者」とあるのは「販売又は授与に従事する者」と、同条第四項中「当該薬剤師又は登録販売者」とあるのは「当該販売又は授与に従事する者」とし、第二十八条から第二十九条の二まで、第三十六条の九、第三十六条の十第五項、第七十二条の二第一項及び第七十三条の規定は、適用しない。

3　動物用医薬品特例店舗販売業者については、第三十七条第二項の規定を準用する。

（使用の禁止）

第八十三条の三　何人も、直接の容器若しくは直接の被包に第五十条（第八十三条第一項の規定により読み替えて適用される場合を含む。）に規定する事項が記載されている医薬品以外の医薬品又は直接の容器若しくは直接の被包に第六十五条の二（第八十三条第一項の規定により読み替えて適用される場合を含む。）に規定する事項が記載されている再生医療等製品以外の再生医療等製品を対象動物に使用してはならない。ただし、試験研究の目的で使用する場合その他の農林水産省令で定める場合は、この限りでない。

（動物用医薬品及び動物用再生医療等製品の使用の規制）

第八十三条の四　農林水産大臣は、動物用医薬品又は動物用再生医療等製品であつて、適正に使用されるのでなければ対象動物の肉、乳その他の食用に供される生産物で人の健康を損なうおそれのあるものが生産されるおそれのあるものについて、薬事・食品衛生審議会の意見を聴いて、農林水産省令で、その動物用医薬品又は動物用再生医療等製品を使用することができる対象動物、対象動物に使用する場合における使用の時期その他の事項に関し使用者が遵守すべき基準を定めることができる。

2　前項の規定により遵守すべき基準が定められた動物用医薬品又は動物用再生医療等製品の使用者は、当該基準に定めるところにより、当該動物用医薬品又は動物用再生医療等製品を使用しなければならない。ただし、獣医師がその診療に係る対象動物の疾病の治療又は予防のためやむを得ないと判断した場合において、農林水産省令で定めるところにより使用するときは、この限りでない。

3　農林水産大臣は、前二項の規定による農林水産省令を制定し、又は改廃しようとするときは、厚生労働大臣の意見を聴かなければならない。

（その他の医薬品及び再生医療等製品の使用の規制）

第八十三条の五　農林水産大臣は、対象動物に使用される蓋然性が高いと認められる医薬品（動物用医薬品を除く。）又は再生医療等製品（動物用再生医療等製品を除く。）であつて、適正に使用されるのでなければ対象動物の肉、乳その他の食用に供される生産物で人の健康を損なうおそれのあるものが生産されるおそれのあるものについて、薬事・食品衛生審議会の意見を聴いて、農林水産省令で、その医薬品又は再生医療等製品を使用することができる対象動物、対象動物に使用する場合における使用の時期その他の事項に関し使用者が遵守すべき基準を定めることができる。

2　前項の基準については、前条第二項及び第三項の規定を準用する。この場合において、同条第二項中「動物用医薬品又は動物用再生医療等製品」とあるのは「医薬品又は再生医療等製品」と、同条第三項中「前二項」とあるのは「第八十三条の五第一項及び同条第二項において準用する第八十三条の四第二項」と読み替えるものとする。

第十七章　罰則

第八十三条の六　基準適合性認証の業務に従事する登録認証機関の役員又は職員が、その職務に関し、賄賂を収受し、要求し、又は約束したときは、五年以下の懲役に処する。これによつて不正の行為をし、又は相当の行為をしなかつたときは、七年以下の懲役に処する。

2　基準適合性認証の業務に従事する登録認証機関の役員又は職員になろうとする者が、就任後担当すべき職務に関し、請託を受けて賄賂を収受し、要求し、又は約束したときは、役員又は職員になつた場合において、五年以下の懲役に処する。

3　基準適合性認証の業務に従事する登録認証機関の役員又は職員であつた者が、その在職中に請託を受けて、職務上不正の行為をしたこと又は相当の行為をしなかつたことに関し、賄賂を収受し、要求し、又は約束したときは、五年以下の懲役に処する。

4　前三項の場合において、犯人が収受した賄賂は、没収する。その全部又は一部を没収することができないときは、その価額を追徴する。

（平一四法九六（平一五法一〇二）・追加）

第八十三条の七　前条第一項から第三項までに規定する賄賂を供与し、又はその申込み若しくは約束をした者は、三年以下の懲役又は二百五十万円以下の罰金に処する。

2　前項の罪を犯した者が自首したときは、その刑を減軽し、又は免除することができる。

第八十三条の八　第八十三条の六の罪は、刑法（明治四十年法律第四十五号）第四条の例に従う。

第八十三条の九　第七十六条の四の規定に違反して、業として、指定薬物を製造し、輸入し、販売し、若しくは授与した者又は指定薬物を所持した者（販売又は授与の目的で貯蔵し、又は陳列した者に限る。）は、五年以下の懲役若しくは五百万円以下の罰金に処し、又はこれを併科する。

第八十四条　次の各号のいずれかに該当する者は、三年以下の懲役若しくは三百万円以下の罰金に処し、又はこれを併科する。

一　第四条第一項の規定に違反した者
二　第十二条第一項の規定に違反した者
三　第十四条第一項又は第九項の規定に違反した者
四　第二十三条の二第一項の規定に違反した者
五　第二十三条の二の五第一項又は第十一項の規定に違反した者
六　第二十三条の二の二十三第一項又は第六項の規定に違反した者
七　第二十三条の二十第一項の規定に違反した者
八　第二十三条の二十五第一項又は第九項の規定に違反した者
九　第二十四条第一項の規定に違反した者
十　第二十七条の規定に違反した者
十一　第三十一条の規定に違反した者
十二　第三十九条第一項の規定に違反した者

十三　第四十条の二第一項又は第五項の規定に違反した者
十四　第四十条の五第一項の規定に違反した者
十五　第四十三条第一項又は第二項の規定に違反した者
十六　第四十四条第三項の規定に違反した者
十七　第四十九条第一項の規定に違反した者
十八　第五十五条第二項（第六十条、第六十二条、第六十四条及び第六十五条の五において準用する場合を含む。）の規定に違反した者
十九　第五十六条（第六十条及び第六十二条において準用する場合を含む。）の規定に違反した者
二十　第五十七条第二項（第六十条、第六十二条及び第六十五条の五において準用する場合を含む。）の規定に違反した者
二十一　第六十五条の規定に違反した者
二十二　第六十五条の六の規定に違反した者
二十三　第六十八条の二十の規定に違反した者
二十四　第六十九条の三の規定による命令に違反した者
二十五　第七十条第一項若しくは第七十六条の七第一項の規定による命令に違反し、又は第七十条第二項若しくは第七十六条の七第二項の規定による廃棄その他の処分を拒み、妨げ、若しくは忌避した者
二十六　第七十六条の四の規定に違反した者（前条に該当する者を除く。）
二十七　第八十三条の二第一項若しくは第二項、第八十三条の二の二第一項若しくは第二項、第八十三条の三又は第八十三条の四第二項（第八十三条の五第二項において準用する場合を含む。）の規定に違反した者

第八十五条　次の各号のいずれかに該当する者は、二年以下の懲役若しくは二百万円以下の罰金に処し、又はこれを併科する。
一　第三十七条第一項の規定に違反した者
二　第四十七条の規定に違反した者
三　第五十五条第一項（第六十条、第六十二条、第六十四条、第六十五条の五及び第六十八条の十九において準用する場合を含む。）の規定に違反した者
四　第六十六条第一項又は第三項の規定に違反した者
五　第六十八条の規定に違反した者
六　第七十二条の五第一項の規定による命令に違反した者
七　第七十五条第一項又は第三項の規定による業務の停止命令に違反した者
八　第七十五条の二第一項の規定による業務の停止命令に違反した者
九　第七十六条の五の規定に違反した者
十　第七十六条の七の二第一項の規定による命令に違反した者

第八十六条　次の各号のいずれかに該当する者は、一年以下の懲役若しくは百万円以下の罰金に処し、又はこれを併科する。
一　第七条第一項若しくは第二項、第二十八条第一項若しくは第二項、第三十一条の二又は第三十五条第一項若しくは第二項の規定に違反した者
二　第十三条第一項又は第六項の規定に違反した者
三　第十七条第一項、第三項又は第五項の規定に違反した者
四　第二十三条の二の三第一項の規定に違反した者
五　第二十三条の二の十四第一項、第三項（第四十条の三において準用する場合を含む。）又は第五項の規定に違反した者
六　第二十三条の二十二第一項又は第六項の規定に違反した者
七　第二十三条の三十四第一項又は第三項の規定に違反した者
八　第三十九条の二第一項の規定に違反した者
九　第四十条の六第一項の規定に違反した者
十　第四十五条の規定に違反した者
十一　第四十六条第一項又は第四項の規定に違反した者
十二　第四十八条第一項又は第二項の規定に違反した者
十三　第四十九条第二項の規定に違反して、同項に規定する事項を記載せず、若しくは虚偽の記載をし、又は同条第三項の規定に違反した者
十四　毒薬又は劇薬に関し第五十八条の規定に違反した者
十五　第六十七条の規定に基づく厚生労働省令の定める制限その他の措置に違反した者
十六　第六十八条の十六第一項の規定に違反した者
十七　第七十二条第一項又は第二項の規定による業務の停止命令に違反した者
十八　第七十二条第三項又は第四項の規定に基づく施設の使用禁止の処分に違反した者
十九　第七十二条の四第一項又は第二項の規定による命令に違反した者
二十　第七十三条の規定による命令に違反した者
二十一　第七十四条の規定による命令に違反した者
二十二　第七十四条の二第二項又は第三項の規定による命令に違反した者
二十三　第七十六条の六第二項の規定による命令に違反した者
二十四　第七十六条の七の二第二項の規定による命令に違反した者
二十五　第八十条の八第一項の規定に違反した者

2　この法律に基づいて得た他人の業務上の秘密を自己の利益のために使用し、又は正当な理由なく、権限を有する職員以外の者に漏らした者は、一年以下の懲役又は百万円以下の罰金に処する。

第八十六条の二　第二十三条の十六第二項の規定による業務の停止の命令に違反したときは、その違反行為をした登録認証機関の役員又は職員は、一年以下の懲役又は百万円以下の罰金に処する。

第八十六条の三　次の各号のいずれかに該当する者は、六月以下の懲役又は三十万円以下の罰金に処する。
一　第十四条の四第七項（第十九条の四において準用する場合を含む。）の規定に違反した者
二　第十四条の六第六項（第十九条の四において準用する場合を含む。）の規定に違反した者
三　第二十三条の二の九第七項（第二十三条の二の十九において準用する場合を含む。）の規定に違反した者
四　第二十三条の二十九第七項（第二十三条の三十九において準用する場合を含む。）の規定に違反した者
五　第二十三条の三十一第六項（第二十三条の三十九において準用する場合を含む。）の規定に違反した者
六　第六十八条の五第五項の規定に違反した者
七　第六十八条の七第七項の規定に違反した者
八　第六十八条の二十二第七項の規定に違反した者
九　第八十条の二第十項の規定に違反した者
2　前項各号の罪は、告訴がなければ公訴を提起することができない。

第八十七条　次の各号のいずれかに該当する者は、五十万円以下の罰金に処する。
一　第十条第一項（第三十八条、第四十条第一項及び第二項並びに第四十条の七第一項において準用する場合を含む。）又は第二項（第三十八条第一項において準用する場合を含む。）の規定に違反した者
二　第十四条第十項の規定に違反した者
三　第十四条の九第一項又は第二項の規定に違反した者
四　第十九条第一項又は第二項の規定に違反した者
五　第二十三条の二の五第十二項の規定に違反した者
六　第二十三条の二の十二第一項又は第二項の規定に違反した者
七　第二十三条の二の十六第一項又は第二項（第四十条の三において準用する場合を含む。）の規定に違反した者
八　第二十三条の二の二十三第七項の規定に違反した者
九　第二十三条の二十五第十項の規定に違反した者
十　第二十三条の三十六第一項又は第二項の規定に違反した者
十一　第三十三条第一項の規定に違反した者
十二　第三十九条の三第一項の規定に違反した者
十三　第六十九条第一項から第四項まで若しくは第七十六条の八第一項の規定による報告をせず、若しくは虚偽の報告をし、第六十九条第一項から第四項まで若しくは第七十六条の八第一項の規定による立入検査（第六十九条の二第一項及び第二項の規定により機構が行うものを含む。）若しくは第六十九条第四項若しくは第七十六条の八第一項の規定による収去（第六十九条の二第一項及び第二項の規定により機構が行うものを含む。）を拒み、妨げ、若しくは忌避し、又は第六十九条第一項から第四項まで若しくは第七十六条の八第一項の規定による質問（第六十九条の二第一項及び第二項の規定により機構が行うものを含む。）に対して、正当な理由なしに答弁せず、若しくは虚偽の答弁をした者
十四　第七十一条の規定による命令に違反した者
十五　第七十六条の六第一項の規定による命令に違反した者
十六　第八十条の二第一項、第二項、第三項前段又は第五項の規定に違反した者
十七　第八十条の八第二項の規定に違反した者

第八十八条　次の各号のいずれかに該当する者は、三十万円以下の罰金に処する。
一　第六条の規定に違反した者
二　第二十三条の二の六第三項の規定に違反した者
三　第二十三条の二の二十四第三項の規定に違反した者
四　第三十二条の規定に違反した者

第八十九条　次の各号のいずれかに該当するときは、その違反行為をした登録認証機関の役員又は職員は、三十万円以下の罰金に処する。
一　第二十三条の五の規定による報告をせず、又は虚偽の報告をしたとき。
二　第二十三条の十一の規定に違反して帳簿を備えず、帳簿に記載せず、若しくは帳簿に虚偽の記載をし、又は帳簿を保存しなかつたとき。
三　第二十三条の十五第一項の規定による届出をしないで基準適合性認証の業務の全部を廃止したとき。
四　第六十九条第五項の規定による報告をせず、若しくは虚偽の報告をし、同項の規定による立入検査を拒み、妨げ、若しくは忌避し、又は同項の規定による質問に対して、正当な理由なしに答弁せ

ず、若しくは虚偽の答弁をしたとき。

第九十条　法人の代表者又は法人若しくは人の代理人、使用人その他の従業者が、その法人又は人の業務に関して、次の各号に掲げる規定の違反行為をしたときは、行為者を罰するほか、その法人に対して当該各号に定める罰金刑を、その人に対して各本条の罰金刑を科する。

一　第八十三条の九又は第八十四条（第三号、第五号、第六号、第八号、第十三号、第十五号、第十八号、第十九号、第二十一号から第二十五号（第七十条第二項及び第七十六条の七第二項の規定に係る部分を除く。）までに係る部分に限る。）一億円以下の罰金刑

二　第八十四条（第三号、第五号、第六号、第八号、第十三号、第十五号、第十八号、第十九号、第二十一号から第二十五号（第七十条第二項及び第七十六条の七第二項の規定に係る部分を除く。）までに係る部分を除く。）、第八十五条、第八十六条第一項、第八十六条の三第一項、第八十七条又は第八十八条　各本条の罰金刑

第九十一条　第二十三条の十七第一項の規定に違反して財務諸表等を備えて置かず、財務諸表等に記載すべき事項を記載せず、若しくは虚偽の記載をし、又は正当な理由がないのに同条第二項各号の規定による請求を拒んだ者は、二十万円以下の過料に処する。

附則（平成25年11月27日法律第84号）抄

（施行期日）

第一条　この法律は、公布の日から起算して一年を超えない範囲内において政令で定める日から施行する。ただし、附則第六十四条、第六十六条及び第百二条の規定は、公布の日から施行する。（平成26年政令第268号で平成26年11月25日から施行）

（医療機器及び体外診断用医薬品の製造販売業の許可に関する経過措置）

第二条　この法律の施行の際現に医療機器又は体外診断用医薬品について第一条の規定による改正前の薬事法（以下「旧薬事法」という。）第十二条第一項の許可を受けている者（附則第六十三条の規定によりなお従前の例によることとされた同項の許可を受けた者を含む。）は、当該許可に係る医療機器又は体外診断用医薬品について、第一条の規定による改正後の医薬品、医療機器等の品質、有効性及び安全性の確保等に関する法律（以下「医薬品医療機器等法」という。）第二十三条の二第一項の表の上欄に掲げる医療機器又は体外診断用医薬品の種類に応じた同項の許可を受けたものとみなす。この場合において、当該許可に係る同条第二項に規定する期間は、旧薬事法第十二条第二項に規定する期間の残存期間とする。

第三条　この法律の施行の際現に業としてプログラム医療機器（医薬品医療機器等法第二条第十三項に規定する医療機器プログラム又はこれを記録した記録媒体たる医療機器をいう。以下同じ。）の製造販売をしている者は、この法律の施行の日（以下「施行日」という。）から起算して三月を経過する日までに、医薬品医療機器等法第二十三条の二第一項の許可の申請をしなければならない。

2　前項に規定する者は、施行日から起算して三月を経過する日までの間（その者が当該期間内に医薬品医療機器等法第二十三条の二第一項の許可の申請をした場合において、当該期間内に許可の拒否の処分があったときは当該処分のあった日までの間、当該期間を経過したときは当該申請について許可又は許可の拒否の処分があるまでの間）は、同条第一項の許可を受けないでも、引き続き、業として、プログラム医療機器の製造販売をすることができる。

（医療機器及び体外診断用医薬品の製造業の登録に関する経過措置）

第四条　この法律の施行の際現に医療機器又は体外診断用医薬品について旧薬事法第十三条第一項の許可を受けている者（附則第六十三条の規定によりなお従前の例によることとされた同項の許可を受けた者を含む。）は、当該許可に係る製造所（医薬品医療機器等法第二十三条の二の三第一項に規定する製造所（以下「登録対象製造所」という。）に該当するものに限り、医療機器又は体外診断用医薬品の製造工程のうち設計のみをするものを除く。）につき、医薬品医療機器等法第二十三条の二の三第一項の登録を受けたものとみなす。この場合において、当該登録に係る同条第三項に規定する期間は、旧薬事法第十三条第三項（同条第六項の許可の区分の変更又は追加の許可を受けている者にあっては、同条第七項において準用する同条第三項）に規定する期間の残存期間とする。

第五条　この法律の施行の際現に業としてプログラム医療機器の製造（設計を含む。次項において同じ。）をしている者は、登録対象製造所ごとに、施行日から起算して三月を経過する日までに、医薬品医療機器等法第二十三条の二の三第一項の登録の申請をしなければならない。

2　前項に規定する者は、施行日から起算して三月を経過する日までの間（その者が当該期間内に医薬品医療機器等法第二十三条の二の三第一項の登録の申請をした場合において、当該期間内に登録の拒否の処分があったときは当該処分のあった日までの間、当該期間を経過したときは当該申請について登録又は登録の拒否の処分があるまでの間）は、同条第一項の登録を受けないでも、引き続き、業として、

プログラム医療機器の製造をすることができる。

第六条　この法律の施行の際現に業として医療機器（プログラム医療機器を除く。次項において同じ。）又は体外診断用医薬品の設計をしている者は、登録対象製造所（医療機器又は体外診断用医薬品の製造工程のうち設計のみを行うものに限る。）ごとに、施行日から起算して三月を経過する日までに、医薬品医療機器等法第二十三条の二の三第一項の登録の申請をしなければならない。

2　前項に規定する者は、施行日から起算して三月を経過する日までの間（その者が当該期間内に医薬品医療機器等法第二十三条の二の三第一項の登録の申請をした場合において、当該期間内に登録の拒否の処分があったときは当該処分のあった日までの間、当該期間を経過したときは当該申請について登録又は登録の拒否の処分があるまでの間）は、同条第一項の登録を受けないでも、引き続き、業として、医療機器又は体外診断用医薬品の設計をすることができる。

（医療機器及び体外診断用医薬品の外国製造業者の登録に関する経過措置）

第七条　この法律の施行の際現に医療機器又は体外診断用医薬品について旧薬事法第十三条の三第一項の認定を受けている者（附則第六十三条の規定によりなお従前の例によることとされた同項の認定を受けた者を含む。）は、当該認定に係る製造所（登録対象製造所に該当するものに限り、医療機器又は体外診断用医薬品の製造工程のうち設計のみをするものを除く。）につき、医薬品医療機器等法第二十三条の二の四第一項の登録を受けたものとみなす。この場合において、当該登録に係る同条第二項において準用する医薬品医療機器等法第二十三条の二の三第三項に規定する期間は、旧薬事法第十三条の三第三項において準用する旧薬事法第十三条第三項（旧薬事法第十三条の三第三項において準用する旧薬事法第十三条第六項の認定の区分の変更又は追加の認定を受けている者にあっては、旧薬事法第十三条の三第三項において準用する旧薬事法第十三条第七項において準用する同条第三項）に規定する期間の残存期間とする。

（医療機器及び体外診断用医薬品の製造販売の承認に関する経過措置）

第八条　この法律の施行の際現に医薬品医療機器等法第二十三条の二の五第一項に規定する医療機器又は同項に規定する体外診断用医薬品について旧薬事法第十四条の承認を受けている者（附則第六十三条の規定によりなお従前の例によることとされた旧薬事法第十四条の承認を受けた者を含む。）は、当該品目に係る医薬品医療機器等法第二十三条の二の五の承認を受けたものとみなす。この場合において、当該承認に係る同条第六項（同条第十一項において準用する場合を含む。）に規定する期間は、旧薬事法第十四条第六項（同条第九項において準用する場合を含む。）に規定する期間の残存期間とする。

第九条　この法律の施行の際現にプログラム医療機器のうち一般医療機器並びに医薬品医療機器等法第二十三条の二の二十三第一項に規定する高度管理医療機器及び管理医療機器でないもの（以下「承認対象プログラム医療機器」という。）の製造販売をしている者（外国において本邦に輸出される承認対象プログラム医療機器の製造等（医薬品医療機器等法第二条第十三項に規定する製造等をいう。以下同じ。）をしている者が承認対象プログラム医療機器の製造販売をさせている者を除く。）は、施行日から起算して三月を経過する日までに、品目ごとにその製造販売についての医薬品医療機器等法第二十三条の二の五第一項の承認の申請をしなければならない。ただし、施行日から起算して三月を経過する日までの間に医薬品医療機器等法第二十三条の二の二十三第一項の規定により指定されたプログラム医療機器については、この限りでない。

2　前項本文に規定する者は、施行日から起算して三月を経過する日までの間（その者が当該期間内に医薬品医療機器等法第二十三条の二の五第一項の承認の申請をした場合において、当該期間内に承認の拒否の処分があったときは当該処分のあった日までの間、当該期間を経過したときは当該申請について承認又は承認の拒否の処分があるまでの間）は、同条第一項の承認を受けないでも、引き続き当該品目の製造販売をすることができる。

第十条　承認対象プログラム医療機器について医薬品医療機器等法第二十三条の二の五の承認の申請をした者が、附則第三条第二項の規定により業として承認対象プログラム医療機器の製造販売をするものであるときは、当該申請をした者については、施行日から起算して三月を経過する日までの間（その者が当該期間内に医薬品医療機器等法第二十三条の二第一項の許可の申請をした場合において、当該期間内に許可の拒否の処分があったときは当該処分のあった日までの間、当該期間を経過したときは当該申請について許可又は許可の拒否の処分があるまでの間）は、医薬品医療機器等法第二十三条の二の五第二項（第一号に係る部分に限り、同条第十一項において準用する場合を含む。）の規定は、適用しない。

2　承認対象プログラム医療機器について医薬品医療機器等法第二十三条の二の五の承認の申請があった場合において、当該申請に係る承認対象プログラム医療機器の製造（設計を含む。以下この項において同じ。）を附則第五条第二項の規定により業として承認対象プログラム医療機器の製造をする者又はこの法律の施行の際現に外国において本邦に輸出される承認対象プログラム医療機器の製造をしている者が行うときは、当該申請をした者については、施行日から起算して三月を経過する日までの間（当該製造をする者又は当該製造をしている者が当該期間内に医薬品医療機器等法第二十三条の二の三第一項又は第二十三条の二の四第一項の登録の申請をした場合において、当該期間内にこれらの登録の拒否の処分があったときは当該処分のあった日までの間、当該期間を経過したときは当該申請について登録又は登録の拒否の処分があるまでの間）は、医薬品医療機器等法第二十三条の二の五第二項（第二号に係る部分に限り、同条第十一項において準用する場合を含む。）の規定は、適用しない。

第十一条　附則第八条の規定により医薬品医療機器等法第二十三条の二の五の承認を受けたものとみなされた場合又は同条第一項に規定する医療機器（承認対象プログラム医療機器を除く。）若しくは同項に規定する体外診断用医薬品について同条の承認の申請があった場合において、その承認を受けたものとみなされた医療機器若しくは体外診断用医薬品又はその申請に係る医療機器若しくは体外診断用医薬品の設計を附則第六条第二項の規定により業として医療機器若しくは体外診断用医薬品の設計をする者又はこの法律の施行の際現に外国において本邦に輸出される医療機器若しくは体外診断用医薬品の設計をしている者が行うときは、当該品目に係る医薬品医療機器等法第二十三条の二の五第二項第二号（同条第十一項において準用する場合を含む。以下この条において同じ。）の規定の適用については、施行日から起算して三月を経過する日までの間（これらの者が当該期間内に医薬品医療機器等法第二十三条の二の三第一項又は第二十三条の二の四第一項の登録の申請をした場合において、当該期間内にこれらの登録の拒否の処分があったときは当該処分のあった日までの間、当該期間を経過したときは当該申請について登録又は登録の拒否の処分があるまでの間）は、同号中「製造所」とあるのは、「製造所（当該医療機器又は体外診断用医薬品の製造工程のうち設計のみをするものを除く。）」とする。

第十二条　この法律の施行前に医療機器（附則第三十条の規定により医薬品医療機器等法第二十三条の二十五の承認を受けたものとみなされ、又は附則第三十七条の規定により医薬品医療機器等法第二十三条の三十七の承認を受けたものとみなされるものを除く。）又は体外診断用医薬品について旧薬事法第十四条又は第十九条の二の規定により承認された事項の一部について旧薬事法第十四条第九項（旧薬事法第十九条の二第五項において準用する場合を含む。）の厚生労働省令（旧薬事法第八十三条第一項の規定が適用される場合にあっては、農林水産省令）で定める軽微な変更をした者であって、旧薬事法第十四条第十項（旧薬事法第十九条の二第五項において準用する場合を含む。）の規定による届出をしていないものについては、医薬品医療機器等法第二十三条の二の五第十二項（医薬品医療機器等法第二十三条の二の十七第五項において準用する場合を含む。）の規定にかかわらず、なお従前の例による。

（医療機器及び体外診断用医薬品の再審査に関する経過措置）

第十三条　この法律の施行前に旧薬事法第十四条又は第十九条の二の承認を受けた旧薬事法第十四条の四第一項各号（旧薬事法第十九条の四において準用する場合を含む。）に掲げる医療機器（附則第三十条の規定により医薬品医療機器等法第二十三条の二十五の承認を受けたものとみなされ、又は附則第三十七条の規定により医薬品医療機器等法第二十三条の三十七の承認を受けたものとみなされるものを除く。）又は体外診断用医薬品に係る再審査については、医薬品医療機器等法第二十三条の二の九（医薬品医療機器等法第二十三条の二の十九において準用する場合を含む。）の規定にかかわらず、なお従前の例による。

（医療機器及び体外診断用医薬品の再評価に関する経過措置）

第十四条　この法律の施行前に旧薬事法第十四条の六第一項（旧薬事法第十九条の四において準用する場合を含む。）の規定による指定を受けた医療機器（附則第三十条の規定により医薬品医療機器等法第二十三条の二十五の承認を受けたものとみなされ、又は附則第三十七条の規定により医薬品医療機器等法第二十三条の三十七の承認を受けたものとみなされるものを除く。）又は体外診断用医薬品に係る再評価については、医薬品医療機器等法第二十三条の二の九（医薬品医療機器等法第二十三条の二の十九において準用する場合を含む。）の規定にかかわらず、なお従前の例による。

（医療機器及び体外診断用医薬品の承認取得者の地位の承継に関する経過措置）

第十五条　この法律の施行前に旧薬事法第十四条の八第一項（旧薬事法第十九条の四において準用する場合を含む。）の規定により医療機器（附則第三十条の規定により医薬品医療機器等法第二十三条の二十五の承認を受けたものとみなされ、又は附則第三十七条の規定により医薬品医療機器等法第二十三条の三十七の承認を受けたものとみなされるものを除く。）又は体外診断用医薬品の製造販売の承認を受けた者の地位を承継した者であって、旧薬事法第十四条の八第三項（旧薬事法第十九条の四において準用する場合を含む。）の規定による届出をしていないものについては、医薬品医療機器等法第二十三条の二の十一第三項（医薬品医療機器等法第二十三条の二の十九において準用する場合を含む。）の規定にかかわらず、なお従前の例による。

（医療機器及び体外診断用医薬品の製造販売の届出に関する経過措置）

第十六条　この法律の施行前に旧薬事法第十四条の九第一項の規定により届け出た事項を変更した医療機器又は体外診断用医薬品の製造販売業者であって、同条第二項の規定による届出をしていないものについては、医薬品医療機器等法第二十三条の二の十二第二項の規定にかかわらず、なお従前の例による。

（医療機器及び体外診断用医薬品の製造販売業者の事業の休廃止等の届出に関する経過措置）

第十七条　この法律の施行前にその事業を廃止し、休止し、若しくは休止した事業を再開し、又は総括製造販売責任者（旧薬事法第十七条第二項に規定する総括製造販売責任者をいう。）その他旧薬事法第十九条第一項の厚生労働省令（旧薬事法第八十三条第一項の規定が適用される場合にあっては、農林水産省令。次項において同じ。）で定める事項を変更した医療機器又は体外診断用医薬品の製造販売業者（附則第二十七条の規定により医薬品医療機器等法第二十三条の二十第一項の許可を受けたものとみなされる者を除く。）であって、旧薬事法第十九条第一項の規定による届出をしていないものについては、医薬品医療機器等法第二十三条の二の十六第一項の規定にかかわらず、なお従前の例による。

2　この法律の施行前にその製造所を廃止し、休止し、若しくは休止した製造所を再開し、又は医薬品製造管理者（旧薬事法第十七条第四項に規定する医薬品製造管理者をいう。）若しくは医療機器の製造所の責任技術者（同条第五項に規定する責任技術者をいう。）その他旧薬事法第十九条第二項の厚生労働省令で定める事項を変更した医療機器若しくは体外診断用医薬品の製造業者（附則第二十八条の規定により医薬品医療機器等法第二十三条の二十二第一項の許可を受けたものとみなされる者を除く。）又は旧薬事法第十三条の三第一項に規定する外国製造業者（附則第二十九条の規定により医薬品医療機器等法第二十三条の二十四第一項の認定を受けたものとみなされる者を除く。）であって、旧薬事法第十九条第二項の規定による届出をしていないものについては、医薬品医療機器等法第二十三条の二の十六第二項の規定にかかわらず、なお従前の例による。

（外国製造医療機器及び外国製造体外診断用医薬品の製造販売の承認に関する経過措置）

第十八条　この法律の施行の際現に医薬品医療機器等法第二十三条の二の五第一項に規定する医療機器又は同項に規定する体外診断用医薬品について旧薬事法第十九条の二の承認を受けている者（附則第六十三条の規定によりなお従前の例によることとされた旧薬事法第十九条の二の承認を受けた者を含む。）は、当該品目に係る医薬品医療機器等法第二十三条の二の十七の承認を受けたものとみなす。この場合において、当該承認に係る同条第五項において準用する医薬品医療機器等法第二十三条の二の五第六項（同条第十一項において準用する場合を含む。）に規定する期間は、旧薬事法第十九条の二第五項において準用する旧薬事法第十四条第六項（同条第九項において準用する場合を含む。）に規定する期間の残存期間とする。

第十九条　この法律の施行の際現に承認対象プログラム医療機器の製造販売をしている者（外国において本邦に輸出される承認対象プログラム医療機器の製造等をしている者が承認対象プログラム医療機器の製造販売をさせている者に限る。）は、施行日から起算して三月を経過する日までの間（当該製造等をしている者が当該期間内に医薬品医療機器等法第二十三条の二の十七第一項の承認の申請をした場合において、当該期間内に承認の拒否の処分があったときは当該処分のあった日までの間、当該期間を経過したときは当該申請について承認又は承認の拒否の処分があるまでの間）は、当該製造等をしている者が同項の承認を受けていない場合であっても、医薬品医療機器等法第二十三条の二の五第一項の規定にかかわらず、当該品目の製造販売をすることができる。

第二十条　承認対象プログラム医療機器について医薬品医療機器等法第二十三条の二の十七の承認の申請をした者は、施行日から起算して三月を経過する日までの間（この項の規定により選任する者が当該期間内に医薬品医療機器等法第二十三条の二第一項の許可の申請をした場合において、当該期間内に許可の拒否の処分があったときは当該処分のあった日までの間、当該期間を経過したときは当該申請について許可又は許可の拒否の処分があるまでの間）は、医薬品医療機器等法第二十三条の二の十七第三項の規定にかかわらず、本邦内において当該承認の申請に係る承認対象プログラム医療機器による保健衛生上の危害の発生の防止に必要な措置を採らせるため、附則第三条第二項の規定により業として承認対象プログラム医療機器の製造販売をする者を選任することができる。この場合において、当該製造販売をする者は、医薬品医療機器等法第二十三条の二の五第一項の規定にかかわらず、当該承認の申請に係る品目の製造販売をすることができる。

2　承認対象プログラム医療機器について医薬品医療機器等法第二十三条の二の十七の承認の申請があった場合において、当該申請に係る承認対象プログラム医療機器の製造（設計を含む。以下この項において同じ。）を附則第五条第二項の規定により業として承認対象プログラム医療機器の製造をする者又はこの法律の施行の際現に外国において本邦に輸出される承認対象プログラム医療機器の製造をしている者が行うときは、当該申請をした者については、施行日から起算して三月を経過する日までの間（当該製造をする者又は当該製造をしている者が当該期間内に医薬品医療機器等法第二十三条の二の三第一項又は第二十三条の二の四第一項の登録の申請をした場合において、当該期間内にこれらの登録の拒否の処分があったときは当該処分のあった日までの間、当該期間を経過したときは当該申請について登録又は登録の拒否の処分があるまでの間）は、医薬品医療機器等法第二十三条の二の十七第五項において準用する医薬品医療機器等法第二十三条の二の五第二項（第二号に係る部分に限り、同条第十一項において準用する場合を含む。）の規定は、適用しない。

第二十一条　附則第十八条の規定により医薬品医療機器等法第二十三条の二の十七の承認を受けたものとみなされた場合又は医薬品医療機器等法第二十三条の二の五第一項に規定する医療機器（承認対象プログラム医療機器を除く。）若しくは同項に規定する体外診断用医薬品について医薬品医療機器等法第二十三条の二の十七の承認の申請があった場合において、その承認を受けたものとみなされた医療機器若しくは体外診断用医薬品又はその申請に係る医療機器若しくは体外診断用医薬品の設計を附則第六条第二項の規定により業として医療機器若しくは体外診断用医薬品の設計をする者又はこの法律の施行の際現に外国において本邦に輸出される医療機器若しくは体外診断用医薬品の設計をしている者が行うときは、当該品目に係る医薬品医療機器等法第二十三条の二の十七第五項の規定の適用については、施行日から起算して三月を経過する日までの間（これらの者が当該期間内に医薬品医療機器等法第二十三条の二の三第一項又は第二十三条の二の四第一項の登録の申請をした場合において、当該期間内にこれらの登録の拒否の処分があったときは当該処分のあった日までの間、当該期間を経過したときは当該申請について登録又は登録の拒否の処分があるまでの間）は、医薬品医療機器等法第二十三条の二の十七第五項中「準用する」とあるのは、「準用する。この場合において、第二十三条の二の五第二項第二号中「製造所」とあるのは「製造所（当該医療機器又は体外診断用医薬品の製造工程のうち設計のみをするものを除く。）」と読み替えるものとする」とする。

（選任外国製造医療機器等製造販売業者に関する変更の届出に関する経過措置）

第二十二条　この法律の施行前に選任製造販売業者（旧薬事法第十九条の二第四項に規定する選任製造販売業者をいう。以下この条において同じ。）を変更し、又は選任製造販売業者につき、その氏名若しくは名称その他旧薬事法第十九条の三の厚生労働省令（旧薬事法第八十三条第一項の規定が適用される場合にあっては、農林水産省令）で定める事項に変更があった医療機器又は体外診断用医薬品の外国特例承認取得者（旧薬事法第十九条の二第四項に規定する外国特例承認取得者をいい、附則第三十七条の規定により医薬品医療機器等法第二十三条の三十七の承認を受けたものとみなされる者を除く。）であって、旧薬事法第十九条の三の規定による届出をしていないものについては、医薬品医療機器等法第二十三条の二の十八の規定にかかわらず、なお従前の例による。

（医療機器の製造販売の認証に関する経過措置）

第二十三条　プログラム医療機器のうち医薬品医療機器等法第二十三条の二の二十三第一項に規定する高度管理医療機器又は管理医療機器であるもの（以下「認証対象プログラム医療機器」という。）について同条の認証の申請をした者が附則第三条第二項の規定により業として認証対象プログラム医療機器の製造販売をする者であるときは、当該申請をした者については、施行日から起算して三月を経過する日までの間（その者が当該期間内に医薬品医療機器等法第二十三条の二第一項の許可の申請をした場合において、当該期間内に許可の拒否の処分があったときは当該処分のあった日までの間、当該期間を経過したときは当該申請について許可又は許可の拒否の処分があるまでの間）は、医薬品医療機器等法第二十三条の二の二十三第二項（第一号に係る部分に限り、同条第六項において準用する場合を含む。）の規定は、適用しない。

2　認証対象プログラム医療機器について医薬品医療機器等法第二十三条の二の二十三の認証の申請があった場合において、当該申請の際当該申請をした者が附則第三条第二項の規定により業として認証対象プログラム医療機器の製造販売をする者を選任するときは、当該申請をした者については、施行日から起算して三月を経過する日までの間（当該製造販売をする者が当該期間内に医薬品医療機器等法第二十三条の二第一項の許可の申請をした場合において、当該期間内に許可の拒否の処分があったときは当該処分のあった日までの間、当該期間を経過したときは当該申請について許可又は許可の拒否の処分があるまでの間）は、医薬品医療機器等法第二十三条の二の二十三第二項（第二号に係る部分に限り、同条第六項において準用する場合を含む。）の規定は、適用しない。

3　認証対象プログラム医療機器について医薬品医療機器等法第二十三条の二の二十三の認証の申請があった場合において、当該申請に係る認証対象プログラム医療機器の製造（設計を含む。以下この項において同じ。）を附則第五条第二項の規定により業として認証対象プログラム医療機器の製造をする者又はこの法律の施行の際現に外国において本邦に輸出される認証対象プログラム医療機器の製造をしている者が行うときは、当該申請をした者については、施行日から起算して三月を経過する日までの間（当該製造をする者又は当該製造をしている者が当該期間内に医薬品医療機器等法第二十三条の二の三第一項又は第二十三条の二の四第一項の登録の申請をした場合において、当該期間内にこれらの登録の拒否の処分があったときは当該処分のあった日までの間、当該期間を経過したときは当該申請について登録又は登録の拒否の処分があるまでの間）は、医薬品医療機器等法第二十三条の二の二十三第二項（第三号に係る部分に限り、同条第六項において準用する場合を含む。）の規定は、適用しない。

第二十四条　この法律の施行の際現に旧薬事法第二十三条の二の認証を受けている場合又はこの法律の施行後に医薬品医療機器等法第二十三条の二の二十三の認証の申請があった場合において、その認証を受けている指定高度管理医療機器等（同条第一項に規定する指定高度管理医療機器等をいい、認証対象プログラム医療機器を除く。以下この条において同じ。）又はその申請に係る指定高度管理医療機器等の設計を附則第六条第二項の規定により業として医療機器若しくは体外診断用医薬品の設計をする者又はこの法律の施行の際現に外国において本邦に輸出される医療機器若しくは体外診断用医薬品の設計をしている者が行うときは、当該品目に係る医薬品医療機器等法第二十三条の二の二十三第二項第三号（同条第六項において準用する場合を含む。以下この条において同じ。）の規定の適用については、施行日から起算して三月を経過する日までの間（これらの者が当該期間内に医薬品医療機器等法第二十三条の二の三第一項又は第二十三条の二の四第一項の登録の申請をした場合において、当該期間内にこれらの登録の拒否の処分があったときは当該処分のあった日までの間、当該期間を経過したときは当該申請について登録又は登録の拒否の処分があるまでの間）は、同号中「製造所」とあるのは、「製造所（当該指定高度管理医療機器等の製造工程のうち設計のみをするものを除く。）」とする。

（登録認証機関の業務規程の認可に関する経過措置）

第二十五条　この法律の施行の際現に旧薬事法第二十三条の十第一項の規定による届出をしている者は、施行日から起算して三月を経過する日までに、医薬品医療機器等法第二十三条の十第一項の認可の申請をしなければならない。

2　前項に規定する者は、施行日から起算して三月を経過する日までの間（その者が当該期間内に医薬品医療機器等法第二十三条の十第一項の認可の申請をした場合において、当該期間内に認可の拒否の処分があったときは当該処分のあった日までの間、当該期間を経過したときは当該申請について認可又は認可の拒否の処分があるまでの間）は、同条第一項の認可を受けないでも、基準適合性認証（医薬品医療機器等法第二十三条の四第一項に規定する基準適合性認証をいう。）の業務を行うことができる。

（登録認証機関に対する認証取消し等の命令に関する経過措置）

第二十六条　医薬品医療機器等法第二十三条の十一の二又は第二十三条の十六第二項の規定は、登録認証機関（医薬品医療機器等法第二十三条の二の二十三第一項に規定する登録認証機関をいう。）について生じた事由が施行日以後に生じた場合について適用し、当該事由が施行日前に生じた場合については、なお従前の例による。

（高度管理医療機器の販売業及び貸与業の許可に関する経過措置）

第三十九条　この法律の施行の際現に業としてプログラム高度管理医療機器（高度管理医療機器プログラム（医薬品医療機器等法第三十九条第一項に規定する高度管理医療機器プログラムをいう。以下この条において同じ。）又はこれを記録した記録媒体たる高度管理医療機器をいう。以下同じ。）を販売し、授与し、若しくは貸与し、若しくは販売、授与若しくは貸与の目的で陳列し、又は高度管理医療機器プログラムを電気通信回線を通じて提供している者は、施行日から起算して三月を経過する日までに、同項の許可の申請をしなければならない。ただし、高度管理医療機器の製造販売業者（附則第三条第二項の規定により業としてプログラム高度管理医療機器の製造販売をする者を含む。以下この項において同じ。）がその製造等をし、又は輸入をしたプログラム高度管理医療機器を高度管理医療機器の製造販売業者、製造業者（附則第五条第二項の規定により業としてプログラム高度管理医療機器の製造をする者及びこの法律の施行の際現に外国において本邦に輸出されるプログラム高度管理医療機器の製造をしている者並びに附則第六条第二項の規定により業として高度管理医療機器の設計をする者及びこの法律の施行の際現に外国において本邦に輸出される高度管理医療機器の設計をしている者を含む。以下この項において同じ。）、販売業者（次項の規定により業としてプログラム高度管理医療機器を販売し、若しくは授与し、若しくは販売若しくは授与の目的で陳列し、又は高度管理医療機器プログラムを電気通信回線を通じて提供する者を含む。）又は貸与業者（次項の規定により業としてプログラム高度管理医療機器を貸与し、又は貸与の目的で陳列する者を含む。）に、高度管理医療機器の製造業者がその製造したプログラム高度管理医療機器を高度管理医療機器の製造販売業者又は製造業者に、それぞれ販売し、授与し、若しくは貸与し、若しくは販売、授与若しくは貸与の目的で陳列し、又は高度管理医療機器プログラムを電気通信回線を通じて提供するときは、この限りでない。

2　前項本文に規定する者は、施行日から起算して三月を経過するまでの間（その者が当該期間内に医薬品医療機器等法第三十九条第一項の許可の申請をした場合において、当該期間内に許可の拒否の処分があったときは当該処分のあった日までの間、当該期間を経過したときは当該申請について許可又は許可の拒否の処分があるまでの間）は、同条第一項の許可を受けないでも、引き続き、業として、プログラム高度管理医療機器を販売し、授与し、若しくは貸与し、若しくは販売、授与若しくは貸与の目的で陳列し、又は高度管理医療機器プログラムを電気通信回線を通じて提供することができる。

第四十条　この法律の施行の際現に高度管理医療機器又は特定保守管理医療機器（以下「高度管理医療機器等」という。）について旧薬事法第三十九条第一項の許可を受けている者（附則第六十三条の規定によりなお従前の例によることとされた同項の許可を受けた者を含む。）は、医薬品医療機器等法第三十九条第一項の許可を受けたものとみなす。この場合において、当該許可に係る同条第四項に規定する期間は、旧薬事法第三十九条第四項に規定する期間の残存期間とする。

第四十一条　この法律の施行の際現に業として高度管理医療機器等（プログラム高度管理医療機器を除く。以下この条において同じ。）を貸与し、又は貸与の目的で陳列している者（賃貸し、又は賃貸の目的で陳列している者を除く。以下この条において同じ。）は、施行日から起算して三月を経過する日までに、医薬品医療機器等法第三十九条第一項の許可の申請をしなければならない。ただし、高度管理医療機器等の製造販売業者がその製造等をし、又は輸入をした高度管理医療機器等を高度管理医療機器等の製造販売業者、製造業者（附則第六条第二項の規定により業として高度管理医療機器等の設計をする者及びこの法律の施行の際現に外国において本邦に輸出される高度管理医療機器等の設計をしている者を含む。以下この項において同じ。）、販売業者又は貸与業者（次項の規定により業として高度管理医療機器等を貸与し、又は貸与の目的で陳列する者を含む。）に、高度管理医療機器等の製造業者がその製造した高度管理医療機器等を高度管理医療機器等の製造販売業者又は製造業者に、それぞれ貸与し、又は貸与の目的で陳列するときは、この限りでない。

2　前項本文に規定する者は、施行日から起算して三月を経過するまでの間（その者が当該期間内に医薬品医療機器等法第三十九条第一項の許可の申請をした場合において、当該期間内に許可の拒否の処分があったときは当該処分のあった日までの間、当該期間を経過したときは当該申請について許可又は許可の拒否の処分があるまでの間）は、同条第一項の許可を受けないでも、引き続き、業として、高度管理医療機器等を貸与し、又は貸与の目的で陳列することができる。

（管理医療機器の販売業及び貸与業の届出に関する経過措置）

第四十二条　この法律の施行の際現に業としてプログラム管理医療機器（管理医療機器プログラム（医薬品医療機器等法第三十九条の三第一項に規定する管理医療機器プログラムをいう。以下この条において同じ。）又はこれを記録した記録媒体たる管理医療機器をいう。以下同じ。）を販売し、授与し、若しくは貸与し、若しくは販売、授与若しくは貸与の目的で陳列し、又は管理医療機器プログラムを電気通信回線を通じて提供している者（旧薬事法第三十九条第一項又は医薬品医療機器等法第三十九条第一項の許可を受けた者を除く。）は、施行日から起算して七日を経過する日までに、医薬品医療機器等法第三十九条の三第一項の規定による届出をしなければならない。ただし、管理医療機器の製造販売業者（附則第三条第二項の規定により業としてプログラム管理医療機器の製造販売をする者を含む。以下この項において同じ。）がその製造等をし、又は輸入をしたプログラム管理医療機器を管理医療機器の製造販売業者、製造業者（附則第五条第二項の規定により業としてプログラム管理医療機器の製造をする者及びこの法律の施行の際現に外国において本邦に輸出されるプログラム管理医療機器の製造をしている者並びに附則第六条第二項の規定により業として管理医療機器の設計をする者及びこの法律の施行の際現に外国において本邦に輸出される管理医療機器の設計をしている者を含む。以下この項において同じ。）、販売業者（次項の規定により業としてプログラム管理医療機器を販売し、若しくは授与し、若しくは販売若しくは授与の目的で陳列し、又は管理医療機器プログラムを電気通信回線を通じて提供する者を含む。）又は貸与業者（次項の規定により業としてプログラム管理医療機器を貸与し、又は貸与の目的で陳列する者を含む。）に、管理医療機器の製造業者がその製造したプログラム管理医療機器を管理医療機器の製造販売業者又は製造業者に、それぞれ販売し、授与し、若しくは貸与し、若しくは販売、授与若しくは貸与の目的で陳列し、又は管理医療機器プログラムを電気通信回線を通じて提供するときは、この限りでない。

2　前項本文に規定する者は、施行日から起算して七日を経過するまでの間は、医薬品医療機器等法第三十九条の三第一項の規定による届出をしないでも、引き続き、業として、プログラム管理医療機器を販売し、授与し、若しくは貸与し、若しくは販売、授与若しくは貸与の目的で陳列し、又は管理医療機器プログラムを電気通信回線を通じて提供することができる。

第四十三条　この法律の施行の際現に管理医療機器（特定保守管理医療機器を除く。次条において同じ。）について旧薬事法第三十九条の三第一項の規定による届出をしている者は、医薬品医療機器等法第三十九条の三第一項の規定による届出をしたものとみなす。

第四十四条　この法律の施行の際現に業として管理医療機器（プログラム管理医療機器を除く。以下この条において同じ。）を貸与し、又は貸与の目的で陳列している者（賃貸し、又は賃貸の目的で陳列している者を除く。以下この条において同じ。）は、施行日から起算して七日を経過する日までに、医薬品医療機器等法第三十九条の三第一項の規定による届出をしなければならない。ただし、管理医療機器の製造販売業者がその製造等をし、又は輸入をした管理医療機器を管理医療機器の製造販売業者、製造業者（附則第六条第二項の規定により業として管理医療機器の設計をする者及びこの法律の施行の際現に外国において本邦に輸出される管理医療機器の設計をしている者を含む。以下この項において同じ。）、販売業者又は貸与業者（次項の規定により業として管理医療機器を貸与し、又は貸与の目的で陳列する者を含む。）に、管理医療機器の製造業者がその製造した管理医療機器を管理医療機器の製造販売業者又は製造業者に、それぞれ貸与し、又は貸与の目的で陳列するときは、この限りでない。

2　前項本文に規定する者は、施行日から起算して七日を経過するまでの間は、医薬品医療機器等法第三十九条の三第一項の規定による届出をしないでも、引き続き、業として、管理医療機器を貸与し、又は貸与の目的で陳列することができる。

（体外診断用医薬品の販売、授与等の禁止に関する経過措置）

第四十八条　体外診断用医薬品に対する医薬品医療機器等法第五十五条第二項の規定の適用については、施行日から起算して三月を経過する日までの間（当該体外診断用医薬品の設計をする者が当該期間内に医薬品医療機器等法第二十三条の二の四第一項の登録の申請をした場合において、当該期間内に登録の拒否の処分があったときは当該処分のあった日までの間、当該期間を経過したときは当該申請について登録又は登録の拒否の処分があるまでの間）は、医薬品医療機器等法第五十五条第二項中「に限る」とあるのは、「に限り、体外診断用医薬品の製造工程のうち設計のみをするものを除く」とする。

（医療機器の販売、授与等の禁止に関する経過措置）

第四十九条　プログラム医療機器に対する医薬品医療機器等法第六十四条において準用する医薬品医療機器等法第五十五条第二項の規定の適用については、施行日から起算して三月を経過する日までの間（当該プログラム医療機器の製造（設計を含む。）をする者が当該期間内に医薬品医療機器等法第二十三条の二の四第一項の登録の申請をした場合において、当該期間内に登録の拒否の処分があったときは当該処分のあった日までの間、当該期間を経過したときは当該申請について登録又は登録の拒否の処分があるまでの間）は、医薬品医療機器等法第六十四条において準用する医薬品医療機器等法第五十五条第二項中「に限る」とあるのは、「に限り、薬事法等の一部を改正する法律（平成二十五年法律第八十四号）附則第三条第一項に規定するプログラム医療機器の製造（設計を含む。）をするものを除く」とする。

第五十条　医療機器（プログラム医療機器を除く。以下この条において同じ。）に対する医薬品医療機器等法第六十四条において準用する医薬品医療機器等法第五十五条第二項の規定の適用については、施行日から起算して三月を経過する日までの間（当該医療機器の設計をする者が当該期間内に医薬品医療機器等法第二十三条の二の四第一項の登録の申請をした場合において、当該期間内に登録の拒否の処分があったときは当該処分のあった日までの間、当該期間を経過したときは当該申請について登録又は登録の拒否の処分があるまでの間）は、医薬品医療機器等法第六十四条において準用する医薬品医療機器等法第五十五条第二項中「に限る」とあるのは、「に限り、当該医療機器の製造工程のうち設計のみをするものを除く」とする。

（再生医療等製品の容器等の表示に関する経過措置）

（独立行政法人医薬品医療機器総合機構による副作用等の報告に関する経過措置）

第五十四条　医薬品医療機器等法第六十八条の十第三項の規定は、施行日以後に第五条の規定による改正後の独立行政法人医薬品医療機器総合機構法第十五条第一項第一号イに規定する副作用救済給付又は同項第二号イに規定する感染救済給付の請求のあった者に係る疾病、障害及び死亡について適用する。

（回収の報告に関する経過措置）

第五十五条　医薬品医療機器等法第六十八条の十一の規定は、次に掲げる者についても、適用する。この場合において、同条中「回収に着手した旨及び回収の状況」とあるのは、「回収の状況」とする。

一　この法律の施行の際現にその製造販売をした医薬品、医薬部外品、化粧品、医療機器又は再生医療等製品の回収（旧薬事法第七十条第一項の規定による命令を受けて着手した回収を除く。以下この条において同じ。）をしている医薬品、医薬部外品、化粧品、医療機器又は再生医療等製品の製造販売業者

二　この法律の施行の際現に旧薬事法第十九条の二の承認を受けている医薬品、医薬部外品、化粧品若しくは医療機器又は附則第三十七条の規定により医薬品医療機器等法第二十三条の三十七の承認を受けたものとみなされた再生医療等製品の回収をしている外国特例承認取得者（医薬品医療機器等法第六十八条の二第一項に規定する外国特例承認取得者をいう。）

三　この法律の施行の際現にその製造をした医薬品、医薬部外品、化粧品、医療機器又は再生医療等製品の回収をしている医薬品医療機器等法第八十条第一項から第三項までに規定する輸出用の医薬品、医薬部外品、化粧品、医療機器又は再生医療等製品の製造業者

（輸出用の医療機器又は体外診断用医薬品の製造管理及び品質管理に関する調査に関する経過措置）

第五十七条　この法律の施行前に旧薬事法第八十条第一項の調査を受けた輸出用の医療機器（附則第三十条の規定により医薬品医療機器等法第二十三条の二十五の承認を受けたものとみなされ、又は附則第三十七条の規定により医薬品医療機器等法第二十三条の三十七の承認を受けたものとみなされるものを除く。）又は体外診断用医薬品の製造業者は、当該品目に係る同項に規定する期間の残存期間が経過する日までの間に、当該品目に係る医薬品医療機器等法第八十条第二項の調査を受けなければならない。

第五十八条　この法律の施行の際現に輸出用のプログラム医療機器（医薬品医療機器等法第八十条第二項の政令で定めるものに限る。）の製造（設計を含む。次項において同じ。）をしている者は、施行日から起算して三月を経過する日までに、当該品目に係る同条第二項の調査の申請をしなければならない。

2　前項に規定する者は、施行日から起算して三月を経過する日までの間（その者が当該期間内に当該調査の申請をした場合において、当該期間を経過したときは、当該調査を受けるまでの間）は、医薬品医療機器等法第八十条第二項の調査を受けないでも、引き続き当該品目の製造をすることができる。

第五十九条　この法律の施行の際現に輸出用の医療機器（プログラム医療機器を除く。）又は体外診断用医薬品の設計をしている者は、施行日から起算して三月を経過する日までに、当該品目に係る医薬品医療機器等法第八十条第二項の調査の申請をしなければならない。

2　前項に規定する者は、施行日から起算して三月を経過する日までの間（その者が当該期間内に当該調査の申請をした場合において、当該期間を経過したときは、当該調査を受けるまでの間）は、医薬品医療機器等法第八十条第二項の調査を受けないでも、引き続き当該品目の設計をすることができる。

（輸出用の再生医療等製品の製造管理及び品質管理に関する調査に関する経過措置）

第六十条　この法律の施行前に旧薬事法第八十条第一項の調査を受けた輸出用の医薬品（附則第三十条の規定により医薬品医療機器等法第二十三条の二十五の承認を受けたものとみなされ、又は附則第三十七条の規定により医薬品医療機器等法第二十三条の三十七の承認を受けたものとみなされるものに限る。）又は医療機器（附則第三十条の規定により医薬品医療機器等法第二十三条の二十五の承認を受けたものとみなされ、又は附則第三十七条の規定により医薬品医療機器等法第二十三条の三十七の承認を受けたものとみなされるものに限る。）の製造業者は、当該品目に係る同項に規定する期間の残存期間が経過する日までの間に、当該品目に係る医薬品医療機器等法第八十条第三項の調査を受けなければならない。

（原薬等の登録に関する経過措置）

第六十一条　この法律の施行の際現に医薬品医療機器等法第十四条第四項に規定する原薬等についての旧薬事法第十四条の十一第一項の登録（附則第六十三条の規定によりなお従前の例によることとされた同項の登録を含む。）は、当該原薬等についての医薬品医療機器等法第八十条の六第一項の登録とみなす。

第六十二条　この法律の施行前に旧薬事法第十四条の十一第一項の厚生労働省令（旧薬事法第八十三条第一項の規定が適用される場合にあっては、農林水産省令。以下この条において同じ。）で定める事項について旧薬事法第十四条の十三第一項の厚生労働省令で定める軽微な変更をした者であって、同条第二項の規定による届出をしていないものについては、医薬品医療機器等法第八十条の八第二項の規定にかかわらず、なお従前の例による。

（申請に関する経過措置）

第六十三条　この法律の施行前にされた、次に掲げる申請についての処分については、なお従前の例による。

一　旧薬事法第四条第一項、第十二条第一項、第十三条、第三十四条第一項又は第三十九条第一項の許可の申請であって、この法律の施行の際、許可をするかどうかの処分がされていないもの

二　旧薬事法第十四条又は第十九条の二の承認の申請であって、この法律の施行の際、承認をするかどうかの処分がされていないもの

三　旧薬事法第十三条の三の認定の申請であって、この法律の施行の際、認定をするかどうかの処分がされていないもの

四　旧薬事法第十四条の十一第一項の登録の申請であって、この法律の施行の際、登録をするかどうかの処分がされていないもの

五　旧薬事法第四十三条第一項又は第二項の検定の申請であって、この法律の施行の際、検定をし、かつ、これに合格させるかどうかの処分がされていないもの

六　旧薬事法第七十七条の二第一項の規定による指定の申請であって、この法律の施行の際、指定をするかどうかの処分がされていないもの

（施行前の準備）

第六十四条　医薬品医療機器等法第四十一条第三項の基準（プログラム医療機器、再生医療等製品又は体外診断用医薬品に係るものに限る。）、医薬品医療機器等法第四十二条第一項の基準（再生医療等製品に係るものに限る。）若しくは同条第二項の基準（プログラム医療機器に係るものに限る。）の設定又は医薬品医療機器等法第七十七条の二第一項の規定による指定（希少疾病用再生医療等製品に係るものに限る。）については、厚生労働大臣（専ら動物のために使用されることが目的とされている医療機器、再生医療等製品又は体外診断用医薬品にあっては、農林水産大臣。次項において同じ。）は、この法律の施行前においても薬事・食品衛生審議会の意見を聴くことができる。

2　次に掲げる手続は、この法律の施行前においても行うことができる。この場合において、厚生労働大臣は、医薬品医療機器等法第二十三条の二の五第十項（同条第十一項（医薬品医療機器等法第二十三条の二の十七第五項において準用する場合を含む。）及び医薬品医療機器等法第二十三条の二の十七第五項において準用する場合を含む。）及び医薬品医療機器等法第二十三条の二十五第八項（同条第九項（医薬品医療機器等法第二十三条の三十七第五項において準用する場合を含む。）及び医薬品医療機器等法第二十三条の三十七第五項において準用する場合を含む。）の規定の例により、薬事・食品衛生審議会の意見を聴くことができる。

一　医薬品医療機器等法第二十三条の二第一項、第二十三条の二十第一項、第二十三条の二十二第一項、第三十九条第一項（プログラム高度管理医療機器に係るものに限る。）及び第四十条の五第一項の許可

二　医薬品医療機器等法第二十三条の二の三第一項、第二十三条の二の四第一項、第二十三条の二の二十三第一項及び第八十条の六第一項の登録

三　医薬品医療機器等法第二十三条の二の五、第二十三条の二の十七、第二十三条の二十五、第二十三条の三十四第三項及び第二十三条の三十七の承認

四　医薬品医療機器等法第二十三条の十第一項の認可

五　医薬品医療機器等法第二十三条の二十四第一項の認定

六　医薬品医療機器等法第七十七条の二第一項の規定による指定（希少疾病用再生医療等製品に係るものに限る。）

（検討）

第六十六条　政府は、この法律の施行後五年を目途として、この法律による改正後の規定の実施状況を勘案し、必要があると認めるときは、当該規定について検討を加え、その結果に基づいて必要な措置を講ずるものとする。

（処分等の効力）

第百条　この法律の施行前に改正前のそれぞれの法律（これに基づく命令を含む。以下この条において同じ。）の規定によってした処分、手続その他の行為であって、改正後のそれぞれの法律の規定に相当の規定があるものは、この附則に別段の定めがあるものを除き、改正後のそれぞれの法律の相当の規定によってしたものとみなす。

（罰則に関する経過措置）

第百一条　この法律の施行前にした行為及びこの法律の規定によりなお従前の例によることとされる場合におけるこの法律の施行後にした行為に対する罰則の適用については、なお従前の例による。

（政令への委任）

第百二条　この附則に規定するもののほか、この法律の施行に伴い必要な経過措置（罰則に関する経過措置を含む。）は、政令で定める。

附則（平成 27 年 6 月 26 日法律第 50 号）抄

（施行期日）

第一条　この法律は、平成二十八年四月一日から施行する。ただし、次の各号に掲げる規定は、当該各号に定める日から施行する。［各号略］

さくいん

カラー図解《ずかい》 よくわかる薬機法《やっきほう》 医療機器《いりょうきき》／体外診断用医薬品編《たいがいしんだんよういやくひんへん》

2015年10月31日　第1刷発行

監修　薬機法研究会
編集　株式会社ドーモ　http://do-mo.jp/
　　　東京都千代田区永田町2-9-6　電話03-5510-7923
発行　株式会社薬事日報社　http://www.yakuji.co.jp/
　　　東京都千代田区神田和泉町1番地　電話03-3862-2141
印刷　昭和情報プロセス株式会社
表紙デザイン　久保徳二（アドグリーン）

　ISBN978-4-8408-1323-5